博雅弘毅　文明以止　成人成才　四通六识

珞 珈 博 雅 文 库
（通 识 教 材 系 列）

元素营养与健康

田卫群　编著

U0250482

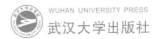
WUHAN UNIVERSITY PRESS
武汉大学出版社

图书在版编目(CIP)数据

元素营养与健康/田卫群编著.—武汉：武汉大学出版社,2020.9
珞珈博雅文库.通识教材系列
ISBN 978-7-307-21302-9

Ⅰ.元…　Ⅱ.田…　Ⅲ.营养卫生—关系—健康—高等学校—教材
Ⅳ.R151.4

中国版本图书馆 CIP 数据核字(2019)第 268858 号

责任编辑:谢文涛　　　责任校对:汪欣怡　　　版式设计:韩闻锦

出版发行:**武汉大学出版社**　(430072　武昌　珞珈山)
　　　　(电子邮箱:cbs22@whu.edu.cn　网址:www.wdp.com.cn)
印刷:武汉中科兴业印务有限公司
开本:720×1000　1/16　印张:22　字数:335 千字　　插页:2
版次:2020 年 9 月第 1 版　　2020 年 9 月第 1 次印刷
ISBN 978-7-307-21302-9　　定价:48.00 元

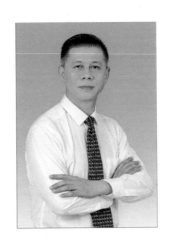

作者简介

　　田卫群，男，理学博士，硕士生导师，现任武汉大学医学结构生物学研究中心副主任，武汉大学"元素营养与健康"和"纳米医学"课程负责人和首席主讲人。主要研究方向为微量元素营养与再生医学，长期从事慢性肾功能衰竭防治和天然纳米管的载药及其靶向作用机制研究。有6年从事大型科研仪器共享平台建设与管理工作经历。主持完成省部级课题8项，编著与参编教材5部，参编《生命科学中的微量元素》和《中国硒资源的开发与利用》专著2部；发表论文80余篇，SCI论文20余篇，获授权专利3项。法国洛林大学医学院和澳大利亚CSIRO材料科学与工程研究所访问学者；中国医药生物技术协会科研实验室建设与管理分会常委，中国生物医学工程学会、中国生理学会会员，武汉微量元素与健康研究会副理事长兼秘书长。

鸣　谢！

本教材由武汉大学基础医学院资助出版。

《元素营养与健康》通识课荣获武汉大学 2018~2019 学年本科优秀教学业绩奖励。

《珞珈博雅文库·通识教材系列》总序

　　小而言之，教材是"课本"，是一课之本，是教学内容和教学方法的语言载体；大而言之，教材是国家意志的体现，是高校教学成果和科研成果的重要标志。一流大学要有一流的本科教育，也要有一流的教材体系。新形势下根据国家有关要求，为进一步加强和改进学校教材建设与管理，努力构建一流教材体系，武汉大学成立了教材建设工作领导小组、教材建设工作委员会，设立了教材建设中心，为学校教材建设工作提供了有力保障。一流教材体系要注重教材内容的经典性和时代性，还要注重教材的系列化和立体化。基于这一思路，学校计划按照学科专业教育、通识教育、创业教育等类别规划建设自成系列的教材。通识教育系列教材即是学校大力推动通识教育教学工作的重要成果，其整体隶属于"珞珈博雅文库"，命名为"通识教材系列"。

　　在长期的办学实践和教学文化建设过程中，武汉大学形成了独具特色的融"五观"为一体的本科人才培养思想体系：

即"人才培养为本，本科教育是根"的办学观；"以'成人'教育统领成才教育"的育人观；"厚基础、跨学科、鼓励创新和冒尖"的教学观；"激发教师教与学生学双重积极性"的动力观；"以学生发展为中心"的目的观。为深化本科教育改革，打造世界一流本科教育，武汉大学于 2015 年开展本科教育改革大讨论并形成《武汉大学关于深化本科教育改革的若干意见》、《武汉大学关于进一步加强通识教育的实施意见》等文件，对优化通识教育顶层设计、理顺通识课程管理体制、提高通识教育课程质量、加强通识教育保障机制等方面提出明确要求。

早在 20 世纪八九十年代，武汉大学就有学者专门研究大学通识教育。进入 21 世纪，武汉大学于 2003 年明确提出"通专结合"，将原培养方案的"公共基础课"改为"通识教育课"，作为全国通识教育改革的先行者率先开创"武大通识 1.0"；2013 年，经过十年的建设，形成通识课程的七大板块共千门课程，是为"武大通识 2.0"；2016 年，在武汉大学本科教育改革大讨论的基础上，学校建立通识教育委员会及其工作组，成立通识教育中心，重启通识教育改革，以"何以成人，何以知天"为核心理念，以"人文社科经典导引"和"自然科学经典导引"两门基础通识必修课为课程主体，同时在通识课程、通识课堂、通识管理和通识文化四大层次全面创新通识教育，从而为在校本科生逾三万的综合性大学如何实现通识教育的品质提升和卓越教学探索了一条新的路径，是为"武大通识 3.0"。

当前，高校对大学生要有效"增负"，要提升大学生的学业挑战度，合理增加课程难度，拓展课程深度，扩大课程的可选择性，真正把"水课"转变成有深度、有难度、有挑战度的"金课"。那么通识课程如何脱"水"冶"金"？如何建设具有武汉大学特色的通识教育金课？这无疑要求我们必须从课程内容设计、教学方式改革、课程教材资源建设等方面着力。

一门好的通识课程应能对学生正确价值观的塑造、健全人格的养成、思维方式的拓展等发挥重要作用，而不应仅仅是传授学科知识点。我们在做课程设计的时候要认真思考"培养什么人、怎样培养人、为谁培养人"这一根本问题，从而切实推进课程思政建设。武汉大学学科门类齐全，教学资源丰富，这为我们跨学科组建教学团队，多维度进行探讨，设计更具前沿性和时代性的课程内容，提供了得天独厚的条件。

毋庸讳言，中学教育在高考指挥棒下偏向应试思维，过于看重课程考核成绩，往往忘记了"教书育人"的初心。那么，应如何改变这种现状？答案是：立德树人，脱"水"冶"金"。具体而言，通识教育要注重课程教学的过程管理，增加小班研讨、单元小测验、学习成果展示等鼓励学生投入学习的环节，而不再是单一地只看学生期末成绩。武汉大学的"两大导引"试行"8+8"的大班授课和小班研讨，经过三个学期的实践，取得了很好的成效，深受同学们欢迎。我们发现，小班研讨是一种非常有效的教学方式，能够帮助学生深度阅读、深度思考，增加学生课堂参与度，培养学生独立思考、理性判断、批判性思维和团队合作等多方面的能力。

课程教材资源建设是十分重要的。老师们精心编撰的系列教材，精心录制的在线开放课程视频，精心设计的各类题库，精心搜集整理的与课程相关的文献资料，等等，对于学生而言，都是精神大餐之中不可或缺的珍贵元素。在长期的教学实践中，老师们不断更新、完善课程教材资源，并且教授学生获取知识的能力，让学习不只停留于课堂，而是延续到课后，给学生课后的持续思考提供支撑和保障。

"武大通识3.0"运行至今，武汉大学已形成一系列保障机制，鼓励教师更多地投入到通识教育教学中来。学校对通识3.0课程设立了准入准出机制，建设期内每年组织一次课程考核工作，严格把控立项课程的建设质量；对两门基础通识课程实施助教制，每学期遴选培训研究生和青年教师担任助教，辅助大班授课、小班研讨环节的开展；对投身通识教育的教师给予最大支持，在"351人才计划（教学岗位）"、"教学业绩奖"等评选中专门设定通识教育教师名额，在职称晋升等方面也予以政策倾斜；对课程的课酬实行阶梯制，根据课程等级和教师考核结果发放授课课酬。

武汉大学打造多重通识教育活动，营造全校通识文化氛围。每月举行一期通识教育大讲堂，邀请海内外一流大学从事通识教育顶层设计的领袖性人物、知名教师、知名学者、杰出校友等来校为师生做专题报告；每学期组织一次通识教育研讨会，邀请全校通识课程主讲教师、主要管理人员参加，采取专家讲座与专题讨论相结合的方式，帮助提升教师的通识教育理念；不定期开展博雅沙龙、读书会、午餐会等互动式研讨活动，有针对性地选取主题，邀请专家报告并研讨交流。这些都是珍贵的教学资源，有助于我们多渠道了解通识教育前沿和通识文化真谛，不断提升通识教育的理论素养，进而持续改进通识课程。

武汉大学的校训有一个关键词：弘毅。"弘毅"语出《论语》："士不可以不弘毅，任重而道远。"对于"立德树人"的武大教师，对于"成人成才"的武大学子，对于"博雅弘毅，文明以止"的武大通识教育，皆为"任重而道远"。可以说，我们在通识教育改革道路上所走过的每一步，都将成为"教育强国，文化复兴"强有力的步伐。

"武大通识3.0"开启以来，我们精心筹备、陆续推出"珞珈博雅文库"大型通识教育丛书，涵盖"通识文化"、"通识教材"、"通识课堂"和"通识管理"四大系列。其中的"通识教材系列"已经推出"两大导引"，这次又推出核心和一般通识课程教材十余种，以后还将有更多优秀通识教材面世，使在校同学和其他读者"开卷有益"：拓展视野，启迪思想，融通古今，化成天下。

周叶中

前　言

元素营养与健康通识课程教材的编撰有三个主要的目的：第一个目的是帮助读者领会生理（身体）健康、心理健康与社会健康的价值与意义；第二个目的是帮助读者获得实现和保持这样一种"身心与社会"三维一体良好状态的健康知识；第三个目的是增进和提升读者的健商（健康状况）的等级水平。下列提纲展示了使本教材达到上述目的为宗旨的一些章节栏目的主要内容。

1. 综合内容

本教材除涵盖了所有在传统的健康教育课程中所涉及的主题，例如营养学，身体素质，自我保健与急救知识等内容外，有些章节还增加了一些新的主题，例如，第二章"元素医学概论"，第十一章"情绪与自我调适"，第十二章"慢性病与元素营养"和第十三章"选择健康"。

开篇第一章阐明良好健康的基本要素和原理，同时介绍两个最主要的健康理念：一是每个人健康状况的好坏完全由自己决定（自己才是最好的医生）；二是在青少年时期选择的生活方式将会一辈子影响自己终生的健康。

接下来每一章都介绍一个专门的主题，尤其是当代大学生和中学生所面临的健康问题，例如，在第十一章"情绪与自我调适"心理健康的部分，有关于抑郁、自杀和应激反应调适的讨论。此外由于在当今的中国乃至美国，大多数人死于慢性疾病而非传染性疾病，所以第十二章"慢性病与元素营养"部分特别介绍心脑血管疾病和肿瘤，学习并了解这些慢性病是如何引起与发展的，其主要影响因素是什么以及通过什么样的生活方式能够预防。

2. 学习活动

元素营养与健康通识课程教材最根本的目的是激发读者思考和参与讨论，它十分注重以问题为导向的自主性学习。这些学习将有助于读者评论自己阅读过的内容，其中一些讨论可能超出了本教材论述的范围，或许会引导读者进行自我调查与评估。

为了检查读者对阅读内容的理解程度，每节的最后都配有少量的思考题，这些思考题将有助于读者领会和加深对阅读本教材或课外补充读物文字材料的理解。每章的最后还配有习题，这些问题测验读者关于健康的价值观念和态度取向。

在每章也给出一些课外活动建议，如要求读者查找和评价报纸杂志和其他来源的健康资讯信息，鼓励读者进入学校、社区、乡镇、乡村或厂矿企业进行健康服务调查并撰写调查报告，等等。许多活动的设计有助于读者发现从教材中阅读到的相关知识与自己在实际生活和社区环境中所体验并领会到的知识之间的内在关系。

3. 实践方法

元素营养与健康不仅仅是一本可供阅读的科普教材，而应该是一本较实用的健康生活方式实务指南。它强调不断地实践，日积月累坚持不懈地保持良好的生活方式与营养保健。因为健康不仅仅是没有疾病或虚弱，而是生理的、心理的与社会的一种良好状态，更重要的是一个人健康与否，其命运完全由自己主宰决定。通过元素营养的补充与平衡调节激发自身免疫作用，促使自己的病能自己痊愈。

4. 致谢

感谢武汉大学医学部余保平副部长、余峰副处长和基础医学院领导所给予的支持和帮助！在本教材的编写过程中，田卫群博士（制定编写提纲和编写第一章、第二章、第三章、第四章、第十三章、第十四章），李柯博士（编写第五章、第十二章），周颖博士（编写第七章、第八章、第十一章），柳卫凰老师（编写第六章、第九章、第十章）和徐怡老师（编写第十三章）等参与了部分章节的编撰与修改，付出了辛勤的劳动，我对他（她）们的通力合作深表感谢！最后需要说明的是本教材编写的内容一定存在文字上的疏漏或错误之处，恳请广大读者不吝赐教，谨致以最诚挚的感谢！

田卫群　于武汉大学医学部怡欣苑

2019 年 2 月 18 日

目　录

第一章　理　解　健　康

【本章学习目标与要求】

1. 了解健康观念演进的历史过程。

2. 理解三维健康观的本质及其意义。

3. 掌握健康的自我评估方法。

21 世纪被认为是关爱健康的世纪！当今无线通信与网络技术的飞速发展彻底改变了人们的生活与工作行为方式，随着人类社会步入"互联网+"信息商业时代，人们的生活方式（主要包括生活习惯、学习或工作方式、休闲娱乐、人际沟通及社会交往等行为模式）发生了根本性的变化。世界卫生组织（WHO）的研究报告指出：不健康的生活方式及行为导致的慢性病爆发给人类的健康造成了极大的威胁，并提出 21 世纪威胁人类的头号杀手是"生活方式及行为疾病"。美国两位科学家对 7000 多名 45 岁以上成年人进行下列生活方式和习惯随访：①每晚睡 7~8 小时；②不吃零食；③每天吃早餐；④控制体重，保持正常体重；⑤适量运动；⑥不吸烟；⑦少饮酒。发现经常能做到其中 6~7 项的人，比只做到 3 项或不足 3 项的人平均寿命延长约 11 岁。目前正当中国特色社会主义进入新时代，面临决胜全面建成小康社会之际，人们已不满足于生活的温饱，而是追求更高层次的物质、精神、环境生态方面的完美生活。聪明的人或健商（Health Quotient，HQ）① 高的人在众多需要的选择中，首先选择的不应该是财富、功名利禄或地位，而应该是健康。因为健康被比喻为"1"，事业成就、发明创造、家庭幸福、财产、婚姻、生活乐趣及好的工作职位等其他方面分别是 1 后面的"0"。当拥有健康时，它后面的"0"越多，你所创造的价值就越大。但是当你的健康为"0"时，一切化为零。这一认识正成为全世界越来越多人的广泛共识，即健康是人生最大的财富。"健康优先"不仅仅作为一种促进人类命运共同体和谐发展的新理念，它更应该成为推动个人与全社会发展进步的行动指南。在此行动中，学校的健康教育无疑是保证青少年建构新的健康理念、形成健康的生活方式的重要场所。在校学生一日三餐如何进行饮食营养搭配？怎样避免久坐不动、缺少户外运动、不合理饮食、吸烟、酗酒以及滥用抗生素等不健康的生活习惯对身心造成的危害？高等学校如何运用以互联网为载体和技术手段的有效的健康教育方式使得大学生掌握正确的健康知识，形成科学的健康态度和健康生活行为？以及由此对培养健全的人格和健康的体魄而产生的深远影响是至关重要的。

第一节　什么是健康

自古以来，人类就有了健康促进长寿的欲望和要求。拥有健康体魄乃是人类最基础的本能，关于健康的观念不断在更新发展之中。本节对健康概念的历史演进过程进行回顾性总结，在此基础上给出什么是健康的定义和答案。

---

① 健商是加拿大华裔学者谢华真首创，著《健商 HQ》一书。

一、健康观的演变历史

（1）远古时期，人类只能用"上帝和神灵的力量或惩罚"来认识疾病，把身体健康与并不存在的鬼神联系在一起，认为健康受损是魔鬼作怪，天谴神罚，形成了唯心的健康观。

（2）公元前5—6世纪，随着佛教的产生形成了佛教的健康观，认为医病的重点是治心病。因为病从身生，身由业起，业唯心造，可知心为病本。所以治病当治本，若能通过闻法、诵经、持戒、坐禅等方法自净其心，则疾病难侵，和乐安详。

（3）17—18世纪，逐渐形成了健康就是没有疾病或伤残、躯体无不适的机械唯物论的健康观。这种建立在细胞病理学基础上的健康观，长期以来用生物学观点看待疾病与健康问题，忽略了人的心理和社会因素对健康的直接影响。

（4）进入19世纪末，形成了健康就是保持病原（微生物）、人体和自然环境之间的生态平衡的健康观。这个观点主要是在当时所处的"细菌学时代"，认为人体疾病主要由单一细菌传染而导致的。在这一时期的中国也出现了通过炼丹术和养生之道等途径来达到预防疾病、长生不老的健康观。

（5）进入20世纪中期以来，健康的内涵不断扩展，认为传染病也未必是单因果的，单纯微生物不一定引起疾病。除受宿主因素中遗传等影响外，还受后天获得性（经历）的影响，环境也并非全是自然环境，而更重要的是社会环境。病因除了生物因素之外，还有很多社会因素以及个人行为和心理等因素。由过去单一的生理健康（一维）发展到生理、心理健康（二维）又进一步发展到生理、心理健康和社会健康（三维）。所谓社会健康，也就是指对社会与生活事件的适应状态。

二、关于健康的定义

如前所述，人生最大的财富是健康！那么什么是"健康"？至今在国内外尚无一致公认的定义。大多数人的理解是身体没有缺陷，生理上没有疾病就是健康，过去传统的定义也是这样认为的。随着社会的进步和科学技术的发展，这个认识早已过时了。因为全球一体化的进程改变着现代社会的各个方面，譬如改变着社会状况，改变着人们的生活方式，改变着人们的思维方式，也改变着人们的情感方式，人们对于健康的观念也随之不断发生变化。实验已证明，生理健康是心理健康的基础，而心理健康又是生理健康的必要条件，两者之间是相互影响、密切联系在一起的。只有生理与心理都健康的人才有可能具备良好的适应自然环境与社会环境的能力，实现社会健康。

1948年世界卫生组织给健康下了一个科学的定义：健康不仅是没有疾病或虚弱（残缺），而是保持在生理、心理和社会适应能力方面均处于完好（美）的状态。① 也就是说，人的健康应该是三个层面的内容：一是身体上没有残缺，生理上没有疾病；二是心理上是健康的；三是对社会的适应能力是一种完好的状态。这种新的医学模式的建立，要求从"生物—心理—社会"三维一体全方位角度关注"健康"问题，充分体现了健康观念有其鲜明的社会性、时代性和整体性，它在新的社会历史环境条件下，其内涵应与时俱进，不断扩展。

1968年世界卫生组织又明确提出，健康就是"身体精神良好，具有社会幸福感。"

20世纪80年代，国内外学者从整体论的健康观出发，对健康的定义、分类、指标提出了一些新的见解。例如，我国台湾学者柯永河（1980）提出以"习惯"为关键概念的定义为："良好习惯多，不良习惯少的心态谓之健康；反之良好习惯少，不良习惯多的心态谓之不健康。"他还提出了三种界定良好习惯或不良习惯的方法：其一是从社会层面进行，由代表性团体成员对一系列的重要习惯分别加以判断；其二是从个人适应的观点来看，好习惯应该是有助于个人的适应，给个人带来正面（正能量）结果；其三是依据专家学者所提出的论点来判断习惯的良好与否。美国学者M.R.莱维（1981）提出健康的定义应包含：①具有增进健康的生活方式；②注意身体健康；③社会健

① 世界卫生组织（WHO）成立时的宪章，1948.

康；④情绪健康；⑤精神与哲理健康。他的专著《生命与健康》在美国颇受青睐。杜伯斯（1988）在《健康的幻想》一书中从三个方面提出健康的概念：①健康是人类对其生活中产生的生物的、生理的、心理的和社会的刺激因素的系列连续的适应；②健康是以连续统一体多维形式的适应；③健康代表机体适应的总体水平和外在表现。该论点在国外被视为健康问题研究中的新进展。

我国学者张铁民（1992）提出健康的新定义："健康是人类的基本需要和权利，是躯体的、心理的、环境的和行为的互相适应和协调的良好状态。"①我们认为该定义虽然简明易懂，但关于健康的内涵所指"健康的生活方式"强调不足。因为，生活方式问题既包括物质生活层面的问题，也包括了在社会适应和生活事件中的各种精神层面的生活与行为方式问题。此外，健康是实现人类自身解放的一种媒介和手段，并非目的，从这个意义上讲，人类通过健康这一媒介和手段，要从处于适应生活的从属被动地位，提高到居于主导地位，促使生命达到富有创造力的最佳状态，实现人类生存的真正价值，这才是终极目标。在此，希望普天下的老百姓、亲人和朋友们都拥有健康的生活方式，幸福快乐每一天。

◎ **思考题**

1. 健康的科学定义是什么？

2. 生活方式与生活习惯的内涵与外延有何差异？

3. 为什么说人生最大的财富是健康？

第二节　健康三要素

健康是人类生命存在与活动时的正常状态，实现"人人享有健康"是全

① 张铁民. 健康论 [J]. 中国健康教育，1992，8（12）：20-24.

人类共同的理想和目标。判断和评价一个人是否健康包含很多个方面的内容，既有物质的因素，又有精神的因素，还有社会环境因素。1948 年世界卫生组织早在成立时的宪章中就从三个维度提出了最具代表性的三维健康观，即健康的三要素。本节我们从三个方面分别进行讨论与分析。

一、生理健康

所谓生理健康，是指人体（躯体）生理上的健康状态。过去将生理健康定义为：能够精力旺盛地、敏捷地、不感觉过分疲劳地从事日常活动，保持乐观、蓬勃向上以及具有应激能力。但是，目前对于生理健康的定义还存在争议，如有的人认为应当将健康与健康行为两个概念区别开来。生理健康是指呼吸、消化、循环与内分泌系统、机体的各个器官、关节活动及肌肉运动等都达到正常水平，具体说来应包括人体各器官、系统发育良好，体质健壮，功能正常，精力充沛，有良好的劳动效能；体格检查及基本理化实验室检查（血、尿、便常规、X 光、心电图、核磁共振、CT 等）正常，身体发育（身高、体重、肌肉耐力、第二性征、智力等），营养状况，及各组织的器官结构功能状态无异常和特殊变化。而健康行为则要求健康在整体合一上达到一定水平，并且与敏捷性、速度、肌肉的耐受性和收缩力有关，能够使机体更好地从事职业劳动与娱乐方面的生理活动。

根据世界卫生组织对健康的科学定义，健康含义包括躯体的生理、精神心理和社会环境的适应能力三个方面的完好状态。值得注意的是，健康的概念是广义的，它既包括上面提到的三个方面，又包含健康行为的方面。但是，生理健康的概念则是狭义的，它只包括健康概念中的第一个方面，即躯体的生理方面的健康。这样来理解和区分生理健康和健康的定义，可以使两者既不重复也不会混淆。因此，生理健康的概念从属于健康，即在健康概念中包含了生理健康的概念。

二、心理健康

心理健康又称心理卫生，包括两个方面的含义：一方面指心理健康状态，身体处于这种状态时不仅自我情况良好，而且与社会契合和谐；另一方面指为了维持心理健康、制定有减少行为问题和精神疾病的原则和措施。心理健康还有狭义和广义之分，狭义的心理健康主要目标在于预防心理障碍或行为问题；广义的心理健康主要目标是促进人们心理调节、发挥更大效能，使人们的环境和谐美好、生活保持幸福并不断提高自我心理健康水平，从而更好地适应社会生活，更有效地为社会和人类作出贡献。

（一）心理健康的判断标准

如何判断哪些心理现象和行为表现是健康的或是不健康的？作为新时代的大学生，很有必要了解中国当代大学生心理健康的 8 个基本判断标准。

1. 人格完整

人格完整（结构）包括：气质、性格、能力、兴趣、动机、理想、信念、人生观等，心理健康的人在以上这些方面能够得到平衡的发展。人格作为人的整体的精神面貌能够完整、协调、和谐地表现出来；思考问题的方式是适中和合理的，对外界刺激不会有偏颇的情绪和行为反应，待人接物能采取恰当灵活的态度；与社会的步调合拍一致。

2. 智力正常

智商在 80 分以上。智力是观察力、记忆力、想象力和操作能力的综合，智力正常是人生活最基本的心理条件，是心理健康的重要标志。

3. 情绪健康、心境良好

心理健康的人能适度地表达和控制自己的情绪，喜不狂，忧不绝，胜不骄，败不馁；在社会交往中既不妄自尊大，也不退缩畏惧；对于得不到的东西不过于贪求，在社会允许范围内满足自己的需要；对自己现有的一切心怀感激；愉快、乐观、开朗、满意等积极情绪占优势，也会有悲、忧、愁、怒等消极的情绪体验，但持续时间不会太长。

4. 意志健全

热爱生活，乐于生活；能保持对学习较浓厚的兴趣和求知欲望。心理健康的人珍惜和热爱生活，积极投身于学习与生活，并在学习与生活中尽情享受人生的乐趣；在学业与工作中尽可能发挥自己的个性和聪明才智，并能从所取得的成绩或成果中获得满足和激励。

5. 适应能力强

正视现实，接受现实，心理健康的人对周围的事物和环境能作出客观的认识和评价，并能与现实环境保持良好的接触；既有高于现实的理想，又不会沉湎于不切实际的幻想与奢望之中；在社会生活中能主动地去适应周围环境，进而获得改变现实的机会，而决不会选择逃避。

6. 能够悦纳自己

了解自我、悦纳自我，一个心理健康的人能体验到自己存在的意义。对自己的能力、性格和优缺点都能做出恰当的、客观的评价；对自己不会提出苛刻的非分的期望和要求；对自己的生活目标和理想能制定出切合实际的短、中、长期计划；同时，也会努力发展自身的潜能。但对自己无法补救的缺陷，也能安然处之。

7. 和谐的人际关系

接受他人，善与他人相处。心理健康的人乐于与人交往，不仅接受自己，也接纳他人，悦纳他人，认可别人存在的重要性和作用。既能与他人相互沟通和换位思考，又能获得别人的理解和接受；在集体中能与他人融为一体，与挚友同聚之时共享欢乐，独处沉思之时无孤独感；在与人交往的活动中积极的态度（如尊重、友善、信任、理解等）总是大于消极的态度（如敌视、嫉妒、畏惧、猜疑等）；在社会生活中有较强的适应能力和较充足的安全感。

8. 心理行为符合大学生的年龄特征

在生命发展的不同年龄阶段，都会有对应的心理反应，形成不同年龄阶段独特的行为模式。心理健康的人具有与同龄人相符合的心理行为特征。一个人的心理行为经常严重地偏离自己的年龄特征，一般都是心理不健康的表现。

（二）心理健康标准界定问题

在界定心理健康标准时，一定要注意以下几点：

（1）心理健康是一个相对概念。所谓的相对性是指，心理健康只有在与同龄人的心理发展水平的比较中，才能显现其价值。

（2）人的心理健康水平可以分为不同等级，是一个从健康、亚健康到不健康的连续状态。健康心理、亚健康和不健康心理之间难以分出明确的界限，换言之，心理健康不是某种固定的状态，而是富有弹性伸缩的一个相对状态。

（3）一个人是否心理健康与一个人是否有不健康的心理和行为并不是一回事。判断一个人的心理健康状况，不能简单地根据一时一事下结论。心理健康是较长一段时间内持续的状态，心理健康者并非毫无瑕疵。一个人偶尔出现一些不健康的心理和行为，并非意味着此人一定心理不健康。有的时候，只要他能适应社会生活，仍应视为心理健康。

（4）心理健康是一个文化的、发展的概念。在同一时期，心理健康标准会因社会文化标准不同而有所差异。心理健康不是一种固定不变的状态，而是一个变化和发展的过程，每个人都应该追求心理健康和心理发展的更高层次，以充分发挥自身潜能，实现自我价值。

三、社会健康

社会健康是指人们在社会关系与社会环境中处于一种和谐一致的、有利于社会人群人际交往的良好的行为状态。个人社会健康可以家庭教育、社区环境、群体关系、社会风气、社会文化、婚姻和家庭状况、处理人际关系技能、对个人事业成功评估、对社会变迁的适应能力、处理角色冲突和角色转变的能力作为衡量指标。概括起来看，健康的人在社会生活中应具有较宽的适应能力，较强的应激反应能力和充沛的贮备能力。根据 Chapel Hill 从美国杨百翰大学（Brigham Young University）和北卡罗来纳大学（University of North Carolina）两所大学的148份不同研究报告中收集到的数据发现：社交生活更少的人比社交频繁的人死亡率更高。同时，他们也发现长时间的孤独状态对寿命造成的危害，相当于每天抽15支烟。此外，那些拥有更大交际圈的老年人要多出22%的生存率，因为那些社会联系会极大地促进他们年迈大脑的健康。

如何评价一个人的社会健康状况？有人提出从以下几个方面来进行评判：①控制自己的情绪程度；②关注社会问题的热情度；③关爱家人的程度；④学习能力和学习方式开放度；⑤个人的兴趣热爱持续度；⑥释放情绪的方式多样度。

因此，健康的内涵包括：①一般的安宁状态，可以过正常生活和参加生产劳动。②自我感觉良好，这也是健康的基准之一。如一个残疾者外表上虽然有别于正常人，但能够按自己身体的特点克服种种困难，做些对社会有益的工作，仍是一个健康者；而一个体格健康，却终日郁郁寡欢，无所事事的人，则不能视为健康者。③个体对环境和社会各种因素的适应能力较强。④从事各项工作的效率较高。总而言之，健康是一种"个体身心与群体社会"融入一体和谐共生的良好状态，孤立封闭的狭小人生绝不是健康的人生。

◎ 思考题

1. 三维健康观的核心要素是什么？

2. 如何理解"一个人偶尔出现一些不健康的心理和行为，并非意味着此人一定心理不健康"？

3. 如何评价一个人的社会健康状况？

第三节　健康评估与测量

开展健康评估，首先要全面了解体质与健康的评价指标及其影响体质与健康的各种因素。体质与健康是两个不同的概念，但两者又有联系，对体质的深入认识可以帮助更好地促进和维护健康。只有这样，才能科学、合理地制定体质与健康的评价指标体系，合理运用各种因素的影响，以达到增强体质、增进健康的目的。本节介绍体质与健康的评价指标及其影响体质与健康的各种因素。

一、体质的概念

体质（fitness）是指人的有机体的质量。它是在先天遗传和后天获得的基础上，表现出来的人体形态结构、生理功能、身体素质、适应能力和心理因素的综合的、不断发展的、相对稳定的特征。1982 年 8 月我国体育科学学会体质研究会划定的体质范畴，主要包括以下 5 个方面（详见表 1-1）。

表 1-1　　　　　　　　　　　　　　体质的范畴

序号	类别	主 要 内 容
1	身体形态结构发育水平	体格、体型、体重、姿态、营养状况和身体组成成分
2	生理功能水平	机体的新陈代谢水平和各器官系统效能。例如，脉搏、血压、肺活量等反映心肺功能水平的指标
3	身体素质和运动能力发展水平	速度、力量、耐力、灵敏、柔韧等身体素质和走、跑、跳、投、攀登、爬越等身体基本活动能力
4	心理发育发展水平	人体感知能力、智力、个性、意志、情感等
5	适应能力水平	对内外环境条件的适应能力、应急能力和对疾病的抵抗能力

体质是人的生命活动和劳动能力的物质基础，在其形成、发展和消亡的过程中，具有明显的阶段性，表现出从最佳功能状态到严重疾病和功能障碍等各种不同阶段的体质水平。总之，体质是指精神状态、身体发育、健康水平和身体素质，以及能适应各种复杂自然环境的能力等方面的一个综合概念。因此，对"体质"的概念，应该辩证地进行理解，它和"健康"的概念是不

完全相同的，同样是健康的人，其体质却千差万别。对于一个人的体质强弱要从形态、功能、身体素质、对环境、气候适应能力和抗病能力等多方面进行综合评价。一个体质好的人，应当表现为精神振奋、朝气蓬勃、斗志旺盛、精力充沛、体魄健全、筋骨强壮、对疾病和各种自然环境有较强的抵抗力和适应力，并能在劳动、工作中保持高效率，在最困难的条件下胜任工作。

一个人的体质好坏，既有先天因素，又有后天因素，而后天因素起着决定的作用。因此，在进行测量和评价体质的实际水平时，必须注意体质的综合性的特点，以及多指标性质。

二、体质的评价指标

评价身体是否健康，无器质性疾病固然是前提，但是还要看心脏功能、呼吸功能和体力耐力状况。体质测试的内容和方法很多，根据我国大学生的实际，主要测试以下几个方面：

1. 身体形态结构发育指标

反映身体形态发育的基本指标主要有身高、体重、胸围三项。通过这三项的测试，可以反映骨骼、肌肉的发育以及营养和呼吸功能状况。

2. 生理机能指标

生理机能是指人体各器官系统的功能状况，主要通过脉搏、血压和肺活量等指标，反映心血管系统和呼吸系统的生长发育和机能的发展水平。

心脏功能评价：1.5min 内弯腰 20 次，弯腰前先测每分钟脉搏记为 A，弯腰结束即测每分钟脉搏记为 B，1min 后再测每分钟脉搏记为 C。

$$心功能评价值 = [(A+B+C) - 200] \div 10$$

若此值为 0~3，表示心功能很好；3~6 表示良好；6~9 表示一般；9~12 表示较差；> 12 表示应立即去医院做进一步检查或体检。

呼吸功能评价：正常人平静呼吸频率，一呼一吸为 2 次。下述呼吸频率为各年龄段最佳状态，超过或少于该值均属欠佳。20 岁为 35~40 次/分钟；

30 岁为 30~35 次/分钟；40 岁为 20~30 次/分钟；50 岁为 10~20 次/分钟；60 岁为 10~20 次/分钟。屏气试验：深吸一口气后屏住气，时间越长越好，然后呼出，呼出时间 3s 最为理想。屏气最大限度，20 岁以上 90~120s，50 岁以上 30s。

3. 身体素质和运动能力指标

目前，我国大学生测定身体素质和运动能力时，主要选择代表速度素质和快速奔跑能力的 60m 跑；代表下肢、肩部和腰腹力量协调素质及跳跃能力的立定跳远；代表上肢力量和攀登能力的引体向上或屈臂悬垂；代表女生腰腹肌力量和耐力的 1min 快速仰卧起坐（20 岁，45~50 次最好）；代表持久能力反映人体心肺功能的男生 1000m 跑和女生的 800m 跑，还有 400m 跑或 50m×3 往返跑，以及代表柔韧素质的站立体前屈等。

体力评价：一般采用登楼试验进行评价。一步迈两个台阶，快速上 5 楼，为体力很好；呼吸急促，气喘严重，较差；上到 3 楼既累又喘，即为虚弱。

4. 心理指标

主要包括反应能力、感知能力、注意力和认知能力。

5. 适应能力指标

主要包括环境适应取向、人际适应取向和人体发展取向等 3 个维度，共 6 个 3 级指标，即环境认知指标、环境适应指标；人际认知指标、人际适应指标；个体认知指标、个体行为指标。三维健康观视野下的大学生社会适应评价指标分别为：环境认知指标包括社会规范认知、民主意识认知、社会角色定位；环境适应指标包括信息收集能力、信息甄别能力、信息应用能力、环境应变能力，环境生存能力；人际认知指标包括人际关系认知，人际角色认知；人际适应指标主要包括人际沟通能力，人际互动能力；个体认知指标主要包括竞争意识认知，创新意识认知，进取精神认知，冒险精神认知，团队精神认知；个体行为指标主要包括个体抗挫能力，个体竞争能力，个体协作能力，自我学习能力，生活方式选择。[①]

三、健康评价指标

世界卫生组织（WHO）根据健康定义制定了评价健康的 10 条标准，包括躯体、心理完好状态和社会适应能力等，综合考虑各种因素，认为健康应具备以下标志：

（1）充沛的精力，能从容不迫地应付日常生活和繁重工作而不感到过分紧张和疲劳；

（2）处事乐观、态度积极、乐于承担责任，事无大小，不挑剔；

（3）善于休息、睡眠好；

（4）应变能力强、能适应外界环境的各种变化；

（5）能够抵御感冒和一般性传染病；

（6）体重适当、身材匀称，站立时头、肩、背位置协调；

（7）眼睛明亮，反应敏锐，眼睑不发炎；

（8）牙齿清洁、无龋齿、无疼痛，牙龈颜色正常，无出血现象；

（9）头发有光泽，无头屑；

（10）肌肉丰满，皮肤有弹性。

以上 10 条标准，只有都能满足达到要求，才称得上是真正意义上的健康人。为了简便易行，通常在三维健康观念的基础上，把健康的评级划分为三个层次，设定三级健康标准：

第一层（一级健康）为满足生存条件，包括：①无饥饿、无病、无体弱，能精力充沛地生活和劳动，满足基本卫生要求，对健康障碍的预防和治疗具有基本知识；②对有科学预防方法的疾病和灾害，能够做到采取合格的预防措施；③对健康的障碍能够及时采取合理的治疗和康复措施。

第二层（二级健康）为满意度条件，包括：①一定的职业和收入，满足经济要求；②日常生活中能享用最新科技成果；③自由自在地生活。

---

① 路锋辉. 大学生社会适应能力评价指标研究——基于体育课程的评价指标构建 [D]. 济南：山东大学硕士学位论文，2008.

第三层（三级健康）为最高层次的健康，包括：①通过适当训练，掌握高深知识和技术并且有条件应用这些技术；②能过着为社会做贡献的生活。

显然，对于绝大多数人而言，较容易满足第一层次即基本生存条件的要求，少数约5%的现代职场人士，能够基本满足第二层次即满意度条件的要求，但特别需要强调的是只有极少数（0.1%~1%）的人能完全满足"自由自在地生活"的条件。至于第三层即最高层次的健康，也许只有更少的一部分人才能完全满足。

四、体质与健康的综合评估方法

1981年前教育部颁发了《关于试行高等学校学生体质、健康卡片和中小学学生体质、健康卡片的通知》，进一步推动了各级各类学校建立和健全体质、健康卡片并促进了对青少年的体质、健康调查和综合评估方法的研究。

本章的附录是中国学生体质健康调查检测卡片（一）和（二），不难看出体质健康卡片所涵盖的内容，只部分地反映了体质评价指标中的前三项（图1-1）即身体形态结构发育指标、生理机能指标和身体素质和运动能力指标，并没有体现心理指标和适应能力指标测试的相关信息内容，因此，该体质健康检测卡片不能全面显示体质与健康的评价指标。如果从三维健康观的角度来衡量，卡片还缺乏与日常膳食构成、饮食摄入以及生活习惯等生活方式相关行为的测量指标。

根据国家体育总局的《中国青少年体育发展报告（2015）》，在身体素质方面，大学生这个群体在爆发力、力量和柔韧性方面，与中学生相比，都没有任何优势。在衡量爆发力的50米跑统计中，中小学生过去几年都有提升，而大学生中城市女生成绩远低于初高中生；在力量素质方面（包括仰卧起坐/引体向上），大学生男生成绩与初高中生成绩持平，女生则落后于初高中生；身体柔韧性素质（坐位体前屈）指标，大学生中城市男生成绩从2010年起持续下降，农村男生成绩表现更弱。这些差距一方面来自课业环境，初高中生虽然课业繁忙，不过体育成绩不管是在中考还是高考中，都占有一定比例，这就要求初高中生抽出时间来锻炼，体育课时也占据了一定比例。一方面大学生一旦迈进大学校门，虽然也有体育课程，不过大多不是主修科目，因体育成绩不会影响到毕业，故导致大学生体育锻炼意识普遍下降。

另一方面，随着近年来教育主管部门的大力提倡，父母会更加注重孩子的身体素质，初高中生，大多能在父母监督下，做到常锻炼，而大学生离开父母，缺乏家长的有效监督。此外，大学时间充裕，久坐不动"宅文化"无孔不入，男生的电玩热，女生的韩剧热都让屁股挪不开窝；那些直接送货上门的外卖更是实现了"饭来张口"的夙愿。

大学生们的人生下一站就是毕业参加工作，需要有足够好的身体素质来面对社会竞争。如何提高爆发力，可以进行一些表层大肌群训练，如训练上肢，可以多练练举哑铃；训练下肢，则可以采用蛙跳、高抬腿、负重跑等方式。耐力则通过轻重量，多次重复练习实现，练上肢时，哑铃的重量可以减少到体重的30%或40%；下肢训练以深蹲和长距离跳跃为主。柔韧性主要以放松拉伸来训练，比如腰腹部的柔韧性可以通过身体前屈来锻炼，乒乓球、羽毛球和游泳等都能锻炼身体的柔韧性。需要提醒的是做以上这些锻炼需要循序渐进，不要盲目冒进，急于求成。

◎ 思考题

1. 体质与健康的含义有何区别和联系？

2. 体质的评价指标与健康的评价指标各有什么特点？

3. 某个人的各项体质评价指标达标是否意味着这个人就一定健康？

4. 俄罗斯学者兹马诺夫斯基提出健康长寿公式为

$$健康长寿 = \frac{情绪稳定 + 经常运动 + 合理饮食}{懒惰 + 嗜烟 + 嗜酒}$$

除了上述表达式中提及的6种因素外，你认为还有哪些因素影响健康长寿？

第四节　影响体质和健康的因素

人类作为生物进化的高级产物，在其体质发育发展过程中，既受先天条件的影响，同时又不可忽视生活环境、体育锻炼等后天因素对完善人体所发挥的作用。本节主要从先天遗传因素和后天环境条件两个方面归纳分析影响体质和健康的各种因素。

一、先天因素的影响

所谓遗传，就是指人体在生长、发育、繁殖、衰老和死亡的过程中，按照亲代所经过的发育过程和方式，产生与亲代相似的后代，亦是指亲代的性状在其后代体现的现象。其遗传方式，无论是单基因遗传，还是多基因遗传，它们均以染色体作为基因的载体，并由基因携带遗传信息向后代传递。遗传是人的体质发展变化的先天条件，对体质的强弱有重要的影响。

人类在建造自身的时候，染色体除决定人的性别外，还要在胚胎发育时摄取环境中的许多物质，造成和亲代相似的多种特征，如体态、体重、体质，甚至影响人们的性格、智力和功能等方面，同时，还携带有许多隐性的或显性的疾病。

遗传因素对人体健康和寿命均有影响，其中对健康的影响主要是对遗传疾病而言。由于遗传在人类的病理或生理性状中占有一定比重，故不但能影响或决定机体的反应性，而且还能成为某些疾病的致病因素。因此，遗传疾病不仅影响个体的一生，而且也会成为重大的社会问题。例如，在家庭、伦理、道德、法制和医疗康复等方面，都会成为社会的很大难题。世界上许多先进发达国家，都提倡科学婚姻，优生、优育，提倡适龄婚配，适龄、适时生育。计划生育是我国用法制来管理婚姻和生育，为了中华民族世代繁衍，获得健康美好生活而采用的一项有效措施。

二、后天因素的影响

遗传对体质的影响，只是提供了可能性，而体质强弱的形成，主要依赖于后天的环境条件。在后天的环境条件下，影响体质的因素很多，诸如生态环境、劳动条件、社会因素、生活方式、卫生和体育锻炼等。

1. 生态环境

生态环境因素是指人类生态系统中的自然因素，如阳光、空气、饮用水等基本条件，气候与季节的影响以及自然界的生态平衡等。有的为人的生存与体质发育提供了必要的物质基础，有的可能起危害作用。

2. 社会环境

社会环境因素是指影响人类日常生活的社会因素，它包括人类社会为之提供的衣、食、住、行等物质条件，其中，饮食营养状况是影响体质强弱的基本社会因素。同样，医疗措施、心理调节及其他与生活有关的社会因素，也均对人的体质发展起着重要的作用。随着现代文明社会不断进步，为了有效地增强体质，还必须适当地从事体力劳动，参加文化娱乐活动，调节生活节奏，减少精神压力，排除情绪干扰，提高适应能力。

3. 体育锻炼

体育锻炼能提高大脑神经活动的强度、均衡性、灵活性和神经细胞工作的耐久力。能使神经细胞获得充足的能量物质和氧的供应，转移神经系统的过度紧张，从而消除疲劳，清醒头脑，敏捷思维。体育锻炼也能提高人体循环、呼吸和运动系统的功能。例如，增大每搏输出量，能较快地适应剧烈运动的需要，锻炼后恢复也较快；能增大肺通气量，提高供氧能力；经常从事适当的体育锻炼，能促进骨骼生长，骨横径增粗，骨髓腔增大，骨密质增厚，骨重量增加，能使肌纤维变粗，增加肌肉的力量、耐力和协调性。体育锻炼还可推迟人体衰老等。最近的研究结果表明，适度的体育锻炼可增加体内一氧化氮的产量，促进血管扩张，从而有助于血液循环。

4. 生活方式

生活方式是指人们长期受一定文化、民族、经济、社会、风俗规范，特别是家庭环境影响而形成的一系列生活习惯、生活规律和生活意识。我国最早的医书《黄帝内经》就指出："故智者之养生也，必须四时而适寒暑，和善怒而安居，节阴阳而调刚柔。如是，则避邪不至，长生久视。"显然，人们早已知道生活习惯、规律、意识等与健康有关。

近年来，特别是 20 世纪 80 年代以来，我国人口死因普查的情况已和西方发达国家接近。排列在前 3 位死因中的脑血管病、心脏病、恶性肿瘤，其致病因素多与生活方式有十分重要的关系。不健康的生活方式在全部致死因素中约占 60%。有关专家提出排除不健康的生活方式要注意以下几点：

（1）心胸开阔，情绪乐观；

（2）劳逸结合，坚持锻炼；

（3）生活有度，定期体检；

（4）营养适当，防止肥胖；

（5）不吸烟、不酗酒；

（6）家庭和谐，适应环境；

（7）与人为善，自尊自重；

（8）讲究卫生，注意安全。

生活方式是对生态环境、社会环境、体育锻炼这三大影响因素的综合表现，最终反映在人体的体质状况和健康水平上。由于人体是一个极为复杂的机体，一方面与外界环境不断进行种种物理的、化学的、信息的交换，维持体内外平衡；另一方面，机体自身也在完成一系列生命现象，如新陈代谢，生长发育、防御侵袭、免疫反应、修复愈合、再生代偿等，并严格按照亲体的遗传模式进行世代繁殖。

◎ 思考题

1. 什么是生活方式？

2. 不健康的生活方式有哪些表现形式？

◎ 本章主要名词概念

健康（Health）：健康不仅是没有疾病或虚弱（残缺），而是保持在生理、心理和社会适应能力方面均处于完好（美）的状态。

体质（Fitness）：是指人的有机体的质量。它是在先天遗传和后天获得的基础上，表现出来的人体形态结构、生理功能、身体素质、适应能力和心理因素的综合的、不断发展的、相对稳定的特征。

生活方式（Life style）：是指人们长期受一定文化、民族、经济、社会、风俗规范，特别是家庭环境影响而形成的一系列生活习惯、生规律和生活意识。

◎ 本章小结

健康是指生理、心理和社会适应三维一体完好的正常状态。由于人体是一个极为复杂的有机体，所以健康正常状态代表生命有机体与外界环境交互作用及其自身在新陈代谢、生长发育、进化演变与再生代偿进程中所呈现的一种动态的并非静止不变的平衡状态，是一个具有强烈时代感的综合概念，并随着人类社会和医学科学的发展而逐步深化。

◎ 本章习题

1. 健康的生活方式是怎样的？
2. 如何衡量评价一个人的健康水平？
3. 人的心理健康水平或程度如何测量？

◎ 小组讨论

主题：大学生饮食营养与健康状况调查

目的：针对在校大学生学习与生活实际，设计一个问卷调查表。

要求：结合当代大学生的特点，从饮食行为、食物来源、食物和饮料种类、生活方式等方面进行问卷调查设计，包括个人姓名、学号、性别、年龄、身高、体重、心率、脉搏、血压和裸眼视力等基本信息。

图 1-1 为在校大学生饮食营养与健康状况调查表。

图 1-2 和图 1-3 为学生体质健康调查检测表。

_____大学在校大学生饮食营养与健康状况调查表

姓名：　　　　性别：　年龄：　身高（cm）：　体重(kg)：　　　血压：

学号：　　　　微信号：　　　（请在选定的单项或多选项中打勾 √）

饮食行为		
1. 你经常受到下面一些事困扰吗？（如果选择"是"，请在体征名词后面打勾√）	否	是
胸闷　　胀气　　恶心　　呕吐　　腹泻　　　胃灼热　　　便秘		
2. 一周中至少有三次不吃素菜或水果吗？	否	是
3. 你试着限制摄入量或者某种食物来控制体重吗？	否	是
4. 你正在节食吗？	否	是
5. 由于健康或宗教原因你不食用某些食物吗？	否	是
食物来源		
6. 你储存食物吗？	否	是
7. 你是否有时候把食物吃完了才去买呢？	否	是
8. 你负担得起你的饮食方式吗？	否	是
9. 你现在正得到一些饮食服务吗？	否	是
餐券　　学校或饮食店早餐　　　学校午餐　　　饮食店快餐　　学校晚餐		
捐赠的食物或商品　　　厨房、汤馆或饮食储备处的食物		
10. 在获取食物方面你需要帮助吗？	否	是
食物和饮料		
11. 昨天你喝了哪些酒水饮料？		
清凉饮料　　咖啡　　茶　　水果汁　　橙汁　　葡萄柚汁　　鲜榨果汁		
豆奶豆浆　　牛奶　　啤酒　　白酒　　红葡萄酒　　含酒精的饮料　黄酒		
白开水　　矿泉水　　可乐　　雪碧　　纯净水　　奶茶　　其它饮料		
12. 昨天你吃了哪些食物？		
奶酪　　披萨饼　　空心面　　酸奶　　麦片　　包谷　　土豆		
甘薯　　绿沙拉　　胡萝卜　　甘蓝　　白菜　　菠菜　　花菜		
香菇　　绿豆角　　绿豌豆　　豆腐豆制品　　生菜　　其他蔬菜　苹果		
香蕉　　猕猴桃　　葡萄　　梨子　　西瓜　　橘子　　桃子		
柚子　　其他水果　　瘦猪肉　　牛肉　　鱼肉　　鸡肉　　鸡蛋		
花生酱　　花生　　瓜子　　坚果　　干豆角　　冷拼盘　　热狗		
扣肉　　香肠　　蛋糕　　甜饼　　土豆片　　糕点　　炸面窝		
炸薯条　　烧烤食物　　大米　　玉米饼　　面包　　卷饼　　炸鸡腿		
面条　　空心面　　热干面　　方便面　　煲仔饭　　肯德基快餐　麦当劳快餐		
酸辣火锅　　麻辣火锅　　腌制泡菜　　熏腊肉　　咸酸菜　　排骨汤　鸡蛋汤		
13. 你昨天吃饭的方式是你平时的饮食方式吗？	否	是
生活方式		
14. 你每周至少有3次不少于30分钟的锻炼如散步、跑步或球类运动吗？	否	是
15. 你曾吸过烟或吸过二手烟、无味的烟草吗？	否	是
16. 你曾喝过啤酒、烈酒、鸡尾酒或其他含酒精的饮料如米酒吗？	否	是
17. 你经常受到下面一些事困扰吗？	否	是
厌食　　失眠　　情绪低落　　易冲动　　沉迷网络游戏　　　上课打瞌睡		
18. 你买过下面哪些保健品或药品？	否	是
抗生素、阿司匹林、水杨酸、抗酸剂、维生素A、维生素E、维生素C、复合维生素（B1、B2、B6、B12）、含甲基苯丙胺、大麻、克赖克、可卡因等中枢兴奋剂或镇静剂（舒乐安定等）		
19. 你每天都在电脑前工作或上网1~2小时吗？	否	是
20. 你经常在私人餐馆吃快餐吗？	否	是
21. 你每天晚上都是12点以后睡觉吗？	否	是
22. 你有过（高血压、高血糖、高血脂、脂肪肝、颈椎或腰椎疼痛）病史吗？	否	是

图 1-1　在校大学生饮食营养与健康状况调查表

学生体质健康调查检测表（一）

校名_____ 班级_____

姓名_____

省名_____ ☐☐

点校代码 ☐☐

检测序号 ☐☐☐☐

民族 ☐

城乡 城＝1 乡＝2 ☐

性别 男＝1 女＝2 ☐

出生日期_____年_____月_____日

检测日期_____年_____月_____日

实足年龄 ☐☐

班主任签名_____

裸眼视力 左 ☐☐
　　　　 右 ☐☐

串镜视力 左 正片_____负片_____
　　　　 右 正片_____负片_____

屈光不正 左 ☐☐
　　　　 右 ☐☐

正常＝0 近视＝1 远视＝2 其他＝3

龋齿

d ☐ D ☐

m ☐ M ☐

r ☐ F ☐

是否能参加素质项目测试 是 否

月经初潮、首次遗精 ☐
　已＝1 未＝2

身高（厘米） ☐☐☐☐

体重（公斤） ☐☐☐☐

胸围（厘米） ☐☐☐☐

上臂部皮褶皱厚度（厘米） ☐☐☐

肩胛部皮褶皱厚度（厘米） ☐☐☐

腹部皮褶皱厚度（厘米） ☐☐☐

脉搏（次/分） ☐☐☐

收缩压（毫米/汞柱） ☐☐☐

舒张压（毫米/汞柱） ☐☐☐

肺活量（毫升） ☐☐☐☐

握力（公斤） ☐☐☐

50米跑（秒） ☐☐☐

立定跳远（米） ☐☐☐

斜身引体（次） ☐☐☐

仰卧起坐（次/分） ☐☐☐

引体向上（次） ☐☐☐

50米×8 往返跑 _____分_____秒

800米跑 _____分_____秒

1000米跑 _____分_____秒

　折算秒 ☐☐☐☐

坐位体前屈（厘米） ☐☐☐☐

血红蛋白（克/升） ☐☐☐

粪蛔虫卵 阳性＝1 阴性＝2 ☐

主测签名_____

图 1-2　学生体质健康调查检测表（一）

学生体质健康调查检测表（二）

简要病史：_____

_____

_____

外　科

皮肤_____

淋巴_____

颈　_____

甲状腺_____

其他：

耳　左_____

右_____

鼻_____

咽_____

喉_____

内　科

心脏：心率_____次/分　心率_____

杂音：部位_____时间_____

响度_____性质_____

传导_____

肝脏：剑下_____性质_____

肋下_____性质_____

脾脏：_____性质_____

胸透：

心电图：

B超：

体检小结

主检医师签名：

图 1-3　学生体质健康调查检测表（二）

◎ **课外阅读参考文献**

［1］William Kane，Peggy Blake and Robert Frye Understanding Health ［M］. New York：Random House，Inc.，1982.

［2］中央电视台《为您服务》栏目组编. 健康新主张 ［M］. 北京：北京出版社，2005.

第二章　元素医学概论

【本章学习目标与要求】

1. 了解元素医学的理论基础即元素平衡保健理论的要点。

2. 理解人体的各种疾病都与体内的某些元素缺乏或过量及其比例失调有关的生理意义。

3. 初步学会如何判断分析并通过食疗补充和调节元素平衡"治未病"的方法。

第一节　什么是元素医学

人体是由各种元素组成的，目前检测出 80 多种元素。已知人体各器官组织中含有的元素种类：血清中有 74 种元素、脑组织有 48 种、心脏有 49 种、肝脏有 50 种、胸腺有 18 种。人体缺乏某些元素会引起相应的疾病。现代医学研究表明：许多疾病（特别是非传染性疾病）的发生与生命元素（包括常量元素和微量元素）的平衡失调有关。例如，若缺乏钙元素，会引起骨质疏松或儿童佝偻病；若碘元素缺乏或过量，都会引起甲状腺肿大。当今社会最危害人类健康的三大常见病（心、脑血管疾病，癌症和糖尿病）及艾滋病，还有从头到脚的各种疾病都与人体内元素平衡失调有关。人类正面临着因生态环境恶化、食品安全问题可能导致的元素平衡失调日益严重的形势，严峻的挑战呼唤新的医学理论和防治手段，元素医学便应运而生。本节从元素平衡的角度，介绍元素医学的基本概念和原理。

一、元素医学的理论基础

在人类进化繁衍几百万年的漫长历史过程中，人们通过呼吸空气、饮水和进食，使人体自身与地球表面的物质和能量交换逐渐达到动态平衡。科学研究证明，正常人体内几十种元素的平均含量和地壳中的几十种元素的平均含量是基本一致的，人体血液中几十种元素的平均含量和海水中几十种元素的平均含量也是基本相一致的，从图 1-1 可以看出人体血液和地壳中元素含量的相关性。地壳、海水中的元素丰度决定了人体元素丰度，环境元素分布的不平衡是人类患地方病的根本原因。人类属于异养型生物，是通过食物链从环境中摄取营养元素。元素是构成人体的最基本单元，维持人体内的元素平衡与生态环境的协调性和一致性，无疑成为元素医学的理论基础。

由于人类长期生活在地球上，人体不断地从自己生存的自然环境中摄取生长、发育和繁殖所需的物质和能量。因此，人体的元素组成和含量与生存的自然环境中的元素组成和含量处于动态的变化，而又相对平衡的状态之中。目前，在人体内已发现 81 种元素，分布在所有的细胞、组织和体液中。这几十种元素，有的是营养必需的微量元素；有的是在人体的生理、生化过程中起特定作用的常量元素；还有一些元素，是在特定外界环境条件下，偶然进入人体的，这些元素或许对人体的生命活动有某些危害作用。

二、元素医学理论的核心思想

维持人体内几十种生命元素的平衡是人类健康长寿最基本的关键因素。

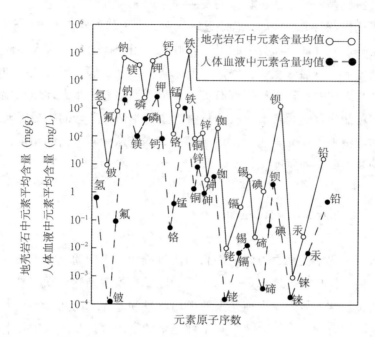

图 1-1　人体血液和地壳中元素含量的相关性

人体内元素的平衡有两层含义：一是某种元素在人体内的含量既不宜过多，也不宜过少，过多过少都会生病，含量恰好达到人体的生理平衡需要量才最有利于健康；二是摄入人体的各种元素之间要有一个合适的比例，才能充分发挥各种元素在人体内的生理作用，才能协调工作，才有益于健康，比例失调就会生病。

元素平衡保健医学的理论精髓可用三个简化的公式加以概括：①

（1）健康长寿＝体内元素平衡

（2）生病＝体内元素平衡失调

（3）治病＝补充和调节体内元素平衡

①　钟晓旻，钟晓东，钟炳南，等编著. 元素平衡保健医学 ［M］. 广州：广东经济出版社，2003：2.

三、元素医学的定义

元素医学也称"元素平衡医学"，是以元素平衡理论为核心，在原子、分子生物学基础上，从事观察、研究和解决人类健康问题，防治疾病的科学。它比主要是在细胞生物学基础上的现代医学高一个层次，也是目前最高层次的医学。实践证明：元素医学能够解决现代医学所无法解决的一些疑难病症的治疗问题，它的发展可将人类的平均寿命由80岁提高到百岁以上。健康长寿是人们的理想追求，"颐养天年、无疾而终"也只有在"元素医学"的时代才能实现。

元素医学是建立在原子或离子水平的，研究如何通过检测病人头发和血液及相关器官的各种元素的含量，了解病人体内元素平衡失调状态，然后通过食物或中草药（药食同源）及相关的医药保健品补充和调节病人体内元素的平衡来预防和治疗各种疾病的一门新的医学。

元素与生命起源、人体健康及疾病有着不可分割的相互关系，人体内存在着一个动态的元素平衡体系，各种生命元素在各自很低的生理浓度水平和范围内，通过多种途径发挥其巨大的生物效应。当任何因素破坏了机体内元素平衡体系时，就可能会引发疾病的发生，体内某些元素的浓度也同时表现出异常。无论是宏（常）量元素还是微量元素的供应不足、利用率降低、需要量增加或是遗传性缺陷病等，都会在机体内元素平衡失衡方面得到微扰映射和表现。目前已经被确认的人体必需常量元素有11种（碳、氢、氧、氮、钾、钠、钙、镁、氯、硫、磷）和人体必需微量元素有14种①（氟、硅、钒、铬、锰、铁、钴、镍、铜、锌、硒、钼、锡、碘），除了以上25种必需的生命元素外，还有20~30种普遍存在于人体组织中的元素。通过与正常人群组比较，了解各种疾病出现的元素含量的特异性变化，希望通过对微量元素与健康相关性及其内在联系的探索，在某些疾病，特别是微量元素缺乏、过量积累及失调等造成的疾病（包括某些地方病）的防治方面有新的发现和改善。人们相信有朝一日能通过合理的膳食搭配维持生命的有机平衡和健康，微量元素在生命科学中的应用研究给人类社会带来巨大的健康效益，元素医

---

① 王夔，等主编. 生命科学中的微量元素 [M]. 第2版. 北京：中国计量出版社，1996：3.

学临床应用有很大的指导作用，可以提供用于疾病的辅助诊断和鉴别诊断的指标。

例如，近年来发现癌症病人体内元素（维生素，微量元素，蛋白质，脂肪，水，氧等生命元素）严重失衡，元素失衡导致体内酸碱平衡失衡及微环境的变化，久而久之必然会引起细胞故障或变异，最终发生癌变，从而产生癌细胞。研究发现，正常细胞与肿瘤细胞内的 pH 值无明显差异，但肿瘤组织细胞外 pH 值（6.15~7.40）明显低于正常细胞外 pH 值（7.00~7.40)[1]，这可能与糖酵解加强，乳酸累积，而转运清除不足有关。个案病例研究表明：癌细胞在弱碱性体液即 pH 值为 7.4 时萎缩甚至死亡，通过该方法治疗的近 100 例癌症病人有效率 90% 以上，除对器官衰竭的如肝硬化、肾衰竭、心衰、肺纤维化效果不佳外，早中期的比晚期的疗效更惊人！人类很有希望在不久的将来找到战胜癌症的方法，这就是通过元素平衡与酸碱平衡治疗癌症的新疗法。

通过跟踪检测分析地方病和癌症村患者体内的元素含量分布，发现病人体内生命元素（如硒、碘、锌、铜和镁等）缺乏，有毒重金属元素（如铅、汞、镉等）及化合物（如亚硝酸盐、苯环类化合物、氯气、氨气等）过量，元素医学就是根据元素平衡原理，通过补充或拮抗（抑制）的方法调节体内元素平衡，达到酸碱平衡的目的。例如，铁、硒等对胃肠道癌有拮抗作用；镁对恶性淋巴病和慢性白血病有拮抗作用；锌对食管癌、肺癌有拮抗作用；碘对甲状腺癌和乳腺癌有拮抗作用。

◎ 思考题

1. 什么是元素医学？
2. 元素平衡与酸碱平衡有何联系？它们对人体健康有什么影响？
3. 元素平衡保健医学的精髓是什么？

---

① Danhier F., Feron O. and Preat V., To exploit the tumor microenvironment: passive and active tumor targeting of nanocarriers for anti-cancer drag delivery. J Control Release, 2010, 148（2）：135-146.

第二节　人体元素平衡学说

人体是由元素组成的，构成生命的元素有酸性元素和碱性元素，酸碱平衡构成生命统一体。人体缺乏一种或几种元素就会出现相应的疾病，元素既不能过多也不能过少，维持适量平衡人体才健康。一个人无论衰老、生病，还是受伤都是由人体内组成某些分子的原子或离子（统称元素）不正确的位置排列或组合比例造成的，错误的排列和配比起因于饮食的不平衡，还有随着时间的流逝细菌或病毒的侵入或是车祸及生活环境的变迁变化等。通过引入元素平衡的调控机制可以使它们正确合理调配。根据元素之间的拮抗与协同原理，及时精准补充或减排是治愈的关键，人体得病的基本原因是体内元素缺乏或失调。本节通过以下案例介绍人体元素平衡健康学说。

一、平衡保健盐控制高血压作用显著

随着全人类非传染性慢性病的爆发和发病率逐年增加，如中国 18 岁以上成年人高血压发病率达 33%，即每 3 个中国成年居民基本上有一个人患高血压。高血压可引发多种慢性病，包括脑卒中、心脏病还有肾病等，威胁健康，给生命、生活质量带来极大的危害。目前，全球开展减盐控盐（严格控制高钠盐即 Na^+ 离子的摄入）行动，抑制高血压在全球的流行蔓延趋势。

中国疾控中心营养与食品安全所于 2013 年 12 月在中国经济网上开展为期一个月的网络调查，共收集有效问卷 1500 份，参与男女比例较均衡，人群年龄分布在 18 岁以上到 44 岁之间。调查结果显示，对于食盐标准限量的问题，约有 60% 的调查对象知道了解 6g 推荐量；而逾 80% 的调查者了解长期高盐高钠，会增加高血压风险；87% 的受调查者知道会在标签上注意钠的含量。虽然受调查者对钠和高钠的危害了解甚多，但对于日常调味品中高盐品类知之甚少，只有 10% 的受调查者了解除了豆腐乳类、酱类外，味精、鸡精也属于高盐调味品。而对于加工食品中的"隐形盐"，还未被多数人关注。在牛肉干、话梅、薯条（片）类等食物中，盐分也是较高的，只有 1/5 的受调查者了解到这个问题。

　　综合临床检测结果发现，高血压与患者体内钠高、钾低和镁、钙不足及硒、钴、铬等元素缺乏有关。应用平衡保健理论或健康学说，有人把元素平衡保健复合剂添加到加碘食盐中去，研制成平衡保健盐。食用平衡保健盐后高血压的降压率达92%，暂时没有特效药的低血压有78.8%能回升至正常；心率过快或过慢也可双向调节至正常，其作用机理是因为钠和钙离子与循环系统的兴奋性成正比，而钾和镁离子则与循环系统的兴奋性成反比，两者平衡才有双向调节作用。原广州军区司令员李德生上将曾在电视台上说：他患高血压和半身不遂食平衡盐后好了。原广州军区东皋大道将军干休所35位将军有高血压，食平衡盐2个月后，有34位将军血压降至正常。

二、补硒能预防心脑血管疾病和多种慢性病

　　中国是严重缺硒地区。从中国土壤硒元素含量分布图2-2可以看出，我国从东北到西南约有2/3的地区不同程度缺硒，其中超过1/2为严重缺硒区，也就是说我国约72%的地区属于缺硒和低硒地区。据调查显示，长江三角洲地区土壤含硒量普遍较低，为0.20~0.40μg/kg。由于贫硒的土地长不出富硒的食物，从普通食物中不能够获得足够的硒，因此约2/3人口、近10亿人都生活在贫硒地区，存在不同程度的硒摄入不足。

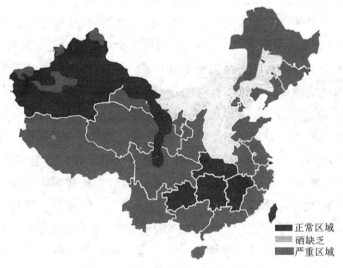

图2-2　中国土壤硒元素含量分布图

缺硒会导致心脑血管病、高血压综合征、肝病、糖尿病、胃肠道疾病、哮喘、癌症、动脉硬化、白内障、肾脏病、心脏病、风湿病、关节炎等 40 多种疾病。特别是中老年人，由于体内长期缺硒，机体发生蜕变，上述各种疾病更容易高发。在国内外医药界和营养学界，硒被称为"生命的火种"，享有长寿元素、抗癌之王、心脏守护神、天然解毒剂等美誉。

研究发现，硒能直接杀灭人体的致病因子，只有人体内硒含量充足时，人体才会健康。因此，体内含硒的多少，对人体的抗病能力起着决定性的作用。1998 年 10 月，由中国营养学会主持修订的"每日膳食营养素供给量"，已将硒列为 15 种每日必须摄入的膳食营养素之一，建议成年人每日应补充摄入 50~250μg 硒。

为什么补硒能预防心脑血管疾病？这是因为人体组织含有谷胱甘肽过氧化物酶（一种含硒酶），犹如我们身体内的清洁工，能把活性氧自由基（ROS）这样的垃圾及时的清除干净，含硒酶可以清除脂质过氧化物，保护了动脉血管，防止动脉粥样硬化，减少血栓形成，预防心肌梗死。此外，含硒酶通过抗氧化功能，既具有降低胆固醇及甘油三酯的作用，降低血液黏度，预防心血管病的发生，又能通过抑制癌细胞的增殖表现出预防肿瘤的作用。美国亚利桑那癌症中心 Clark 教授对 1312 例患者进行 8 年的对照实验，补硒（剂量 200μg/d，硒酵母）组发现总的癌症发病率降低 37%，前列腺癌发病率降低 63%，肠癌发病率降低 58%，肺癌发病率降低 46%，总死亡率降低 17%，结果如图 2-3 所示。

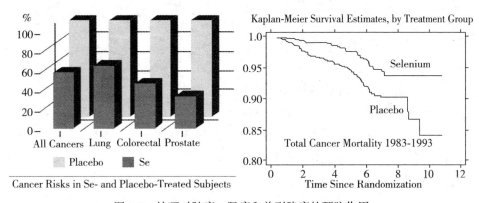

图 2-3　补硒对肺癌、肠癌和前列腺癌的预防作用

因此，补硒对提高心脏功能，预防心脏疾病和抵抗癌症有益。硒对分泌

产生胰岛素的胰岛细胞及血管有保护和修复作用，含硒酶除了有清除活性氧自由基的功能外，还具有和胰岛素同样的功能，即降糖作用。研究表明硒可以不依赖胰岛素来降低糖尿病病人的高血糖，它能增强组织细胞吸收血糖的能力，能促进血糖在细胞中转化为糖原，这样既达到了降低血糖的目的，又保证了细胞的能量代谢。因此，有人称硒是微量元素中的胰岛素。硒的这一研究新成果，必将开辟防治糖尿病的新领域。

硒能增强天然免疫杀伤细胞的活性，促进 T 细胞增殖和免疫球蛋白的合成。硒是人体免疫调节营养素，即能激活细胞免疫中淋巴细胞，刺激免疫细胞抗体产生。总之，体内足量的硒保证了身体各个系统有序地工作，让心血管疾病、糖尿病、肿瘤等影响人类长寿和生活质量的各种疾病远离我们。

三、元素平衡与酸碱平衡理论临床应用

越来越多的保健和医学专家认为，体内酸性废物的积累导致过早衰老和疾病。人体的酸化是"百病之源"，即酸性体质是百病之源，已是公认的事实。怎样检测你身体的酸碱平衡是否已经失调？你不妨对照下列 12 个问答题自测一下，如果有 5 道以上的答案为"是"，则表示你体内酸碱平衡可能失调，属亚健康的"酸性人"（酸性体质）。这就值得警惕了！

（1）你是否经常食欲不振？

（2）你是否经常夜里睡眠不好？

（3）你是否经常早晨起床时精神不佳？

（4）你是否老是感到很疲劳？

（5）你是否不能长时间专注工作？

（6）你是否经常情绪不稳定，容易发怒？

（7）你是否老是手脚发凉，四肢发麻？

（8）你是否日渐神经衰弱、记忆力下降？

（9）你是否免疫力低下，容易感冒？

（10）你是否牙龈容易出血，伤口不易愈合？

（11）你是否经常头疼、腿痛、肩酸、腰酸？

（12）你是否经常得皮肤病？

如何检查你自己的体液环境是否已经变成酸性？由于血液取样比较难，

通常以尿液为主，同时参考唾液、精液和宫颈液的 pH 值。因尿液酸碱度受食物影响较大，一般以早晨一起床的尿液最准。人体血液的正常酸碱 pH 值范围为 7.35~7.45，唾液的正常酸碱 pH 值范围为 6.8~7.5，尿液的正常酸碱 pH 值范围为 6.5~7.8，精液的正常酸碱 pH 值范围为 7.8~9.2，宫颈的正常酸碱 pH 值范围为 7.5~8.8。当早晨你未进任何食物和未饮水的情况下，静脉血液的酸碱 pH 值低于 7.35、唾液的酸碱 pH 值低于 6.8、尿液的酸碱 pH 值低于 6.5 或者当精液的酸碱 pH 值低于 7.8 或者宫颈液的酸碱 pH 值低于 7.5 时，则表明你的体液处于偏酸状态，如果长期处于这一水平，就说明你的基础体液偏酸或已经酸化。

对于绝大多数癌症患者而言，血液酸碱 pH 值为 5.3~5.5，属于强酸性体质。通过长时间食用碱性食物或采用中草药对症治疗后体液酸碱度逐步趋向弱碱性，癌细胞在碱性环境中遭到毁灭性的杀伤。有研究表明癌细胞在体内元素失去平衡时酸性环境中生长活跃，在元素达到平衡的碱性环境中就会萎缩甚至死亡。这就是为什么有些癌症患者采取素食后，癌症细胞没有发展或发展得很缓慢的原因——素食是碱性食品，可以把体内酸性环境变为碱性。用化疗药物治疗反而更加糟糕，因为治疗癌症的化疗药物基本都是酸性的，进入人体后使体液酸性更强，癌细胞喜欢酸性的环境，那我们就找到了癌症的病因和治疗的秘密。再举个临床实例，酸中毒是慢性肾脏疾病进展的重要因素之一，还可导致肾性骨病及营养不良。现推荐对于慢性肾功能衰竭（chronic renal failure，CRF）患者一般应维持其血浆 HCO_3^- 浓度在 22mmol/L 以上。有研究表明，碱性药物治疗可以减轻肾脏损害，减缓慢性肾脏疾病的进展。

由此可见，元素平衡与酸碱平衡理论对未来的医学领域攻克一些重大疾病如癌症，红斑狼疮，牛皮癣等提供了一定的理论依据。应用元素平衡与酸碱平衡疗法配制的碱性冲剂和元素复方胶囊既是食品又是药品，药食两用在这里得到了最好的诠释。元素平衡食疗治疗癌症比药物更具有优势，打破了世界肿瘤医学领域药物垄断治疗癌症的格局，元素平衡食疗方法治疗癌症给人们带来了全新的视觉，因没有药物的副作用，开发的成本低，应用前景更加广阔。

◎ 思考题

1. 什么是平衡保健盐？它的主要作用是什么？
2. 为什么补硒能预防心脑血管疾病？

3. 如何检测你身体的酸碱平衡是否已经失调?

第三节　生活中的元素

　　为了维持生命活动与保持健康,人类每天都必须从各种膳食和饮品中摄入适当比例的、多种多样的营养素。目前我们已知的四十多种营养素中,矿物质如钙、铁、硒、锌、钾、钠等本身就是化学元素,而维生素、蛋白质、脂肪、碳水化合物、膳食纤维和水等营养素则是由多种化学元素构成的。那么,生活中到底有多少元素与我们密不可分呢? 在"全面建成小康社会"大力提高全民健康素质、提倡全民美好健康生活方式的今天,更迫切需要我们更多地了解元素知识。本节从日常的生活角度把元素的习性或特性和日常生活中发生的有趣事情联系到一起,了解一些鲜为人知的有关生活中元素的故事。探讨化学元素与人类健康的密切联系,从而指导人们合理地摄取食物,以维持生命的有机平衡和健康,避免因必需元素的缺失或有害元素的侵袭而引发疾病。

一、生活中的元素自然演变问题

　　地球从诞生到现在,已经有几十亿年的历史,其元素构成(铁约占34.6%、氧约占29.5%、硅约占15.2%、镁约占12.7%,其他元素镍、碳、钙、铝等约占8.0%)几乎就从来没有变过。其实,一个人从生到死,体内的主要元素组成(碳、氢、氧、氮、磷、硫)基本上没有变化,有些微小变化可能是因某些矿物质缺乏或摄入过量而导致的人体组织和体液中的某些微量元素含量的改变。

　　随着汽车尾气排放和工业污染的加剧,大气中二氧化碳浓度增加,臭氧层出现空洞,总体上说来都不会影响到整个生态环境元素组成的变化。即便发生更大规模的事件,如天体大碰撞和核武器战争爆发,也几乎改变不了元素这东西。但话说回来,元素也不是一成不变的。如果在一个很长的时间尺度下,譬如经历1万年左右的时间周期,生活中的元素或多或少会悄然发生变化。

距今约300—400万年前生活在原始时代的现代人（类人猿）主要与土壤、岩石、树木和草地环境打交道，生活中的元素只有碳、氢、氧、氮、磷、硫和硅等7种；生活在上古时代的人类除了上述元素外，生活中的元素还增加了与铜剑、骨制工具、陶土器具和黑曜石的切割工具和箭矢材料有关的钙、镁、铜和锡4种元素；而生活在中世纪时代的人类，因为刀具的使用，金、银等贵重金属用品以及石灰墙壁和陶器釉彩等工艺的开发应用，生活中的元素又增加了铝、金、银、钴4种元素，总共有15种元素与那个时代共生共存相伴；当人类社会进入到现在这个伟大的时代，人类生活空间里的元素正慢慢地在增加。尤其是最近的50年，由于人们的现代生活日益丰富多彩，玻璃、塑料、陶瓷、铝箔和钢筋等新材料层出不穷，液晶屏幕、DVD、荧光灯和白炽灯泡、话筒、手机、笔记本电脑等现代商品无处不在，融入现代生活空间里的元素数目是原始时代的5倍之多，据不完全统计已达到30多种，除上面提到的15种元素之外，另有锰、钼、锑、铅、汞、锂、镓、钨、铟、锆、铷、钌、钽、碲、溴和氙等16种元素与现代人的生活息息相关，甚至形影不离。

可以毫不夸张地讲，我们现在生活的房间，就是世界上各种元素的集合地，全世界的元素都可以在房间里找到。例如，互联网络的普及，把全世界人们的生活空间变成了由铜和二氧化硅（光纤的主要成分）所织成的一张网，网络中飞驰的是电子和光子。

二、生活中生命攸关的元素

维生素与矿物质均为我们生命中不可缺少的元素，由于它们绝大多数不能在人体内合成，而必须从膳食中摄取，所以被称为生命攸关的元素。

构成我们身体的元素，总共有34种。[①] 除了在本章第一节中提到的那25种人体必需的生命元素外，还包括有硼、砷、钡、铷、锶、铝、镉、铅和汞。在一个"标准"的人体中，通常含有65%的氧、18%的碳、10%的氢、3.0%的氮、1.5%的钙和1.0%的磷。事实上，34种元素中的28种，全部加起来都不到人体的1%。就算99.9%的元素都存在，仅仅少了那0.1%的元素，人也

① ［日］寄藤文平著. 元素生活［M］. 南宁：接力出版社，2011：173.

是活不了的。像这种数量并不是很大，但是对身体非常重要的元素被称为"微量元素"。这些元素几乎都是金属元素，其中对生物体特别重要的元素又被称为"必需微量元素"。"生命元素"又通称为"矿物质元素"。现在，有21种元素被认定为人体必需的"矿物质元素"。它们分别是钠、镁、钾、钙、磷、锌、铬、硒、钼、铁、碘、铜、锰、硫、氯、氟、钴、硅、镍、锡、钒。

有研究表明当一种矿质元素或维生素缺乏时，就会有几百种酶不能正常的发挥作用，因此我们可以毫不夸张地讲，只要一种必需营养元素的明显缺乏后果就会非常严重，甚至是致命的。世界卫生组织报告指出，人类常见疾病有135种，其中106种疾病与维生素摄取不足有关。如果人体内缺乏维生素，或维生素摄取量不平衡，其他营养素就不能被人体顺利吸收、利用，从而引发多种疾病，严重的甚至会导致死亡。可以说，没有维生素，人类的各种生命活动将不能进行下去。

水是由氧原子和氢原子组成的小分子物质，也是维持生命活动不可缺少的生命攸关的元素。研究表明：将一定量的水放置在有"真善美"语言标示的容器中，通过仪器检测发现水分子结晶排列得非常有序，并且可构成一幅对称分布完美的图案，而同样的水放置在"假恶丑"语言标示的由相同材质构成的容器中，发现水分子结晶排列得非常混乱，构成的是一幅杂乱无章的图案。① 这一发现说明了水分子有可能是人类心灵感应信息传递转导作用的"受体"分子之一，并且从微观结构分析的角度在某种意义上揭示了几千年的中华文化"上善若水"观念背后隐藏的科学真谛。心脏不仅仅是一个泵血器官，更是一个智能器官。由此我们推论，在一定的心理作用干预下，心灵感应作用可以诱导水分子缔合状态或排列组合比例的改变，不良的心理情绪或许会对人体心血管系统中的水分子流动性产生一定的负面影响。例如，在悲伤或愤怒的气氛中，人体的交感神经系统分泌出大量的激素，可使心跳加速、动脉收缩，由于水分子缔合状态的无序化引起血流不畅，供氧受阻进而导致某些心脏病发作的症状，如心绞痛、气短和休克等；相反，在充满友善博爱的氛围中，保持一个乐观的心态，放松心情不激动，一切想得开看得开，在这种积极的心理和生理状态下人体中的水分子缔合排列状态有序，有益于水循环流动，保持血液循环通畅，随着时间的周而复始，你的病情和很多烦恼都会慢慢平复，烟消云散。

---

① ［日］江本胜著. 水知道答案［M］. 海口：南海出版公司，2009.

如果我们把身体比喻成一支交响乐队，那么矿质元素就相当于一位指挥家，维生素就是演奏各种乐器的音乐家，水就是那源源不断、奔放流动的优美的音乐旋律。身体里一旦缺铁，就会导致贫血；身体里缺钙，会容易让人情绪急躁。只有合理地摄取适合自己身体需要的矿物质和维生素，才能做到无病一身轻，快乐每一天。当然，矿质元素也不是越多越好，要不多不少恰到好处，因为指挥家太多了，不知听谁的好，反而很难演奏出"天人合一"协奏曲的华丽乐章。

◎ 思考题

1. 构成我们身体的元素有哪些？
2. 人体必需的生命元素和矿物质元素各有哪些种类？

◎ 本章主要名词概念

元素医学（elemental medicine）：是以元素平衡理论为核心，在原子、分子生物学基础上，从事观察、研究和解决人类健康问题，防治疾病的科学。

微量元素（trace element）：占人体质量百分比小于 0.01% 的元素，像这种含量并不是很大，但是对身体非常重要的元素被称为微量元素。

◎ 本章小结

维持人体内几十种生命元素的平衡是人类健康长寿最基本的关键因素。人体内元素的平衡有两层含义：一是某种元素在人体内的含量既不宜过多，也不宜过少，过多过少都会生病，含量恰好达到人体的生理平衡需要量才最有利于健康；二是摄入人体的各种元素之间要有一个合适的比例，才能充分发挥各种元素在人体内的生理作用，才能协调有益于健康，比例失调就会生病。

◎ 本章习题

1. 如何区分酸性食品和碱性食品？
2. 身体内的所有元素都是我们在日常的生活中有意无意中"吃"进去的，自毒咖喱事件以来，砷几乎成为"剧毒"的代名词，特别是某些元素如镉、铅和汞是公认的对人体有害的元素，但为什么说它们也是构成我们身体的元素？

◎ 小组讨论

1. 人体的酸化是"百病之源"即酸性体质是百病之源吗？如何判断你身体的酸碱平衡是否已经失调？

2. 维持体内元素平衡是健康长寿的秘诀这个观点是否正确？为什么？

◎ 课外阅读参考文献

[1] 钟晓旻，钟晓东，钟炳南，等. 编著. 元素平衡保健医学 [M]. 广州：广东经济出版社，2003.

[2]（日）寄藤文平著. 元素生活 [M]. 陈正，译. 南宁：南宁接力出版社，2011.

第三章　宏量元素与人体健康

【本章学习目标与要求】

1. 了解宏量元素在人体的生长、发育及代谢方面的作用。
2. 理解宏量元素的含义及其保持相对平衡的意义。
3. 掌握宏量元素是否平衡的自我评估方法。

世界上所有的生物种类包括人类都是地球环境演化到一定阶段的产物。生物体与环境之间不断进行着物质、能量和信息的交换。本教材第二章第一节中曾经提到"世界是由 100 多种元素组成的，组成人体的元素约有 80 种"，人体组织几乎含有自然界存在的各种元素，在这些元素中，除碳、氢、氮、氧构成机体有机物质和水分子外，其余各种元素无论存在的形式如何、含量多少，都统称为矿物质或无机盐。在组成人体的几十种元素中，根据它们在人体内的含量和人体每日对它们的摄入需要量不同分为两大类：其含量占人体总质量百分比例大于 0.01%（万分之一以上），每人每日膳食需要量在 100mg 以上的，通常被称为常量元素或宏量元素（Major element or Macro-element)，如碳（C）、氢（H）、氮（N）、氧（O）、钙（Ca）、硫（S）、磷（P）、钠（Na）、钾（K）、氯（Cl）和镁（Mg）等 11 种宏量元素；其含量占人体总质量百分比例小于 0.01%，每人每日膳食需要量在 100mg 以下的元素统称为微量元素。本章将从宏量元素的含量及其在人体内的存在形式、生理功能与作用效应，以及各种元素的日常推荐摄入量或适宜摄入量和食物来源等方面来阐述宏量元素与人体健康的关系。

第一节　什么是宏量元素

一、宏量元素的定义与含量分布

宏量元素包括：碳、氢、氮、氧、钙、镁、硫、磷、钠、钾、氯，这 11 种元素约占人体总质量的 99.95%[①]（表 3-1）。这些元素也许看起来毫不起眼，但对人体的健康却起到了至关重要的作用。

表 3-1　　　　　　　　　人体中 11 种宏量元素及其含量分布一览表

元素名称	元素符号	含量 （g/70kg）	占体重百分比例（%）	在人体组织中的分布情况
氧	O	45000	64.30	水、有机化合物的组成成分
碳	C	12600	18.00	有机化合物的组成成分
氢	H	7000	10.00	水、有机化合物的组成成分
氮	N	2100	3.00	有机化合物的组成成分
钙	Ca	1420	2.00	同上；骨骼、牙、肌肉、体液
磷	P	700	1.00	同上；骨骼、牙、磷脂、磷蛋白
钾	K	245	0.35	细胞内液

---

① 颜世铭. 微量元素与宏量元素的区分 [J]. 广东微量元素科学, 2008, 15 (3): 58.

元素名称	元素符号	含量 （g/70kg）	占体重百 分比例（%）	在人体组织中的分布情况
硫	S	175	0.25	含硫氨基酸、头发、指甲、皮肤
钠	Na	105	0.15	细胞外液、骨骼
氯	Cl	105	0.15	脑脊液、胃肠道、细胞外液、骨
镁	Mg	35	0.05	骨骼、牙、细胞内液、软组织

由于构成生命的四类基本物质：蛋白质、糖类、脂类和核酸都含有碳（C）、氢（H）、氧（O）这三种基本元素，所以常把它们称为有机物的最基本构成元素。氮（N）元素则主要存在于蛋白质中，因为所有氨基酸都含有氮元素，而蛋白质又是由氨基酸组成的。在核酸中，由于有碱基的存在，因此也会含有氮元素。另外，在人体中氮元素还会存在于一些含氨基、硝基的有机物中，也有一些会以硝酸根（NO_3^-）、亚硝酸根（NO_2^-）和铵根离子（NH_4^+）的形式存在。磷（P）元素主要存在于磷脂（组成细胞膜的主要成分脂质的一种）、核酸，以及磷酸氢根（HPO_4^{2-}）、磷酸二氢根（$H_2PO_4^-$）等无机离子构成的缓冲溶液中（如正常人体血液 pH 值在 7.35~7.45 的范围内）。而钙、镁、钠、磷、钾、硫、氯这几种元素在人体内则通常以无机盐离子的形式存在。由于机体每天都有一定量的矿物质消耗或流失，所以人体必须从各种食物中获得足量的矿物质补充，才能维持良好的健康状况。在通常情况下，只要食物多样化，人体就可以从膳食中获得足量的矿物质，不会造成缺失。

二、宏量元素对人体的作用

如表3.1所示，宏量元素是人体不可缺少的造体元素，是构成机体组织的重要材料；是细胞内、外液的重要成分，可维持细胞内、外液一定的渗透压和体液的酸碱平衡；维持神经、肌肉的兴奋性；是组成机体内具有特殊生理功能物质的重要成分；是许多酶反应系统的活化剂、辅助因子或组织成分。

◎ **思考题**

1. 人与地壳在化学元素组成上存在某种相关性，试分析人体中宏量元素的含量分布与地壳中丰度较大的化学元素分布有何异同？

2. 人体必需的宏量元素有哪些？

第二节　宏量元素与人体健康

一、氧的生理作用及负作用

（一）适量吸氧的正向调节作用

氧是生命攸关的元素，是人体进行新陈代谢的关键物质，是人体生命活动的第一需要。呼吸的氧转化为人体内可利用的氧，称为血氧。血液携带血氧向全身输入能源，血氧的输送量与心脏、大脑的工作状态密切相关。心脏泵血能力越强，血氧的含量就越高；心脏冠状动脉的输血能力越强，血氧输送到心脑及全身的浓度就越高，人体重要器官的运行状态就越好。因此，人类无时无刻都离不开氧气，人类呼吸的是空气中的氧气。一般情况下，人类吸入空气就可以了，但是在特殊情况下，则需要吸入纯氧或高压氧，如潜水、医疗急救、登山、宇航等。包围地球的空气称为大气，像鱼类生活在水中一样，我们人类生活在地球大气的底部，并且一刻也离不开大气。大气为地球生命的繁衍和人类的发展，提供了理想的环境。它的状态和变化，时时处处影响到人类的活动与生存。氧也是植物体内各种重要有机化合物的组成元素，如糖类、蛋白质、脂肪和有机酸等，而糖是植物呼吸作用和体内一系列代谢作用的基础物质，同时也是代谢作用所需能量的原料。植物光合作用的产物——糖是由碳、氢、氧构成的，氢和氧在植物体内的生物氧化还原过程中也起着很重要的作用。

美国的《新英格兰医学杂志》于 2007 年 1 月发表了一项新的研究成果，该研究从奥地利维也纳和德国汉堡的医院选取 500 名患者，在整个手术期间和手术后两个小时给病人增加吸氧量，第一组 250 名患者实施含 30% 氧的麻醉，另一组 250 名患者在同一时间内接受含 80%氧的麻醉。结果第一组手术后有 28 人感染，而第二组手术后只有 13 人感染，说明增加吸氧量的病人术后感染危险将降低一半。因为增氧可以提高免疫系统的免疫能力，可为患者的"免疫大军"提供更多"弹药"，杀死伤口部位的细菌。

麻醉病人在术后发生恶心或呕吐颇为常见，病人感到非常难受。进行此项研究的麻醉师说，增加吸氧量比目前所使用的所有止吐药效果更为明显，且无危险和价格低廉。氧气防止呕吐的机制可能是防止肠道局部缺血，从而阻止催吐因子的释放。但完全用氧而不用一氧化氮是不可取的，因为这有可能使病人在手术中觉醒。

（二）过度吸氧的负作用

早在 19 世纪中叶，英国科学家保尔·伯特首先发现，如果让动物呼吸纯氧会引起中毒，人类也同样。人如果在大于 0.05MPa（半个大气压）的纯氧环境中，对所有的细胞都有毒害作用，吸入时间过长，就可能发生"氧中毒"。肺部毛细管屏障被破坏，导致肺水肿、肺淤血和出血，严重影响呼吸功能，进而使各脏器缺氧而受到损害。在 0.1MPa（1 个大气压）的纯氧环境中，人只能存活 24h，就会发生肺炎，最终导致呼吸衰竭、窒息而死。人在 0.2MPa（2 个大气压）高压纯氧环境中，最多可停留 1.5~2h，超过了会引起脑中毒，生命节奏紊乱，精神错乱，记忆丧失。如加入 0.3MPa（3 个大气压）甚至更高的氧，人会在数分钟内发生脑细胞变性坏死，抽搐昏迷，导致死亡。

此外，过量吸氧还会加速生命衰老。进入人体的氧与细胞中的氧化酶发生反应，可生成过氧化氢，进而变成脂褐素。这种脂褐素是加速细胞衰老的有害物质，它堆积在心肌，使心肌细胞老化，心功能减退；堆积在血管壁上，造成血管老化和硬化；堆积在肝脏，削弱肝功能；堆积在大脑，引起智力下降，记忆力衰退，人变得痴呆；堆积在皮肤上，形成老年斑。

二、碳的生理作用及其应用价值

碳元素可谓是地球上的"生命之源"，所有的生物，所有的人类食物，其主要构成元素中都有碳元素。它参与植物体内一切大分子物质的代谢过程。

碳占生物细胞总量的 18%，是构成生物体的最基本元素。一切动植物体中的有机质都是碳的化合物，如蛋白质、油脂、淀粉、糖以及叶绿素、血红素、激素等。大多数科学家认为，地球生命是以碳化学为基础的，因此，把地球生命定义为"碳原子物质"。那么，生命为什么选择了碳作为其结构基础呢？这是因为碳元素广泛存在于自然环境中，虽然原始地球大气层中甲烷的含量非常少（因为在地球形成的前几个时期里这种气体大部分已飞散开），而碳以石墨及金属碳化物的形式保存在地球上。但当岩石圈形成时，金属碳化物与地球内部的结构水相互作用，二次生成甲烷和其他烃类化合物，它们从岩石圈析出，集储在原始大气中（因为此时的地球引力已能把它们吸住），所以可以说碳元素在环境中存在，且丰度较高。在生命体的起源和进化过程中碳原子成键的多样性是选择碳化合物作为细胞分子构件的主要因素。其他任何一种化学元素都不可能形成大小和形状具有如此巨大差异及具有如此众多官能团的分子。

所谓的"食物链"，换句话说，就是碳元素的传递链而已。碳水化合物和蛋白质等，这些支持着生命活力的营养物质都是碳的化合物。在生命的每一个细胞、每一条遗传物质 DNA 链上，也都有碳的存在。我们每天吃的食物也来源于碳水化合物，它是植物由空气中的二氧化碳经光合作用而生成的。在碳元素供应不足的情况下，植物的光合作用受阻，植株生长缓慢，组织不充实。

此外，碳元素是人类最早发现以及应用的元素之一，不同的结构导致其具有不同的物理和化学性质，从最早的石墨、金刚石到现在的碳 14（C^{14}）、碳纳米管、碳纤维和石墨烯。人类对碳元素的研究一直都没有中断过，虽然中间经历过许多起起伏伏，但是碳在人类社会中的地位却一直举足轻重。

三、氢的生理作用

氢是水的重要组成元素，同时人体中的所有的有机质都有氢元素参与构成。氢在人体代谢，特别是生物还原反应中具有重要作用。另外，有科学研究发现，氢气的选择性抗氧化作用在疾病的治疗方面也具有非常奇特的效果，到现在已经有 63 个疾病类型被证明可以被氢气有效治疗，其中氢气对器官缺血再灌注损伤和炎症相关疾病的治疗效果最为显著。

分子氢（H_2）在生物体内可以轻易扩散开来，定向选择高毒性的自由基，因此，H_2能抑制由芬顿反应（Fenton reaction）或辐射所产生的羟基自由基（·OH）导致的细胞死亡。缺血再灌注（ischemia/reperfusion，I/R）时会在短时间内产生大量的·OH，使病情恶化。于是，当我们给动物模型吸食氢气后发现其大脑、心脏、肝脏等器官上的I/R障碍均得到了抑制，这表示在动物个体身上，H_2也能作为抗氧化剂发挥作用。目前，正在展开针对氢气在急性脑梗死及心肌梗死病情上改善作用的临床研究。作为H_2的简便摄取方法，溶存了高浓度H_2的饮用水（氢气水或水素水）产品已被开发出来。通过饮用氢气水而被摄入体内的H_2会迅速在吐气时被排出体外。当把氢气水施用在模型动物身上时，动脉硬化症中粥样硬化的增加、糖尿病中的脂肪代谢、精神压力引起的认知功能下降、药物引起的多巴胺神经元变性、顺铂（一种治疗肿瘤的化疗药）的肾毒性、慢性移植肾病、心肺的辐射障碍等都分别得到改善。在氢气水的临床研究中，有报告指出，糖尿病患者的低密度脂蛋白（LDL）与氧化应激得到了抑制，肝癌病人放疗期间的生活质量（QOL）得到了改善。H_2及氢气水的作用机制虽然还有许多不清楚的地方，在功效的验证方面也需要进行临床大规模样本研究，但是，鉴于H_2具有很高的安全性，同时也能很方便地施用于人身上，因此，在与氧化应激及炎症有关的许多疾病的治疗中，它有可能成为一种全新的疗法，人们对此抱有很高的期待。

四、氮的生理作用

氮是构成蛋白质的重要元素，占蛋白质分子重量的16%~18%。蛋白质是构成细胞膜、细胞核、各种细胞器的主要成分。动植物体内的酶也是由蛋白质组成的。此外，氮也是构成核酸、脑磷脂、卵磷脂、叶绿素、植物激素、维生素的重要成分。由于氮在植物生命活动中占有极重要的地位，因此人们将氮称为生命元素。蛋白质是生物体的主要组成物质，有多种蛋白质的参加才使生物得以存在和延续。例如，有血红蛋白；有生物体内化学变化不可缺少的催化剂——酶（一大类很复杂的蛋白质）；有承担运动作用的肌肉蛋白；有起免疫作用的抗体蛋白，等等。各种蛋白质都是由多种氨基酸结合而成的。氮是人体重要的营养物质—各种氨基酸的主要组成元素之一。

一氧化氮（NO）作为"血管清道夫"，可将积存在血管壁上的脂肪、胆固醇带走。一氧化氮的神奇作用，就是在细胞中可提升血液含氧量。人类有60亿细胞，一氧化氮在身体扮演着细胞间的传导因子，也是重要的"信号分子"。一方面，一氧化氮能够降低胰岛素抵抗，提升胰岛素对血糖的敏感度，从而加快体内血糖的代谢；另一方面，一氧化氮能够修复血管内皮细胞，降低因糖类代谢而引发的血管、神经病变，从根本上抑制及改善糖尿病并发症。此外一氧化氮还能够清除体内的自由基，提升胰岛素受体敏感度，更好地起到代谢血糖的作用。友情提示：体育运动可增加人体的血流量，从而产生更多的一氧化氮。

五、钙的生理作用

钙是人体所不可或缺的营养素之一，如果没有钙，根本就不会有生命的产生。钙是人体内最丰富的矿物质，参与人体整个生命过程，是人体生命之本。从骨骼形成、肌肉收缩、心脏跳动、神经以及大脑的思维活动，到人体的生长发育、消除疲劳、健脑益智和延缓衰老等，可以说生命的一切运动都离不开钙。每天摄入钙量充足，才能维持人体正常的新陈代谢，增强人体对生活环境的适应力。钙能增强人的耐力，使人精力充沛，心理稳定。体内钙充足，才能有效预防脑溢血、癌症和心脏病的发生，有利于健康长寿。正常人的体内钙含量为 $1 \sim 1.25 kg$，每千克无脂肪组织中平均含 $20 \sim 25 g$。在成人的骨骼中，成骨细胞和破骨细胞仍然活跃、钙的沉淀与溶解一直不断进行。钙能降低毛细血管和细胞膜的通透性，防止炎症和水肿。钙还参与血液凝固过程。对预防女性卵巢癌也有一定作用。

在日常生活中，我们可以根据一些症状进行自我诊断。小儿缺钙时，常伴随蛋白质和维生素 D 的缺乏，可引起生长迟缓、新骨结构异常、夜间盗汗、手足抽搐、夜啼易惊、厌食、便秘、烦躁不安，容易患佝偻症等。青少年缺钙会感到明显的生长疼，腿软、抽筋，体育课成绩不佳；乏力、烦躁、精力不集中，容易疲倦；偏食、厌食；蛀牙、牙齿发育不良；易过敏、易感冒等。成人缺钙时，骨骼逐渐脱钙，可发生骨质软化和骨质疏松等，其中女性更为常见。中老年人缺钙易出现骨质疏松、骨质增生、身高缩短、牙齿松动、颈椎病、肩周炎、高血压、结石症、糖尿症、动脉硬化、性功能低下、老年痴呆等症。

六、磷的生理作用

磷存在于机体的每一个细胞，是体内存量第二丰富的矿物质元素。磷是细胞核和核酸的重要组成元素，核酸在人体代谢和遗传过程中有特殊作用；磷脂中含有磷，而磷脂是生物膜的重要组成部分。细胞膜磷脂在构成生物膜结构、维持膜的功能以及代谢调控上均发挥重要作用；三磷酸腺苷（ATP）成分中有磷酸基团，而三磷酸腺苷是植物体内能量的中转站，参与体内能量代谢作用；磷是人体内各项代谢过程的重要参与者。酶蛋白及多种功能性蛋白质的磷酸化与脱磷酸化则是代谢调节中化学修饰调节的最为普遍、最重要的调节方式，与细胞的分化、增殖的调控有密切的关系。细胞内的磷酸盐参与许多酶促反应如磷酸基转移反应、加磷酸分解反应等；磷酸钙是构成骨骼和牙齿的重要成分；另外，以无机离子形式存在的磷酸氢根（HPO_4^{2-}）和磷酸二氢根（$H_2PO_4^{-}$）离子作为一对酸碱缓冲体系，对于人体血液内的酸碱平衡的调节具有重要作用。

正常人体内钙磷比约为 2：1，钙、磷比保持平衡是健康的重要条件，有助于机体利用矿物质。人体对磷的吸收比钙容易，因此，一般不会出现磷缺乏症。当磷缺乏时会出现胃口不好，身心疲倦和神经障碍等。

七、硫的生理作用

硫是人体中不可缺少的化学元素之一，它是构成氨基酸的重要组成部分，是构成细胞蛋白、组织液和各种辅酶的重要成分，是维护身体健康及美容、护肤的必备营养元素。硫还有助于体内的新陈代谢，维持氧平衡，可维护大脑功能正常，促进肠胃的消化吸收及增强人体的抵抗力等。有些硫化物能治疗牙龈疾病、口腔溃疡、痤疮、眼睛发红、风湿性关节炎、红斑狼疮、动脉硬化、糖尿病、疲劳等。

硫是表皮系统的重要构成元素，硫存在于身体所有的细胞中，其中皮肤、指甲和毛发里硫的含量特别高；体内大多数的硫都是由摄入的蛋白质带来的，因为组成蛋白质的某些氨基酸如胱氨酸、半胱氨酸和蛋氨酸中含有硫。

硫原子至少是 3 种维生素（维生素 B_1 即硫胺素、泛酸和生物素）的组成部分；硫还与 B 族维生素一起在帮助人体的基本代谢等方面起着重要作用。需要指出的是，元素状态及硫酸盐化合物状态下的硫不能被人体吸收利用，只有有机化合物形态的含硫物质如含硫氨基酸（如蛋氨酸、半胱氨酸或胱氨酸）、辅酶 A、维生素 B_1 等才能被人体吸收利用。硫具有如下功效：使皮肤健康，毛发有光泽；有助于维持人体基本代谢，有益脑功能；促进胆汁分泌，帮助消化；有助于抵抗细菌感染。金属硫蛋白对重金属元素有解毒作用，同时金属硫蛋白具有运输和代谢功能，可清除自由基和起应激反应保护作用。

八、钾的生理作用

钾离子可以调节细胞内适宜的渗透压和体液的酸碱平衡，维持神经、肌肉的兴奋性，协调正常心肌的舒张和收缩运动。钾离子还参与细胞内糖和蛋白质的代谢。在糖原合成时，需要钾与之一起进入细胞，糖原分解时，钾又从细胞内释出。蛋白质合成时每克氮约需钾 3mmol 相当于 117mg，分解时则释出钾。三磷酸腺苷（ATP）形成时亦需要钾的参与。适量摄入钾有助于维持神经健康、心律正常，可以预防中风，并协助肌肉正常收缩。在摄入高钠而导致高血压时，适量补充钾离子具有降血压作用。人体钾离子缺乏可引起心跳不规律和加速、心电图异常、肌肉衰弱和烦躁，最后导致心跳停止。一般而言，身体健康的人会自动将多余的钾排出体外。但肾病患者则要特别留意，避免摄取过量的钾。

九、钠的生理作用

钠是人体中一种重要的无机元素，一般情况下，成人体内钠含量为 3200（女）~4170（男）mmol 相当于 73.6g（女）~ 95.9g（男），约占体重的 0.15%，体内钠主要分布在细胞外液，占总体钠的 44%~50%，骨骼中含量占 40%~47%，细胞内液含量较低，仅占 9%~10%。钠离子是细胞外液（如血液）中最多的带正电荷的阳离子，参与水的代谢，调节体内水分与渗透压，对保持细胞外液容量、调节体内酸碱平衡、维持正常血压和细胞生理功能有重要意义，并参与维持神经-肌肉的正常应激性。细胞外液钠浓度的改变可由水、钠任一含量的变化而引起，所以钠平衡紊乱常伴有水平衡紊乱。水与钠的正常代谢及平衡是维持人体内环境稳定的重要因素。钠还是胰液、胆汁、汗和泪水的组成成分。钠与 ATP 的生产和利用、肌肉运动、心血管功能、能量代谢都有关系，此外，糖代谢、氧的利用也需有钠的参与。[①] 因此，血清钠测定具有重要的临床意义，尤其有助于脱水的治疗。

血清钠正常值范围：

（1）酶法分析：$136\sim146$mmol/L（$136\sim146$mEq/L）；

（2）离子选择电极法：$135\sim145$mmol/L（$145\sim155$mEq/L）。

1. 临床高血钠症状

血清钠超过 145mmol/L 为高血钠症，临床上较少见钠增多，常见于：①严重脱水、大量出汗、高热、烧伤、糖尿病性多尿；②肾上腺皮质功能亢进、原发或继发性醛固酮增多症、脑性高血钠症（脑外伤、脑血管意外及垂体瘤等）。③饮食或治疗不当导致钠盐摄入过多。

2. 临床低血钠症状

血清钠低于 130mmol/L 时为低血钠症，最低可达 100mmol/L，临床上钠离子减少症，常发生于以下情形：①肾脏失钠，如肾皮质功能不全、重症肾盂肾炎、糖尿病等。尿钠排出增多，因肾小管严重损害，再吸收功能减低，尿中钠离子大量丢失。②胃肠失钠（如胃肠道引流、幽门梗阻、呕吐及腹泻）。③应用抗利尿激素过多。④心力衰竭、肾衰、补充水分过多。⑤高脂血症，由于血清中脂质多，钠浓度下降。⑥心血管疾病，如充血性心功能不全、急性心肌梗死等可致低血钠。⑦脑部疾病如脑炎、脑外伤、脑出血、脑脓肿、脑脊髓膜炎等，因涉及一系列神经体液因素而致血清钠降低。大面积烧伤、创伤、皮肤失钠、出大汗后，体液及钠从创面大量丢失，只补充水而忽略电解质的补充等。

十、氯的生理作用

氯是人体必需常量元素之一，是细胞外液中的阴离子，它们在维持体内

---

① 陕学蛟．必需元素与人体健康［J］．中学生物学，2007，23（6）：3-5.

的酸碱平衡和保持神经、骨骼肌兴奋性等方面有重要意义。许多细胞中都有氯离子通道，它主要负责控制静止期细胞的膜电位以及细胞体积。在膜系统中，特殊神经元里的氯离子可以调控甘氨酸和 γ-氨基丁酸的作用。氯离子还与维持血液中的酸碱平衡有关。肾脏是调节血液中氯离子含量的器官。氯离子转运失调会导致一些病理学变化，最为人熟知的就是囊胞性纤维症，该病症由质膜上一个氯离子转运蛋白 CFTR 的突变导致①。氯离子也是胃液的一种必需成分。氯在人体含量平均为 1.17g/kg，总量约为 82～100g，占体重的0.15%，广泛分布于全身。主要以氯离子形式与钠、钾化合存在。其中氯化钾主要在细胞内液，而氯化钠主要在细胞外液中。氯的缺乏常伴有钠缺乏，此时，造成低氯性代谢性碱中毒，常可发生肌肉收缩不良，消化功能受损，且可影响生长发育。

十一、镁的生理作用

镁是人体重要的营养元素，参与人体多种生理活动，是细胞构成的重要离子。成人体内含有镁 20～30g，占体重的 0.05%，其中 60% 以磷酸盐和碳酸盐的形式参与骨骼的组成。镁离子主要与蛋白质形成络合物，参与机体内的磷酸化作用。此外，镁还对神经、肌肉的传递及活动有重要影响。镁与钙之间有时呈现协调作用，有时则呈现拮抗作用。任何需要三磷酸腺苷参加的反应都需要镁离子，所以镁离子是糖代谢及细胞呼吸酶系统不可缺少的辅助因子，脂肪代谢也需要镁离子。临床上，镁可用于治疗缺血性心脏病时维持心脏的正常节律。影响镁吸收的因素很多，包括膳食中镁的总含量，食物在肠道中停留的时间，水解吸收率及肠腔内镁浓度的影响。镁由小肠的吸收和肾脏的排泄控制。各种食物中含有足够数量的镁，一般不会缺乏。但长期慢性腹泻引起的镁的过量排出可出现镁的缺乏症状，如抑郁、不安，肌肉软弱，眩晕等，幼儿可发生惊厥。儿童蛋白质热能营养不良引起的腹泻，也可导致镁的大量缺乏，患者表情淡漠，肌肉软弱。

镁是骨骼和牙齿的重要组成部分。摄入镁可防止钙沉淀在组织和血管壁中，减少肝、胆、肾结石形成，以及软组织的钙化机会，促进血液循环及舒

---

① 王瑞，李学军. CFTR 与囊性纤维化［M］. 国际病理科学与临床杂志，2006，26（2）：142-146.

缓神经，维持正常的肌肉及神经活动，有利于脂肪代谢，同时镁还是多种酶的激活剂，促进新陈代谢并有利于核酸与蛋白质的合成。最新研究表明镁还具有抑制癌症发生的作用。

◎ 思考题

    1. 缺钙会引起什么问题？哪些因素影响钙的吸收？

    2. 缺镁会引起什么问题？哪些因素影响镁的吸收？

第三节　膳食中的宏量元素

    基于宏量元素对于人体健康的重要意义，而人体本身又不可能自己产生这些宏量元素，人体往往需要通过摄取食物的手段来获取这些宏量元素，以满足人体自身正常代谢活动的需求。那么这些宏量元素的摄取量是多少呢？我们又能从哪些食物中获得这些宏量元素呢？

    在上述 11 种宏量元素中，由于氧、碳、氢、氮等四种元素是人体各类有机化合物的基本组成成分，以有机物形式存在，约占体重的 96% 以上，因此这些元素的食物来源都非常广泛，各类动物性、植物性食物中都含有，称为非矿物质元素。需要注意的是，这些元素由于其特殊存在形式，其推荐摄入量或适宜摄入量通常不在元素级别来进行考虑，而是考察更高一级的几类营养素的摄入情况。这几类宏量营养素是指蛋白质、脂类和碳水化合物（糖类）。另外，营养素还包括微量营养素中的矿物质元素和维生素，以及膳食纤维、水和其他生物活性成分。其中一个成年人的总碳水化合物的推荐摄入量或适宜摄入量为 50%~65%，脂肪为 10% 左右。剩下的 7 种宏量元素主要以无机矿物质形式存在，约占体重的 3.95%，又称为矿物质元素。

一、钙元素

1. 每日推荐摄入量或适宜摄入量及食物来源

关于宏量元素中的矿物质元素的摄入问题，根据矿物质在食物中的分布及其人体需要特点，在我国各类人群中比较容易缺乏的首先是钙元素，它也是人体内含量最多的矿物质。人体每天应补充 0.6~1.0g 钙即 600~1000mg 钙。一个成年人的钙推荐摄入量或适宜摄入量一般为 800mg/d，而小孩和孕妇由于需求更大，钙的推荐摄入量或适宜摄入量需要在此基础上再加 200mg/d。

钙摄入量：儿童为 600~800mg/d，孕妇为 1000~1500mg/d，青少年为 1000~1200mg/d，乳母为 1500mg/d，成年人为 800mg/d。

富含钙的食品有乳制品、豆制品、动物骨髓、鱼、虾、蟹、蛤蜊、蛋类等，其中牛奶、酸奶、干酪等含钙量非常高。此外，绿色蔬菜、发菜、葵花籽、海带和芝麻酱等食物中钙的含量也十分丰富。

影响钙吸收的因素主要有：

（1）食物中的草酸、植酸、脂肪酸不利于钙的吸收。因为一方面草酸、植酸与钙结合容易形成不溶性的草酸钙和植酸钙沉淀；另一方面饱和脂肪酸含量非常高，会在胃肠道内与钙结合，形成不溶性脂肪，使钙的吸收率降低。

（2）摄入的动物性蛋白质过多很容易引起钙缺乏症。哈佛大学营养学系教授沃尔特·威廉证实：动物性蛋白质的摄取量越多，钙质排出体外的机会就相对增加。实验证明，每天摄入 80g 动物蛋白质，会造成约 37mg 的钙流失；当蛋白质的推荐摄入量或适宜摄入量增加到每天 240g，这时即使再补充 1400mg 的钙，最后总的钙流失量还是会达到每天 100mg 以上。这说明，补钙并不能阻止由高蛋白饮食所造成的骨质流失。

（3）摄入的磷含量与钙的比例不平衡。钙和磷是人体内含量最多的矿物质元素，它们在机体内主要以盐的形式构成骨骼和牙齿，使骨骼具有特殊的硬度和强度，骨骼中钙磷含量的比例为 2:1。因此，钙、磷比值保持在 2:1 为最佳吸收配方。

（4）机体的需要量。母体内的胎儿在胚胎发育的后 3 个月大量沉积钙质，此时孕妇应增加含钙丰富的食物或适当补充钙剂，不仅有利于自身钙的贮存，而且有利于胎儿的生长。这一时期，最佳推荐摄入量或适宜摄入量是 1200mg/d。2~10 岁的儿童，钙的需要量以公斤体重计算，是成人的 2~4 倍，一般每日应摄入 800mg 以上的钙。有研究显示，此时期钙摄入不足，会影响最终身高和骨量峰值。

（5）维生素 D、乳糖、氨基酸有利于钙吸收。维生素 D 能促进钙和磷在肠道的吸收；由于乳糖和钙形成低分子可溶性络合物，促进了钙的吸收，因此乳糖可增加小肠吸收钙的速度；赖氨酸、精氨酸、色氨酸等均可增加钙的吸收，尤以赖氨酸作用最为明显，这是因为氨基酸可与钙形成容易吸收的钙盐。

（6）食用醋。含钙多的排骨类荤菜，如在熬小鱼、炖排骨汤的时候加点醋，能促使骨头中的钙溶解出来，有利于人体吸收。

2. 需要补充钙元素的人群

（1）青春期发育中的青少年人群：正值人体发育的黄金时期应多摄取含钙的食物，建议每日摄取 1200mg~1500mg 的钙，帮助骨骼正常生长与发育。

（2）精神焦虑的学生或上班族：当人体缺乏钙时，易使神经随时处于亢奋状态，对于许多细微的琐事容易敏感，此时补充足量的钙，维持血液中一定的钙浓度，可改善焦虑、烦躁的情绪。

（3）腰酸背痛者：多摄取含钙量较高的食物，或额外摄取钙的补充品，可改善因钙不足所导致的骨质疏松所带来的腰酸背痛症状。

（4）孕妇、更年期前后的妇女：建议每日摄取 1000~1500mg 的钙，并同时摄取维生素 D，以利钙质吸收。钙有舒缓情绪的作用，更年期前后的妇女少了雌激素的保护，骨质流失速度加快，需要多摄取钙质增加骨骼健康。

（5）经常失眠的人群：钙可帮助协调神经传到及放松肌肉，有助于改善睡眠质量。

3. 钙元素缺乏的症状

缺钙影响骨骼的发育和结构，表现为婴幼儿的佝偻病和成年人的软骨病、骨质疏松症等，还有可能引起肌肉痉挛。

二、镁元素

1. 每日推荐摄入量或适宜摄入量及食物来源

镁的日推荐摄入量或适宜摄入量为：成年人为 300~400mg，婴儿为 40~70mg，小孩为 140~320mg，10 岁增到 250mg，孕妇和乳母为 370~450mg。正常人每天排出过量的硫酸镁为 40~60mg。

常见的富含镁的食品有，全谷类、豆类、各种麦制面粉、胡萝卜、莴苣、坚果等。镁主要来源于含叶绿素多的绿色蔬菜等植物性食物，此外，小米、大米、大麦、小麦、燕麦粥、马铃薯、花生、核桃仁、肉类、有壳的海产品如乌贼等也是镁的良好来源。

影响镁吸收的主要因素：镁和钙互有拮抗性，当钙摄取量多时，镁的吸收率便会降低；牛奶中若含有人工合成的维生素 D，也会消耗体内的镁含量。

2. 需要补充镁元素的人群

（1）酗酒者：酒精会加速镁、锌等矿物质的流失，使体内的镁含量偏低，而出现镁的缺乏症，所以需额外补充。

（2）经常从事体育运动者：在大量运动后，人体会排除大量汗水，其中镁会随着汗水而流失。此时应补充流失的镁，以帮助人体抵抗疲劳。

（3）容易紧张的人群：镁有协调神经传导及调节肌肉收缩、放松的作用，能抗压，预防失眠，对于舒缓紧张与焦虑的情绪有相当好的疗效。

3. 镁元素缺乏的症状

镁元素缺乏会影响神经系统，引起急躁不安、紧张，心律不齐、心悸、虚弱疲倦，严重缺乏时可使呼吸衰竭、心脏停搏，甚至会危及生命。

三、磷元素

1. 每日推荐摄入量或适宜摄入量及食物来源

磷的日推荐摄入量或适宜摄入量为 640 ~ 720mg/d，成年人为 800 ~ 1000mg/d，妊娠期和哺乳期的妇女则需要更多。

磷在动植物食物中含量都很丰富，瘦肉、禽、蛋、鱼、坚果、海带、紫菜、油料种子、豆类等是磷的良好来源。

2. 影响磷吸收的因素

在服用矿物质磷时，铁、铝、镁等元素不要摄取过多，否则会使磷的作用减弱或失效。高脂肪的饮食可促进磷的吸收，但同时会使体内钙含量减少。

另外可乐饮料中含有大量的磷酸，为避免因摄取过量的磷而造成钙的流失，应适量饮用。

3. 需要补充磷元素的人群

（1）关节炎患者：磷可以帮助缓解关节炎造成的疼痛，可适量补充。

（2）骨折康复者：患者从饮食中多摄取磷，可加速脚踝和股部的骨折修复。

四、钾元素

1. 每日推荐摄入量或适宜摄入量及食物来源

健康的成年人每日钾摄取量维持在 1600～2000mg 就基本上足够了，男性为 2500mg/d，女性为 2000mg/d。世界卫生组织（WHO）特别推荐每日钾推荐摄入量或适宜摄入量应达 3150mg，能有效预防高血压等心血管疾病。

钾在所有食物中均存在，植物性食物含量多，蔬菜、水果含量丰富，一般不至于缺乏。含钾高的食物有鲜蚕豆、马铃薯、山药、菠菜、芹菜、苋菜、海带、紫菜、黑枣、杏、杏仁、葵花籽、香蕉、核桃、花生、青豆、黄豆、绿豆、毛豆、羊腰、猪腰等。高钾饮食严禁用于肾功能异常患者。

2. 影响钾吸收的因素

补充钾时，应注意与钠的平衡，否则会损害神经和肌肉的机能。钾是属于水溶性的矿物质，容易在烹调或浸泡的过程中流失，所以未经加热烹煮过的蔬菜水果是获得钾最好、也是最安全的途径。

3. 需要补充钾元素的人群

（1）食盐摄取量较高者：当体内摄取了大量的钠时，就会造成高血压等健康上的问题，也会阻碍钾的吸收。此时就需要补充更多的钾来维持体内电解质、水分及酸碱的平衡，并帮助多余的钠离子的排出。

（2）喜吃甜食的人群：健康的人体体液是呈弱碱性的，但以糖为主的甜食多为酸性食物，导致嗜吃甜食的人体质也会偏酸性，长期下来会引起健康方面的问题。此时为了中和酸碱值，体内会自动运用碱性物质如钾、钠、钙等进行中和，为避免体内的钾、钠、钙的存量不足，应适量补充钾元素以维持体内酸碱平衡。

五、钠元素

1. 每日推荐摄入量或适宜摄入量及食物来源

正常人以每日推荐摄入量或适宜摄入量不超过 6g 为宜。钠广泛存在于食盐、甲壳类生物、海产品（海藻类和鱼类等）、胡萝卜、甜菜、椰子和无花果中，通常是从进食的食盐直接得到的，少部分从腌制食品、酱油、咸菜、调味料中获取，一般不需要特别补充。

2. 需要限制钠元素的人群

由于钠摄入过多易导致高血压，而老人高血压在我国尤为严重，因此"少盐低钠"成为健康生活的准则之一。对于充血性心力衰竭、肝硬化和高血压病人，须严格限制钠的推荐摄入量或适宜摄入量，以每日不超过 5g 为宜。

六、硫元素

1. 每日推荐摄入量或适宜摄入量及食物来源

硫元素的每日推荐摄入量或适宜摄入量：男性为 10~12mg/d，女性为 9~10mg/d。日常饮食中只要摄取足够的蛋白质，就无须担心硫的摄入不足。

硫的摄入主要来自干酪、蛋类、鱼、谷类及奶制品、豆类、肉类、坚果类和家禽等食物。含有丰富的含硫有机物的蔬菜有萝卜、圆白菜以及有辣味和香味的洋葱、韭菜、香葱、冬葱和大蒜等。硫主要在小肠吸收。

2. 需要补充硫元素的人群

毛发容易脱落和指甲容易断裂者：含硫氨基酸是合成蛋白质的基本物质，而蛋白质对于制造毛发、维护指甲健康有良好的作用，因此可依照医生指示适量服用，以改善症状。

七、氯元素

1. 每日推荐摄入量或适宜摄入量及食物来源

饮食中的氯多以氯化钠的形式被摄入，并在胃肠道被吸收。推荐摄入量或适宜摄入量为 2000~2500mg/d。氯的摄入通常与钠一起由食盐而来，其他含有氯元素的食物有海带及各类海藻、橄榄、茶等以及肉鱼蛋禽、谷类、坚果（如榛子、花生、核桃）等、水果（如李子、梅子、葡萄干、杏、山楂等）。氯的缺乏常伴有钠缺乏，此时，造成低氯性代谢性碱中毒，常可发生肌肉收缩不良，消化功能受损，且可影响生长发育。

2. 需要补充氯元素的人群

（1）胃酸不足者：由于氯是形成胃酸的主要成分之一，且有足够的胃酸才能保持胃中呈一定的酸性，因此胃酸不足者，剂量可依照医师指示服用。

（2）腹泻与经常大量出汗者：除应补充流失的水分外，还需补充电解质，否则很容易产生无力、痉挛、呕吐、腹泻等衰竭症状，剂量也可依照医师指示服用。

宏量元素是人体中含量最多的 11 种元素，对人体健康有着重要的作用。在日常生活中，选择食物的时候注意这些元素的适量摄取，做到营养均衡，不厌食，不偏食，更有助于身体健康。同时由于某些营养素和宏量元素之间的特殊作用关系，在同时摄取时可能会有相互促进的效果，如维生素 D 和钙，有的也有可能会有相互抑制作用，饮食的时候也要加以注意。

◎ 思考题

1. 为什么高蛋白饮食摄入会导致钙流失呢？（思考提示：维持酸碱平衡是主要原因。首先，含硫的动物性蛋白进入人体后，会使血液呈现酸性反应，逼迫身体从骨质中提取钙质来平衡酸性血液。其次，红肉（猪肉、羊肉、牛肉等）中含有大量的磷酸根离子，它们会在消化道中与钙结合，从而减少人

体对钙的吸收。再次，红肉中饱和脂肪酸含量非常高，会在胃肠道内与钙结合，形成不溶性脂肪，使钙的吸收率降低)

2. 试用下列表格形式总结人体必需宏量元素对人体的生理作用及其摄入不足或摄入过量对健康造成的影响。

元素名称	对人体生理作用	摄入不足对健康的影响	摄入过量对健康的影响

◎ 本章主要名词概念

宏量元素（major element or macro-element）：指占人体总质量百分比大于 0.01%（万分之一以上）的元素统称为宏量元素或常量元素。

自由基（free radical）：自由基又称活性氧，是一个极小的微粒。它所形成的脂质过氧化物，能够损害生物膜，破坏细胞，阻碍正常的新陈代谢，加速衰老。它来源于两个渠道：一是在机体本身氧化代谢过程中不断产生；二是环境污染、辐射、不良生活习惯等，也会不断产生自由基。限量饮食，可以减少自由基的产生。少吃油炸食品、肥肉；戒烟；少饮酒；减少辐射，都可以减少自由基的产生，使我们远离疾病，健康长寿。

◎ 本章小结

宏量元素的主要作用是参与人体组织的构成，维持渗透压，保持人体酸碱平衡，维持神经与肌肉的兴奋性，参与构成骨骼以支撑我们的身体活动，维持心脏有节律的跳动以促进生命代谢的循环往复，通过生成尿液以排除体内毒素并维持弱碱性体质……这些功能都必须有多种宏量元素组成的矿物质参与才能完成。

◎ 本章习题

1. 为什么说弱碱性体质对健康有益无害？

2. 如何判断一个人缺乏钙和镁元素？

3. 宏量元素如何影响人的心理健康与行为？

◎ 小组讨论

1. 主题：宏量元素与健康

2. 目的：从日常生活实际出发，分析各种食物的宏量元素组成与主要生理功能特点，深入学习并理解其营养学知识。

3. 要求：阅读4~8篇中外文参考文献，每小组撰写一篇字数不少于1200字的文献综述或读书报告，题目自拟。

◎ 课外阅读参考文献

[1] 颜世铭. 微量元素与宏量元素的区分 [J]. 广东微量元素科学，2008，15（3）：58.

[2] 陕学蛟. 必需元素与人体健康 [J]. 中学生物学，2007，23（6）：3-5.

[3] 王瑞，李学军.CFTR 与囊性纤维化 [J]. 国际病理科学与临床杂志，2006，26（2）：142-146.

第四章　微量元素与人体健康

【本章学习目标与要求】

　　1. 了解微量元素在人体生长、发育及代谢方面的作用。

　　2. 理解微量元素的含义及其保持相对平衡的意义。

　　3. 掌握微量元素是否平衡的自我评估方法。

　　人体中约有 70 余种元素是微量元素，仅占人体总质量含量的 0.05%。根据微量元素在人体中的生理作用不同，可分为必需微量元素和非必需微量元素，习惯上把人体中存在量极少，甚至只有痕量，但具有一定生理功能，并且必须通过食物摄取的元素称为必需微量元素。前者包括铁、钴、镍、铜、锌、钒、铬、锰、硒、钼、锡、氟、碘、硅等十四种必需的微量元素。其中，除铁和锌的日需要量为十几毫克外，其余元素的需要量大多在几微克至几毫克之间，有的甚至更低。后者（非必需微量元素）通常对身体没有什么作用或者是其作用尚未发现，还有些甚至对身体有很大的毒害作用，如铅、汞、镉等。本章将从微量元素的含义及其在人体内的存在形式、生理功能与作用效应，以及各种元素的日常摄入量和食物来源等诸方面来阐述微量元素与人体健康的关系。

第一节　什么是微量元素

一、微量元素的定义与含量分布

通常人们将一些占人体总质量百分比在 0.01%（万分之一）以下的元素统称为微量元素（trace element or micro-element），又称作痕量元素。其中有 14 种微量元素（铁、钴、镍、铜、锌、钒、铬、锰、硒、钼、锡、氟、碘、硅）与其他营养素不同，不能在体内生成，由于机体每天都有一定量的矿物质消耗或流失，故必须通过合理膳食适量补充，才能维持良好的健康状况。因此人们常把以上这一类在人体内不能缺乏的元素，或因缺乏该元素而引起机体生理功能与结构异常、发生各种病变和疾病的微量元素称为必需微量元素。正常人体必需的微量元素含量及在血浆中的浓度变化范围情况如表 4-1 所示。

表 4-1　　　　　　　人体中 14 种必需微量元素含量及其分布一览表

元素	符号	含量 （mg/70kg）	血浆浓度 （μmol/L）	在人体组织中分布的主要部位
铁	Fe	2800~3500	10.75~30.45	红细胞、肝、骨髓
钴	Co	1.3~1.8	0.003	骨髓
镍	Ni	6~10	0.07	肾、肺、脑、皮肤
铜	Cu	60~90	11.02~23.6	肝、脑、心脏、肾、结缔组织
锌	Zn	2700	12.24~21.42	眼睛、肌肉、骨骼、皮肤
钒	V	25	0.2	骨骼、牙齿、脂肪组织
铬	Cr	2~7	0.17~1.06	肺、肾、胰
锰	Mn	12~20	0.15~0.55	骨骼、肌肉
硒	Se	3~15	1.39~1.90	心肌、肌肉、眼睛

续表

元素	符号	含量 （mg/70kg）	血浆浓度 （μmol/L）	在人体组织中分布的主要部位
钼	Mo	9~11	0.04~0.31	肝
锡	Sn	20	0.28	脂肪组织、皮肤
氟	F	3000	0.63~0.79	骨骼、牙齿
碘	I	25~36	0.32~0.68	甲状腺
硅	Si	18000	15.31	淋巴结、指甲、肺

　　以上微量元素有几个共同特征，它们多属于金属或半金属，在元素周期表中属前部，具有较高的生物活性，有着特定的存在形式；它们的生理功能主要有促进新陈代谢、生长发育，增强人体免疫功能等。根据矿物质在食物中的分布及其人体需要特点，在我国人群中比较容易缺乏的主要元素有钙、铁、锌等；在特殊地理环境或其他特殊条件下，也可能有碘、硒及其他元素的缺乏问题。在一般情况下，只要不偏食，保证食物多样化，人们就可以从膳食中获得足量的矿物质元素，不会造成缺乏。

　　食物种类通常分为谷物杂粮、蔬菜水果类（简称蔬果类）、肉蛋禽奶类、水产品类、坚（干）果类、饮品类和调味品等七大类，现在人们常说的五谷杂粮，是指稻谷、麦子、高粱、大豆、玉米，而习惯上常常是将米和面粉以外的粮食统称作杂粮，所以五谷杂粮也泛指"粮食作物"。富含微量元素的食物种类如表4-2所示（排名不分先后）：

表 4-2　　　　　　　　　　　　**富含微量元素的食物种类**

微量 元素	粮食作物	蔬果类	肉蛋禽奶类	水产类	坚果/饮品类
铁 （Fe）	精白米、小麦、黄豆粉	红薯、黑木耳、菠菜、豌豆、发菜、海带	牛肉、鸡肉、干酪、酸奶、猪肝、猪血	蚌肉、蛤肉、鲍鱼	花生
钴 （Co）	荞麦、面包、豆类、豆豉、豆腐、红薯	海带、紫菜、蘑菇、胡桃、甜菜、洋葱	瘦猪肉、瘦羊肉、瘦牛肉、牛肝、羊肾、牛肾、猪肾、火鸡肝、鸡肝、羊肝、干酪、蛋类、牛奶	蟹肉、蛤肉、沙丁鱼、牡蛎	豆豉、酱油

续表

微量元素	粮食作物	蔬果类	肉蛋禽奶类	水产类	坚果/饮品类
镍（Ni）	大米、燕麦、裸麦	丝瓜、扁豆、干豆、豌豆、蘑菇、洋葱、竹笋、茄子、海带、黄瓜	猪肉、羊肉、奶油	蚬肉、黄鱼、虾	核桃、红茶、绿茶、可可、巧克力
铜（Cu）	燕麦片、稻米、面包	松蘑、紫菜、绿橄榄、黄豆、豌豆、杏脯、莲子	牛肉、黄油	龙虾、蟹肉、章鱼、海参、生蚝、牡蛎	葡萄干、核桃、红茶、花茶、绿茶、砖茶、醋
锌（Zn）	薏米、小米、荞麦、大豆、全麦制品	蕨菜、香菇、佛手瓜、黑木耳、金针菜、口蘑、红枣	猪肝、牛肝、兔肉、牛肉、绵羊肉、鸭肝、火鸡腿、蛋类、乳制品	牡蛎、扇贝、海蛎肉、蟹肉、鱿鱼	山核桃、松子、南瓜子、栗子、芝麻、啤酒
钒（V）	小麦、红薯、西米、木薯	土豆、山药、芋头、胡萝卜、竹笋、藕、黄瓜、丝瓜、南瓜、苦瓜、韭菜、百合、空心菜、慈菇	肉类	文昌鱼	核桃、芝麻、花生、松子、栗子
铬（Cr）	麦芽、面粉、玉米粉、全麦面包	胡萝卜、青豆、菠菜、香蕉、苹果皮、草莓、柑橘	牛肝、羊肝、鸡肉、牛肉、牛奶、干酪、乳制品	甲壳类海鲜	啤酒、粟米油、葵花籽油
锰（Mn）	小麦粉、大麦、高粱、大豆粉	藿香、香菇、竹笋、土豆、黑芝麻、黑木耳	鸡肝、牛肝、羊肝	蚌肉、黄鳝、蛏干	核桃、榛子、红茶、花茶、咖啡
硒（Se）	小麦、魔芋粉	蘑菇、红萝卜、苋菜、金针菇、淡菜、橘汁	猪肾、猪肝、鸭肝、猪肉、羊肉、富硒酵母粉	鱿鱼、海参、龙虾、鲐鱼、带鱼、鳝鱼、小黄鱼、蛤蜊、鲍鱼	核桃、富硒茶
钼（Mo）	高粱面、小麦面、玉米粉、小米、玉米、糙米	萝卜缨、扁豆、青豆、黄豆、大白菜、白萝卜、茄子、南瓜、菠菜、莴苣	羊肝、鸡肝、鸡蛋、牛肉、羊肉、禽肉	牡蛎	芝麻、咖啡

续表

微量元素	粮食作物	蔬果类	肉蛋禽奶类	水产类	坚果/饮品类
锡（Sn）	小麦、燕麦、黑麦、面包	芦笋、豌豆、土豆、山药、菠菜、莴笋、甘蓝、蘑菇、韭黄、甜菜	鸡胸肉、牛胸肉、狗肉、羊排、羊肝、牛奶	乌贼、龙虾、鳕鱼	花生、芝麻、葵花籽
氟（F）	全小麦、小麦芽	菠菜、芹菜、干海藻、海带、紫菜	牛肉、羊羔肉、猪肉、鸡蛋、乳酪	沙丁鱼、大马哈鱼、鲭鱼、蟹肉、虾	红茶、绿茶、花茶
碘（I）	小米、红薯、玉米、燕麦、大麦、小麦、高粱、大豆	紫菜、海带、发菜、菠菜、山药、白菜、柿子、枣、梨、芹菜根、葡萄、橘子、香蕉	牛肉、鸡精	海参、海蜇、鱼肚、鲐鱼、蛤蜊、大黄鱼、带鱼、龙虾	开心果、咖啡
硅（Si）	小麦、玉米、大米、高粱、小米、大麦、燕麦	南瓜、白菜、竹笋、橙子、樱桃、葡萄、白洋葱	鸡肝、鸭肝、牛肝、羊脑、猪脑、猪肾	矿泉水	南瓜子、花生、杏仁、啤酒、茶、咖啡

来源：依据网络网页数据资料汇编。

二、微量元素对人体的作用

　　微量元素是人体中酶、激素、维生素等活性物质的核心成分，对人体的正常代谢和健康起着重要作用。现代医学证明，人体所含微量元素的多少与癌症、心血管疾病及人类的寿命有着密切的关系。没有这些必需的微量元素，酶的活性就会降低或完全丧失，激素、蛋白质、维生素的合成和代谢也会发生障碍，人类生命过程就难以继续进行和维持。

　　微量元素在人体中的主要功能是：①运载常量元素，把大量元素带到各组织中去。②充当生物体内各种酶的活性中心，促进新陈代谢。酶在生物体内是许多化学反应必不可少的催化剂，而许多微量元素却是酶的组分或激活剂。例如，锌与200多种酶的活性或结构有关。③参与体内各种激素的作用。例如，锌可以促进性激素的功能，是生殖器官生长的重要物质，能维护生殖器官的正常发育成熟，使前列腺发挥正常作用，对男性性功能的维持尤其重要；铬可促进胰岛素的作用，帮助胰岛素增强葡萄糖进入细胞内的效率，是重要的血糖调节剂。

◎ **思考题**

1. 为什么素食者更要摄取大量的全谷类食品与豆荚类食物？试给出合理的解释。

2. 人体必需的微量元素有哪些？

第二节　微量元素与人体健康

一、铁的生理作用

人体中的铁由两部分组成：一部分是人体必需的铁，以血红蛋白、肌红蛋白和细胞酶类等形式存在，在人体中每公斤体重约含 35 毫克；另一部分是以铁蛋白和含铁血黄素的形式存在，每公斤体重含 0~20 毫克，它们组成了机动的铁贮备。

铁元素最主要的生理作用有：

(1)二价铁离子 $Fe(II)$ 与卟啉环配体配位结合形成血红素(称之为一类铁卟啉配合物)(图 4.1)，血红素能携带充足的氧气分子供应给全身细胞及组织器官，使身体健康、脸色红润。

(2)铁能促进免疫系统保持正常运作，强化人体的免疫抵抗力，因此，若是人体没有足够的铁来维持血红蛋白的结构与功能，那么白细胞可能会无法抵抗入侵的病菌，从而引发疾病。

(3)铁还有促进肌体发育、调节组织呼吸、恢复皮肤良好的血色等作用。

值得关注的是在生命的前 20 年中，由于生长的需要，铁的需要量应增加。铁能帮助胎儿及幼童心智方面的成长，若摄取不足，则可能会造成注意力不集中、贫血，严重者更可能因缺氧而导致心智与神经系统发育不良。

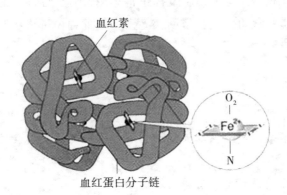

血红素

血红蛋白分子链

图 4-1　血红素化学元素组成示意图

二、钴的生理作用

钴是构成维生素 B_{12} 组成成分的主要元素，也是 B_{12} 辅酶组分或催化活性的辅助因子，具有刺激造血的作用。钴离子可激活很多酶，如能增加人体唾液中淀粉酶的活性，能增加胰淀粉酶和脂肪酶的活性。钴通过维生素 B_{12} 参与制造骨髓血红细胞，在胚胎时期就参与造血过程，从而防止多种贫血症状的发生，最常见的是恶性贫血，但单纯性的补充钴不能得到纠正，必须增加肠道对维生素 B_{12} 的吸收才能有效。

钴能和蛋白质结合，同时对人体生长、发育、糖类和蛋白质代谢都有重要影响。钴离子可促进许多营养物质对机体的作用，例如，促进锌的吸收，改善锌的生物活性；增加肝糖原的同化，使氨基酸合成蛋白质；激活各种酶，加速血红蛋白的合成，并可扩张血管、降低血压等。钴还有去脂作用，防止脂肪在肝细胞内沉着，预防脂肪肝。

钴刺激造血的机制为：①通过产生促红细胞生成素刺激造血。钴可抑制细胞内呼吸酶，使组织细胞缺氧，反馈刺激促红细胞生成素产生，进而促进骨髓造血。②对铁代谢的作用。钴可促进胃肠道黏膜对铁的吸收和贮存，加速铁进入骨髓并被利用。③通过维生素 B_{12} 参与核糖核酸及造血物质的代谢，作用于造血过程。④钴可促进脾脏释放红细胞（血红蛋白含量增多，网状细胞、红细胞增生活跃，周围血中红细胞增多），从而促进造血功能。亦可促进细胞分裂，预防巨幼红细胞性贫血。

三、镍的生理作用

镍有刺激造血功能的作用，能促进红细胞的再生。人和动物补充适量的镍后能促进红细胞、白细胞及血红蛋白增加。患有各种贫血及肝硬化病人的血中镍均降低，镍有刺激生血机能的作用。有报道用过硫酸镍和溴化镍治疗贫血；还有报道镍可能是胰岛素分子与受体作用的辅酶，动物实验证明给动物补充小剂量的镍能增强胰岛素降低血糖的作用。[①]

四、铜的生理作用

铜的生理作用有：

(1)铜为体内很多金属酶的组成成分，如血浆铜蓝蛋白、细胞色素 C 氧化酶、超氧化物歧化酶(Cu-SOD)和酪氨酸酶等。

(2)血浆铜蓝蛋白是一种多功能氧化酶，其重要作用之一是催化 Fe^{2+} 氧化成为 Fe^{3+}，从而有利于体内储备铁的动用和食物中的铁吸收。

(3)Cu-SOD 主要存在于红细胞、肝脏及脑组织中，也可消除超氧阴离子自由基对机体的毒性。

(4)铜在人体内所起的作用与铁密切相关。铜能促进红细胞的成熟与血红蛋白的合成，帮助铁形成血红素，提高其活力，维护和提高人体免疫力和生育力。

(5)铜是形成胶原的必要物质，胶原是骨骼、皮肤和结缔组织的基本蛋白质。铜作为赖氨酸氧化酶的组成部分可促进骨骼、血管、皮肤中胶原蛋白的相互交联。

(6)铜参与一些氧化酶的催化过程，对保持神经系统的正常功能起重要作用。

(7)酪氨酸氧化酶和硫氢基氧化酶(巯基氧化酶)也是铜酶，缺铜可引起

---

① 孔祥瑞. 必需微量元素的营养、生理及临床意义[M]. 合肥：安徽科学技术出版社，1982.

毛发脱色、角化和卷曲。

(8)铜还能加速过氧化物分解，对胆固醇代谢、机体防御机能、激素分泌等过程均有影响。

五、锌的生理作用

锌的生理作用有：

(1)是许多金属酶的组成成分或一些酶的激活剂。已经明确锌参与 18 种酶的合成，并可激活 80 余种酶。

(2)增强机体免疫力。锌能促进淋巴细胞有丝分裂，能促使 T 细胞的功能增强，补体和免疫球蛋白增加等。

(3)加速创伤愈合。锌为合成胶原蛋白所必需。

(4)促进维生素 A 代谢，保护夜间视力。锌为视黄醛酶的成分，该酶促进维生素 A 合成和转化为视紫红质。

(5)改善味觉，促进食欲。唾液蛋白是一种味觉素，也是含锌的蛋白质。

(6)提高智力。锌是胱氨酸脱羧酶的抑制剂，也是脑细胞中含量最高的微量元素，它使脑神经兴奋性提高，思维敏捷。

六、钒的生理作用

钒的生理作用有：

(1)有助于脂肪和胆固醇的新陈代谢，防止血管中胆固醇蓄积，预防心脏病。

(2)增强机体的造血功能，促进骨骼和牙齿的生长发育。

(3)维护心血管系统和肾脏功能的发挥，提升心肌的收缩能力。

(4)有类胰岛素的作用，能够促进体内糖类的分解和转化，改善糖尿病患者对血糖的利用。

(5)防止人体因过热而疲劳和中暑。

因为钒元素具有类胰岛素的作用，所以人体内缺乏钒会影响到糖类的代谢，有可能患上糖尿病。除此之外，牙齿的保护层牙釉质也易遭到破坏，生成龋齿；而身体的生长发育也会变得迟缓，并影响体内血红素的合成，易导致贫血症；并且还会造成脂肪和胆固醇的含量失调，有可能导致动脉硬化和心血管疾病等。对于胰岛素依赖型糖尿病患者来说，他们可根据医嘱适量地摄取钒，以此来控制病情。

七、铬的生理作用

铬的生理作用有：

（1）作为葡萄糖耐量因子的主要组成成分，增强胰岛素的生物学作用，可通过活化葡萄糖磷酸变位酶而加快体内葡萄糖的利用，并促使葡萄糖转化为脂肪，促进碳水化合物、脂肪的正常代谢。

（2）抑制胆固醇的生物合成，降低血清总胆固醇和甘油三酯含量以及升高高密度脂蛋白胆固醇含量。

（3）维持核酸结构的完整性和稳定性。

（4）铬还是一些酶的激活剂。对人体的生长、发育和健康维持起着重要作用。

（5）铬主要在肠道吸收，人体对无机铬的吸收利用率极低，不到1%。在人体内，铬主要以三价铬（Cr^{3+}）的形式存在，三价铬易与有机基团结合，形成酶、激素、维生素等生物分子物质。内源性铬主要通过尿液排出体外，健康成人每天排出 $7 \sim 10 \mu g$，高糖饮食可加速尿铬排泄。

（6）糖代谢中铬作为一个辅助因子对启动胰岛素有作用，添加铬能刺激葡萄糖的摄取。外源性胰岛素可显著地促使补铬动物比铬耗竭动物的心脏蛋白质摄取更多的氨基酸，其作用方式可能是含铬的葡萄糖耐量因子促进在细胞膜的硫氢基和胰岛素分子 A 链的两个二硫键之间形成一个稳定的桥，使胰岛素充分地发挥作用。

八、锰的生理作用

锰在人体内是作为多种金属酶的组成成分及酶的激活剂，与蛋白质合成及生长、发育有密切关系，其生理作用主要有：

（1）参与造血及卟啉合成，促进氨的代谢解毒。

（2）促进糖代谢，因丙酮酸激酶含锰，故是葡萄糖异生作用的调节酶。

（3）促进黏多糖合成和骨骼生长，主要是促进软骨的有机质合成。

（4）改善脂肪代谢，并有利于胆固醇的合成。

（5）维护性功能，锰可促进性器官发育、精子产生。

（6）构成超氧化物歧化酶（Mn-SOD），有抗衰老作用。

九、硒的生理作用

硒具有六大生理功能：

（1）抗氧化，抗衰老作用。硒是构成人体内谷胱甘肽过氧化酶（GSH-Px）的活性组分之一，在缺硒状态下它处于沉睡状态，只有在硒充足的条件下，它才有活性。补充硒能激活这种酶，激活谷胱甘肽过氧化酶就提高了人体控制和消除氧化损伤的能力，从而防止了疾病与衰老。它的抗氧化效力是维生素 E 的 400~500 倍。有报道长寿老人的血硒水平比正常人高出 3~6 倍，这说明体内硒充足，抗氧化作用发挥得好，人就不易衰老患病。

（2）保护和修复细胞的作用。硒在整个细胞质中对肌体代谢活动中生产的过氧化物发挥消除分解和还原作用，从而保护细胞膜结构免受过氧化物损害。

（3）提高红细胞的携氧能力。这与保护细胞的功能相关联，硒保护血液中的红细胞，使红细胞中的血红蛋白不被氧化，它的携氧能力就强，就能把充足的氧带给机体的每一个细胞，使每一个细胞都能维持正常的功能。

（4）提高人体免疫力。免疫功能的强弱是人体能否抵御细菌和病毒，能否保持健康的关键，硒的作用在于增强了人体免疫系统的防御能力，提高识别能力。低硒状况下，有吞噬能力的白细胞可能会使病毒或外来异物擦肩而过。硒充足时，一方面提高杀菌能力；另一方面能维持淋巴细胞活性，刺激免疫球蛋白及抗体形成，可使巨噬细胞的吞噬能力提高 2 倍，还能延长白细胞的寿命。

（5）解毒，排毒，抗污染作用。硒被誉为"天然解毒剂"，其原理是硒作为带负电荷的非金属离子，在生物体内可以与带正电荷的有害金属离子相结合，形成金属-硒-蛋白质复合物，把能诱发癌变的金属离子排出体外，消解了金属离子的毒性，起到排毒和解毒的作用。从硒与人体组织器官的关系上讲，硒增强肝脏的活性，使其加速排毒。

（6）防癌，抗癌作用。硒被称为"抗癌之王"。人类患癌，一是环境中致癌物质入侵所致，二是由体内生产的自由基造成。硒提高了人体的免疫功能，对人体防癌具有重要意义。因为生活在正常环境中的人也有潜在的"原癌"细胞，在它们发展成为癌细胞之前，就被免疫系统消灭了，如果免疫力低下，就缺乏这种能力，以致使"原癌"细胞恶性繁殖，最后导致癌症。

总而言之，硒作为天然解毒剂、抗氧化剂，既能抑制多种致癌物质的致癌作用，又能及时清除自由基使其不损坏细胞膜结构而趋向癌变，硒扮演着"清道夫"的角色。

十、钼的生理作用

钼的生理作用有：

(1)参与维生素 B_{12} 的组成和代谢，促进红细胞发育和成熟，可预防贫血。

(2)参与人体内碳水化合物和脂肪的代谢，促进发育。

(3)促进肝脏和肾脏中的酵素发挥作用，可保护心肌，调节心律，预防心血管疾病。

(4)与氟协同作用可增加骨密度和骨中钙、镁的含量，预防肾结石和龋齿的发生。

(5)加速致癌物质的分解和排泄，使亚硝酸盐还原而失去致癌作用，有效防治癌症。

(6)作为金属酶的辅基而发挥其生理功能。例如，黄嘌呤氧化酶催化次黄嘌呤转化为黄嘌呤，然后转化成尿酸；醛氧化酶催化各种嘧啶、嘌呤、蝶啶及有关钼化合物的氧化和解毒；亚硫酸盐氧化酶催化亚硫酸盐向硫酸盐的转化。有研究者还发现，在体外实验中，钼酸盐可保护肾上腺皮质激素受体，使之保留活性。据此推测，它在体内可能也有类似作用。有人推测，钼酸盐之所以能够影响糖皮质激素受体是因为它与一种称为"调节素(modulator)"的内源性化合物类似。

十一、锡的生理作用

锡的生理作用有：

(1)抗肿瘤方面。因为锡在人体的胸腺中能够产生抗肿瘤的锡化合物，抑制癌细胞的生成。有专家发现乳腺癌、肺肿瘤、结肠癌等疾病患者的肿瘤组织中锡含量比较少，低于其他正常的组织。

（2）锡能促进蛋白质和核酸的合成，有利于身体的生长发育。人体内缺乏锡会导致蛋白质和核酸的代谢异常，阻碍生长发育，尤其是儿童，严重者会患上侏儒症。但是人们食入或者吸入过多的锡，就可能出现头晕、腹泻、恶心、胸闷、呼吸急促、口干等不良症状，并且导致血清中钙含量降低，严重时还可能引发肠胃炎。

（3）组成多种酶以及参与黄素酶的生物反应，能够增强体内环境的稳定性等。

十二、氟的生理作用

氟的生理作用有：

（1）氟是生物的钙化作用所必需的物质。适量的氟能维持机体正常的钙磷代谢，血液里的氟主要通过吸附与离子交换而进入组织，使结构疏松的羟磷灰石转变为质地坚硬的氟磷灰石。摄入氟不足时，能使参与钙磷代谢的酶活性下降，使钙代谢呈负平衡状态，降低磷的吸收率，因此氟对儿童的生长发育有促进作用，对老年人骨质疏松起着有益作用。

（2）氟能增强牙齿对细菌酸性腐蚀的抵抗力，保护牙齿，预防龋齿。氟缺乏的表现包括龋齿与骨质疏松。氟中毒的表现为地方性氟中毒，地方性氟中毒可在中枢神经系统、肌肉、胃肠道等处出现许多症状，但其主要表现为对牙齿、骨骼的损害，如氟斑牙和氟骨症。

十三、碘的生理作用

碘是合成甲状腺激素的基本元素。其主要生理作用有：

（1）促进脑发育。在胎儿期或幼儿期（从怀孕宫内期至生后2岁）脑神经生长非常迅速，必须依赖甲状腺激素，它的缺乏导致不同程度的脑发育滞后，出生后会有不同程度的智力障碍。这种损害是后天不可弥补的。因此，孕妇摄取足够的碘，有利于胎儿正常生长发育。

（2）促进体格发育。甲状腺激素调控生长发育期儿童的骨发育、性发育、肌肉发育及身高体重(青春发育期)。

(3)智力恢复作用。实践证明，儿童在及时补碘后，智力水平可上升10~12个智商点。

(4)有助于蛋白质、脂肪的分解，转化多余的脂肪，帮助减轻体重。

(5)赐予活力，提高反应的敏捷性。

十四、硅的生理作用

硅是胶原组成成分之一，在结缔组织、软骨形成中硅也是必需的。硅的生理作用有：

(1)硅能将黏多糖互相连结，并将黏多糖结合到蛋白质上，形成纤维性结构，从而增加结缔组织的弹性和强度，维持结构的完整性。

(2)硅参与骨的钙化作用，在钙化初始阶段起作用，食物中的硅能增加钙化的速度，尤其当钙摄入量低时效果更为明显。

(3)通过对不同来源的胶原分析，胶原氨基酸中约21%为羟脯氨酸，脯氨酰羟化酶使脯氨酸羟基化，此酶显示最大活力时需要硅。

◎ 思考题

1. 硒能保护细胞膜免遭自由基侵袭，维持红细胞和白细胞的功能，减弱某些致癌物质的活性，防止细胞癌变，试运用抗氧化作用的理论观点给出合理的解释。

2. 影响人体吸收锌的主要因素有哪些？缺锌会导致什么问题？

第三节　膳食中的微量元素

一般来说食物中的微量元素含量与分布，常因食物种类或出产地的不同有较大的差异，有的甚至呈现天壤之别。有研究收集了东北地区常见的主食、副食及水果三大类34种食物样本，将主要五种微量元素铁、锰、锌、铜、硒的含量作为研究对象，采用主成分分析方法评价北方地区居民膳食中五种微量元素摄取的总体水平，结果显示排在前五位的分别是紫菜、黄豆、木耳、绿豆、鱼类，这几种膳食中的微量元素含量相对较高。

人体每天都需要从膳食中获取各种营养物质，来维持其生存、健康和社会生活。如果长期摄取某种营养素不足或过多就可能发生相应的营养缺乏或过剩的危害。为了帮助人们合理的摄入各种营养素，从 20 世纪 40 年代以来营养学家就开始根据相关知识建议营养素(包括各种必需微量营养素)的参考摄入量，以预防营养素摄入不足或过多的危险。中国营养学会于 2000 年 10 月发布了《中国居民膳食营养素参考摄入量》，2013 年又发布了《中国居民膳食营养素参考摄入量》(修订版)。[①] 新修订的版本增加了与非传染性慢性病有关的三个参数：宏量营养素可接受范围、预防非传染性慢性病的一些微量营养素的建议摄入量和某些膳食成分的特定建议值。

如果饮食中长期缺乏维生素和微量矿物质，其后果是十分严重的。它是引起亚健康状态的最重要的原因之一，可以导致难以克服的疲劳、烦躁、失眠、体重异常、脱发、记忆力减退等。有研究表明长期缺乏维生素和微量矿物质，还会使高血压、糖尿病、冠心病甚至癌症的发病率增高。假若这一现象得不到及时纠正，而只是采用西药治疗，那么对上述疾病的治疗也不容易取得满意的效果。因此，我们认为维生素和微量矿物质是维持正常的生命活动最重要的也是最基础的营养品，如果有基本生活条件的话，应当注意每日长期补充摄取而不间断。

一、铁元素

1. 每日推荐摄入量或适宜摄入量和食物来源

成年男性 12～15mg/d，女性 17～20mg/d，孕妇和乳母 27～35mg/d。铁的食物来源有蛋黄、猪肝、猪血、鸭肝、鸭血、鱼类、海带、黑木耳、菠菜、紫菜、芹菜、黄豆、绿豆、茄子、西红柿、甘蔗、冬瓜、苹果等。但蔬菜和牛奶中铁含量较少，吸收率也低。

---

① 程义勇.《中国居民膳食营养素参考摄入量》2013 修订版简介［J］. 营养学报，2014，4(36)：313-317.

2. 影响铁吸收的因素

(1)铁的形态影响吸收率：无机铁吸收率<有机铁吸收率(如血红素)；三价铁吸收差，二价铁才可以被吸收；动物性食物中内含的铁约25%可被吸收，而植物性食物中内含的铁约3%可被吸收。

(2)植物性食品中的植酸、草酸、磷酸、膳食纤维影响铁吸收。

(3)机体的需要量。

(4)维生素C有利于铁吸收。

(5)锌、钙影响铁吸收。

3. 需要补充铁元素的人群

(1)女性：因为生理期会造成每个月大量排出铁质，比较容易罹患铁缺乏症，故需注意铁的补充。

(2)运动员：因剧烈运动容易引起血细胞破坏增加，从而导致贫血，所以他们更需要补充足够的铁质。

(3)儿童、青少年：儿童与青少年在身体和心智上的发育很快，血液体积增加，对铁量的需求也大量增加，因此需要特别注意补充。

(4)老年人：建议每日应摄取12mg铁，以预防老年人贫血。

(5)酗酒者、素食者和喜欢喝咖啡及红茶的人：饮用大量的红茶和咖啡，会阻碍人体对铁质的吸收，应控制此种饮品的摄入量，并多摄取富含铁质的食物。

4. 铁元素缺乏的症状

缺铁性贫血的临床表现为脸色苍白、体质虚弱；呼吸困难、短促；心悸、心跳加快；免疫力降低；指甲凹陷、易断裂；晕眩、怕冷、抵抗力弱。

儿童心智发育不良的临床表现为食欲不振；注意力不集中。

二、钴元素

1. 每日推荐摄入量或适宜摄入量和食物来源

没有明确的建议摄入量，只要在饮食中含有少量的钴就足够了(一般是小于 8μg）。绿色植物是人类食物中含钴较丰富而变化较大的食物来源，海带、紫菜、蘑菇、胡桃、荞麦、甜菜、洋葱、红薯、动物肝脏、肾脏、牛奶、牡蛎、蛤类，发酵的豆制品如酱豆腐、豆豉、酱油等食品含钴元素也较多。

2. 需补充钴元素的人群

长期完全素食者或较少摄取肉或贝类者、胃切除患者、小肠疾病患者、老年人；大量饮酒的人，需求量增加却未补充的人群（如孕妇、肿瘤患者等）。

3. 钴元素缺乏的症状

贫血、胃肠功能紊乱和肌肉无力。

三、镍元素

1. 每日推荐摄入量或适宜摄入量和食物来源

成年人每日摄入量为 50～80μg。含镍元素较丰富的食物主要为谷类、燕麦、裸麦，巧克力、坚果类、干豆、豌豆等，绿色蔬菜等。动物性食物中含量很少。

2. 需补充镍元素的人群

大多数的膳食摄入可以提供足够的镍，但干扰肠道吸收的疾病可能引起镍的缺乏，因此胃肠道吸收功能较差的人群要注意补充镍元素。

四、铜元素

1. 每日推荐摄入量或适宜摄入量和食物来源

成人每日摄取量为 600～800μg。如果摄取过多会妨碍锌的吸收，还可能引起失眠、脱发、月经不调或忧郁症等危害。

动物肝脏、肾脏、鱼、虾、蛤蜊中含量较高，果汁、红糖中也有一定含量。植物性食物中大豆、豌豆含铜也较多，其次为坚果类、葡萄干等。

2. 需补充铜元素的人群

缺铁性贫血患者、滥用药物或酗酒者、慢性关节风湿症者及营养吸收不良者需要依照医师的指示补充，因为铜有助于血红蛋白及红细胞形成，可维护血管与骨骼健康，维持中枢神经系统正常生理活动，以减缓焦虑症状。

3. 铜元素缺乏的症状

影响铁的吸收利用，引起继发性贫血；神经系统退化；头发变白、白癜风、牙齿脱落，易患风湿性关节炎、骨质疏松等病症。

五、锌元素

1. 每日推荐摄入量或适宜摄入量和食物来源

成人男性为 12.5mg/d，女性为 7.5mg/d。孕妇、儿童、青少年需要量稍大一些。大量地摄取锌可能会抑制机体的免疫功能。

以动物性食物为主，如鱼类、肉类、海产品、动物肝肾等，但以海产品含锌量较高。植物性食物中含量较少，还受到加工的影响，通常粮谷类、小麦、豆类、坚果类食品中锌含量较高。

2. 需补充锌元素的人群

偏食者将使身体部分功能失去作用，建议每日按 12~15mg 补充锌；锌可降低儿童呼吸道感染概率，有助身体生长发育，建议在医师指导下给予学龄前儿童适当补充服用；对于严重的青春痘或粉刺患者，由于锌是促进胶原蛋白形成的重要物质，可改善青春痘或粉刺，故患者可在医师指导下补充适量的锌；老年人及前列腺疾病患者、素食者等可按医师指示合理补充锌。

3. 锌元素缺乏的症状

锌元素缺乏会导致味觉和嗅觉功能障碍，使食欲不振、偏食、厌食，免疫力下降，引发动脉血管硬化、贫血等疾病；减缓骨骼生长发育速度，使儿童发育不良；还会使男性出现前列腺肥大，生殖功能减退。

六、钒元素

1. 每日推荐摄入量或适宜摄入量和食物来源

成人每日摄取量为<4.5mg。主要存在于谷类及小麦制品、肉类、鱼类、蔬菜(黄瓜等)、坚果类等植物性食物和油脂中。

2. 需补充钒元素的人群

胰岛素依赖性糖尿病(1型糖尿病)患者，每天摄取100～125μg钒化钠，能降低患者的胰岛素需求量，使血糖趋近于正常，并降低血中的胆固醇含量；健身与职业运动员可依照医师指导摄取适量的钒补充剂；吸烟会妨碍钒的吸收，故长期吸烟者应适量补充。

3. 钒元素缺乏的症状

钒元素缺乏时主要表现为生长迟缓，动脉硬化等心血管疾病，脂肪或胆固醇的代谢活动减缓。

七、铬元素

1. 每日推荐摄入量或适宜摄入量和食物来源

成人每日摄取量为30μg。最好的食物来源是未经精加工过的五谷杂粮、全麦面包、啤酒酵母、肉制品、鱼及甲壳类食物、乳酪、海产品等，蔬菜等植物性食物中的铬含量较低。

2. 需补充铬元素的人群

减肥者、胆固醇或血脂过高者需要适量补充铬，因为铬对糖、脂肪和蛋白质的代谢有益，能降低血液中胆固醇含量，能有效预防高血压和动脉血管硬化产生。

3. 铬元素缺乏的症状

铬缺乏最易引起糖尿病，还可能引起精神疾病、葡萄糖代谢异常、周围神经炎及动脉血管硬化等疾病。

八、锰元素

1. 每日推荐摄入量或适宜摄入量和食物来源

成人每日摄取量为 4.5mg。谷类、小麦、粗粮、萝卜缨、扁豆、大白菜、坚果、咖啡、茶叶、调料香料含量丰富；动物性食物中锰含量极少。

2. 需补充锰元素的人群

锰是制造骨髓时不可或缺的物质，故处于青春发育期的青少年可依照医师的指导剂量进行补充；精神恍惚或记忆力不佳者、呼吸道容易感染的感冒患者及头昏眼花者，也可依医嘱的剂量服用锰补充剂。

3. 锰元素缺乏的症状

锰缺乏可导致骨骼不健全、儿童发育不正常，运动失调或迟发性运动障碍，中枢神经失调、生殖系统与脑部功能异常等疾病。

九、硒元素

1. 每日推荐摄入量或适宜摄入量和食物来源

成年人每日摄入量约为 60μg。妇女一般为 50μg，男性一般为 70μg，妊娠期的妇女需要量为 65μg，哺乳期则需要量为 75μg。值得引起注意的是硒有一定毒性，补硒不要过量，一天之内最大补充量不要超过 250μg。青鱼、沙丁鱼、肾脏、肝脏、肉类、海鲜类、蛋类、芝麻、麦芽、全麦制品、大蒜、洋葱、红葡萄、啤酒酵母、蛋黄及菌类等食物中硒含量较丰富。

2. 需补充硒元素的人群

早产儿、唐氏综合征患者通常有伴随硒缺乏的现象，可按医师指示补充。硒对生活在雾霾高污染地区的人群增强免疫力有益，故建议适量补充。由于植物性食物中含硒量偏少，全素食者所摄取的硒比半素食者更少，可按医师指示服用补硒保健品。不孕者每天补充 $100\mu g$ 硒，可增加精子活力，若夫妻双方都能补充硒，可提高受孕概率。

3. 硒元素缺乏或过量中毒的症状

缺硒易引起克山病，表现为心脏受损、血管脆弱等，严重缺乏时还会导致心肌病及心肌衰弱。在儿童体内发生缺硒时，会出现关节僵硬、生长迟滞等危害。补充硒元素过量会造成中毒，表现为指甲变厚、毛发脱落、疲惫、恶心、呕吐、呼吸有酸乳气味。

十、钼元素

1. 每日推荐摄入量或适宜摄入量和食物来源

成年人每日摄入量为 $100\mu g$。注意若每天摄入 5mg 甚至更多的钼会出现中毒现象；孕妇和哺乳期妇女不可摄入过多的钼，更不可服用钼补充品。羊肉、猪肉、牛肾、牛肉、青豆、燕麦、裸麦等食品中含钼较多。

2. 需补充钼元素的人群

癌症预防者、缺铁性贫血者、血清中铜含量过高者及营养不良者，可依照医师指示适量补充摄取。

3. 钼元素缺乏的症状

钼缺乏可导致贫血疲劳、尿酸代谢障碍；中年以后的男性性功能障碍；可能导致心跳加速、呼吸急促、躁动不安；孕妇早期缺钼易引起胎儿发育障碍。

十一、锡元素

1. 每日推荐摄入量或适宜摄入量和食物来源

成年人每日摄入量为 3.6mg。各类食物中都可满足正常的锡摄入需要量。

2. 需补充锡元素的人群

正常饮食健康人群一般不需额外补充。

3. 锡元素缺乏的症状

锡缺乏会导致生长发育障碍。

十二、氟元素

1. 每日推荐摄入量或适宜摄入量和食物来源

成人每日摄取量为 1.5mg。小麦、黑麦粉、海带、紫菜、猪肉、牛肉、鲤鱼、青菜、西红柿、土豆、水果、茶叶等食品中氟含量较高。摄入过多的氟会沉积于牙齿珐琅质上，形成茶褐色的斑点或使牙齿变成黄褐色(俗称"黄斑牙")。

2. 需补充氟元素的人群

氟可预防钙质在骨骼中的流失，强化牙齿并减少龋齿方面的疾病，学龄前儿童使用含氟牙膏时，每次只需挤出约如黄豆般大小的量即可。老年人使用含氟牙膏，并多摄取含氟量较高的食物，可以有效预防蛀牙，还能预防骨质疏松症。

3. 氟元素缺乏的症状

缺乏氟元素会出现龋齿、骨质疏松、骨骼生长缓慢、骨脆性增加等症状；缺氟还可能造成不孕症或贫血。

十三、碘元素

1. 每日推荐摄入量或适宜摄入量及食物来源

成年人每日摄入量为 120μg；妊娠期和哺乳期妇女为 180～200μg。海产品如海带、紫菜、海鱼、海盐含碘最丰富，加碘精制盐含量最多，植物性食物含碘量最少。过量的碘摄入会导致甲状腺功能亢进、甲状腺素分泌异常及相关病变。

2. 需补充碘元素的人群

甲状腺肿大患者、土壤中碘含量偏低地区的居民及不吃海产品的人群，必须特别注意碘的补充摄取。孕妇足量摄取碘可促进胎儿心智健康，帮助胎儿健全发育，并使母体及胎儿的甲状腺功能运作正常。

3. 碘元素缺乏的症状

碘缺乏会引起甲状腺肿大，可能引起心智反应迟钝、身体变胖以及活力不足。严重者还会对中枢神经系统造成损害。

十四、硅元素

1. 每日推荐摄入量或适宜摄入量和食物来源

成人每日摄入量为 20～30mg。广泛存在于各种食物中，特别是非精制的食物中含量较多。谷类、南瓜、白菜、竹笋等食物含量较丰富。

2. 需补充硅元素的人群

正常饮食健康人群一般不需额外补充。

3. 硅元素缺乏的症状

硅缺乏可造成结缔组织异常、骨成形不全。

◎ 思考题

1. 人体缺少必需微量元素会引发某些疾病，有人认为应尽可能地多吃含有这些元素的营养补充剂或食品，你认为这种想法对吗？为什么？

2. 请你将人体缺乏的元素与由此而引发的疾病用直线连起来：

缺锌　　　　　　　　克山病

缺碘　　　　　　　　龋齿

缺氟　　　　　　　　贫血

缺铁　　　　　　　　偏食、厌食，免疫力下降

缺硒　　　　　　　　甲状腺肿大

3. 试用下列表格形式总结人体必需微量元素对人体的生理作用及其摄入不足或摄入过量对健康造成的影响。

元素名称	对人体生理作用	摄入不足对健康的影响	摄入过量对健康的影响

◎ 本章主要名词概念

微量元素（trace element or microelement）：指占人体总质量百分比小于 0.01%（万分之一以下）的元素统称为微量元素。

必需微量元素（essential element）：指在人体内不能缺乏的元素，或因缺乏该元素而引起机体生理生化功能与结构异常、发生各种病变和疾病的微量元素称为必需微量元素。

推荐摄入量（recommended nutrient intake，RNI）：指可以满足某一特定性别、年龄及生理状况群体中绝大多数个体（97%~98%）需要量的某种营养素摄入水平。长期摄入 RNI 水平可以满足机体对该营养素的需要，维持组织中有适当的储备以保障机体健康。

适宜摄入量（adequate intake，AI）：是通过观察或实验获得的健康群体某

种营养素的摄入量。

◎ 本章小结

微量元素占人体质量百分比虽然微不足道或微乎其微，但它们能起到"四两拨千斤"至关重要的作用。若把人体健康比喻为一台高度灵敏的生物天平，只有长期不断摄入满足正常人生理需要量的多种人体必需微量元素，才能维持机体对该营养素的需要，维持组织中有适当的储备以保障机体健康，平衡决定健康。

◎ 本章习题

1. 为什么说健康的本质在于平衡？
2. 如何测量判断一个人缺乏某种必需微量元素？
3. 微量元素如何影响人的心理健康与行为？

◎ 小组讨论

主题：小元素与大健康。

目的：从日常生活实际出发，分析各种食物的微量元素组成与主要生理功能特点，深入学习并理解其营养学知识。

要求：阅读5~10篇中外文参考文献，每小组撰写一篇字数不少于1500字的文献综述或读书报告，题目自拟。

◎ 案例分析

某女，在校大学生，20岁，喜欢吃素，近一个月内经常疲倦、抵抗力低下、食欲不振、便秘，学习能力下降。请判断她缺乏何种元素，并解释原因。

◎ 课外阅读参考文献

[1]王夔主编. 生命科学中的微量元素[M]. 第2版. 北京：中国计量出版社，1996.

[2]食物养生保健促进会编. 小元素大健康[M]. 长春：吉林科学技术出版

社，2008.

[3]程义勇.《中国居民膳食营养素参考摄入量》2013 修订版简介[J]. 营养学报，2014，4(36)：313-317.

第五章　维生素与人体健康

【本章学习目标与要求】

1. 了解维生素的种类
2. 熟悉维生素对身体的作用及其缺乏导致的异常与疾病
3. 掌握维生素的日常摄入方法和途径

第一节　什么是维生素

一、维生素的定义

维生素(vitamin)是在人体生长、代谢、发育过程中所必需的一类微量有机物质。维生素是七大营养要素之一。虽然人体对维生素的需要量很少，但不能完全由人体自身合成，因此必须从食物中获得。只要人们保持饮食均衡，一般不会缺乏。

一个多世纪以前人们早已观察到饮食与几种疾病的相关性，通过补充相应食物可改善治疗这几种疾病，但直到 1912 年波兰裔美国科学家卡齐米尔·芬克(Casimir Funk)综合前人的理论提出维生素学说，人们才开始系统的研究维生素。这几种维生素分别是：维生素 A(缺乏可导致夜盲症)、维生素 B(缺乏可导致神经系统紊乱、脚气病和糙皮病等)、维生素 C(缺乏可导致坏血病)和维生素 D(缺乏可导致佝偻病)。其后人们又发现了多种维生素，这些维生素有以下 4 个共同的特点：多数维生素人体自身不能合成或合成量少，需要通过食物补充；人体每日所需量很少，并不构成细胞组织的主要组成成分；维生素调节人体新陈代谢或能量转变；缺乏了某种维生素，人体将呈现特有的病理状态或疾病。

二、维生素的种类

维生素是个庞大的家族，现阶段所公认的、研究较多的维生素有 13 种，根据其分子结构、溶解性等差异，大致可分为脂溶性和水溶性两大类。

(1)脂溶性维生素：包括维生素 A、D、E、K，主要功能是参与机体结构单元的代谢。脂溶性维生素经消化系统吸收后可在体内贮存，可通过胆汁从粪便中排出；脂溶性维生素补充过量可引起中毒，如维生素 A、D 过量积累可引起中毒。

(2)水溶性维生素：包括 B 族维生素(包括 B_1、B_2、B_6、B_{12}、烟酸、叶酸、泛酸及生物素)和维生素 C，主要功能是作为辅酶参与机体能量代谢。水溶性维生素在体内不能大量储存，当在组织内达到饱和时多余者即从尿液排出；除过量烟酸、过量维生素 C 和过量叶酸有一定的副作用外，尚未发现水溶性维生素过多引起明显的中毒症状。

三、维生素缺乏与过量

人们需要从膳食中获得各种维生素，如果每天保持均衡的膳食，一般来说不存在维生素摄入不足的情况，因此就不需要额外补充；但实际上因为许多人膳食搭配或饮食结构不合理，目前仍存在某些维生素缺乏的情况，甚至很严重的缺乏并导致疾病的发生，但如果补充过量，也可引起疾病。

维生素缺乏的主要原因是摄入量不足和吸收障碍。维生素摄入量不足既可由食物摄入不足导致，如食物匮乏、食量减少或过度节食甚至厌食等；又可因食物在存储、运输、加工（如过于精致）和烹制的时候被破坏过多所致；也可因营养知识缺乏导致；还可因不良饮食习惯导致，如暴饮暴食、酗酒等。另外，机体需要量增加而摄入量未能相应增加，也可导致维生素缺乏。例如，人体在怀孕、哺乳、青春期、疾病和手术后等状况下对于维生素的需求增加；特殊环境下生活、工作的人群，由于精神压力或环境污染的缘故，对维生素的需要量相对增高，在这些情况下如不能及时相应地补充就会发生维生素缺乏。维生素吸收障碍主要发生在疾病状态下，如胃肠道疾病患者消化吸收功能下降会导致机体维生素缺乏；某些药物如氨甲蝶呤、异烟肼等可导致维生素吸收障碍。此外摄入脂肪量过少也可影响脂溶性维生素的吸收。

维生素过量主要是额外补充维生素过多所致。一般来说，过量摄入的水溶性维生素可以通过尿液排出，不容易在体内聚积而导致中毒；但脂溶性维生素聚积过量可引起中毒现象。以维生素 D 为例，若防治佝偻病时错误诊断和过量使用维生素 D 制剂，可引起中毒，致使钙沉积于骨与其他器官组织，影响其功能。若钙盐沉积于肾脏可导致肾功能损害，钙盐沉积于肺脏可损坏呼吸功能，钙盐沉积于神经系统、心血管系统等重要器官组织，均可产生严重损害。

四、维生素补充的误区

由于维生素是人体生长、发育和维持健康所必需的，因此有些人误认为维生素吃（或补）得越多越好。这种观念极不正确，长期过量补充维生素可能危及生命安全。因此需要注意额外补充维生素的数量与食物中维生素含有的数量之和达到我国膳食标准规定的数量即可。

由于补充维生素不仅能治疗维生素缺乏症，而且对其他一些疾病也有辅助治疗作用，因此也有人误认为维生素能包治百病。这种观念也不正确，过量服用维生素，不仅是一种浪费，还可能加重病情。例如，胃溃疡患者大量服用维生素 C，不仅无效，而且还会加重对胃的刺激，影响常规治疗。

另外还有人误认为维生素制剂可以代替蔬菜和水果。实际上蔬菜和水果所含有的维生素都是纯天然的，同时还含有矿物质元素、碳水化合物、纤维素等营养成分，这些是维生素制剂无法代替的。但蔬菜和水果中含有的维生素易于流失，因此加工食物时要尽量避免营养元素的破坏。只有在食物不能保证维生素最低摄入量时，适当补充维生素才有益于健康。

◎ 思考题

1. 维生素如何分类及其特点？
2. 补充维生素是否越多越好？

第二节　维生素与人体健康

顾名思义，维生素就是指维持生命活动所必需的一类小分子有机营养素，它与人体健康息息相关。世界卫生组织的统计分析报告表明，人类常见疾病约有 135 种，其中 106 种疾病与维生素摄取不足有关。维生素的种类很多，目前发现的有 20 余种，它们都有各自的功能，在机体生命活动中担负着重要的调节任务。维生素一般按其被发现的先后顺序以拉丁字母命名，如维生素 A、B、C、D、E 和 K。其中复合维生素 B 是许多 B 族维生素的总称，主要有维生素 B_1（硫胺素）、维生素 B_2（核黄素）、维生素 PP（烟酸或尼克酸）、维生素 B_6（吡哆醇），维生素 B_{12}（钴胺素）、叶酸、泛酸、生物素等。B 族维生素广泛参与机体的生理活动，特别是参与体内糖、蛋白质和脂肪的代谢；因此缺乏 B 族维生素时，全身症状明显。B 族维生素的食物来源主要有酵母、燕麦片、谷物、动物肝脏等，它们全是水溶性维生素，在体内滞留的时间短，必须每天补充。B 族维生素不足多见于饮食摄入不足或酗酒、神经性厌食、精神异常引起食欲不振、类癌综合征、胃肠疾病如空回肠炎、胃空肠吻合术、克罗恩病、胃次全切除术等。本节按字母顺序分别介绍各种维生素的生理功能。

一、维生素 A 的生理功能

维生素 A 是一种脂溶性维生素，又称为视黄醇（retinol）。维生素 A 分为 A_1 和

A_2两种，维生素A_1存在于人和动物肝脏、血液和眼球的视网膜中，维生素A_2(3-脱氢视黄醇)主要存在于淡水鱼的肝脏中。维生素A_2的活性仅为A_1的40%。

维生素A是最早被发现的维生素，但其生理功能至今尚未完全清楚。目前认为维生素A主要具有维持视觉、促进生长发育、维持上皮结构的完整与健全、加强免疫能力、清除自由基等生理功能。

(1)维生素A维持视觉的作用是最早被认识的功能。维生素A是构成视觉细胞内的感光物质的成分，能够维持暗光下的视觉功能，还能促进眼睛各组织结构的正常分化，维持正常的视觉功能。

(2)维生素A参与维持上皮组织的正常形态与功能。视黄醇和视黄酸可以调控基因表达，减弱上皮细胞向鳞片状的分化。维生素A可以调节上皮组织细胞的生长，保持皮肤湿润，防止皮肤黏膜干燥角质化，不易受细菌伤害，有助于对粉刺、脓包、疥疮，皮肤表面溃疡等症的治疗；有助于祛除老年斑；能保持组织或器官表层的健康。缺乏维生素A，会使上皮细胞的功能减退，导致皮肤弹性下降，干燥粗糙，失去光泽，严重时可使角膜上皮细胞中的非角化上皮细胞转化为角化的鳞状上皮；当维生素A过量时又可以使鳞状上皮转为分泌上皮。

(3)维生素A参与维持免疫系统功能正常。维生素A参与免疫器官的发育、调节免疫细胞的功能，参与体液免疫和细胞免疫。缺乏维生素A时，淋巴细胞对有丝分裂原刺激引起的反应降低，抗体生成量减少，自然杀伤细胞活性降低，对传染病的易感性增加。

(4)维生素A可通过调控基因表达促进生长发育、强壮骨骼，维护头发、牙齿和牙床的健康，保证红细胞的生成。

(5)维生素A有一定的抗氧化作用，可以清除有害的自由基；维生素A与皮肤癌、肺癌、喉癌、膀胱癌和食道癌等多种癌症的发生发展相关。

二、维生素B_1的生理功能

维生素B_1是一种水溶性维生素，因其分子中含有硫元素及氨基，又称为硫胺素，是最早被人们提纯的维生素。1896年荷兰科学家伊克曼首先发现脚气病是食精白米所致，用米糠或糙米可防治此病；1910年波兰化学家芬克首次从米糠中提纯维生素B_1，现在已能由人工合成。

维生素 B_1 在体内转变成硫胺素焦磷酸(又称为辅羧化酶)，是转酮醇酶、丙酮酸脱氢酶和 α-酮戊二酸脱氢酶的辅酶，参与葡萄糖代谢、脂肪酸合成、非必需氨基酸合成和类固醇激素合成。其生理功能是能增进食欲，维持神经正常活动等。

(1)维生素 B_1 参与葡萄糖代谢。维生素 B_1 缺乏时，糖在组织细胞内的氧化反应会受到影响。动物实验和临床研究发现在高血糖条件下，肾小管上皮细胞对维生素 B_1 的重吸收有功能障碍，使糖尿病患者随尿液排泄的维生素 B_1 增加，进一步加重血浆维生素 B_1 的缺乏；补充维生素 B_1 可能有助于改善糖尿病肾病患者的病情。

(2)维生素 B_1 维持人体神经系统的正常生理功能。维生素 B_1 缺乏时引起多发性神经炎，患者的周围神经末梢有发炎和退化现象，并伴有四肢麻木、肌肉萎缩、心力衰竭、下肢水肿等症状，严重时患上脚气病。

(3)维生素 B_1 抑制胆碱酯酶活性，对脑部、神经等刺激传导功能有着非常重要的作用。它对保持良好的记忆，减轻脑部疲劳非常有益，是增进脑部记忆功能不可缺少的"脑的维生素"。缺乏维生素 B_1 时，胆碱酯酶活性过高，在乙酰胆碱大量破坏下神经传导受到影响，可造成胃肠蠕动缓慢，消化道分泌减少，食欲不振、消化不良等障碍。

三、维生素 B_2 的生理功能

维生素 B_2 是一种水溶性维生素，又称核黄素。1879 年英国化学家布鲁斯发现维生素 B_2；1933 年美国化学家哥尔倍格从牛奶中提取出维生素 B_2；1935 年德国化学家柯恩第一次人工合成维生素 B_2。

(1)维生素 B_2 在体内以核黄素-5-磷酸(FMN)和黄素腺嘌呤二核苷酸(FAD)的形式参与体内能量、碳水化合物、蛋白质等代谢活动。例如，参与色氨酸转变生成烟酸的过程；参与维生素 B_6 转变生成磷酸吡哆醛的过程；作为辅酶，维持谷胱甘肽的浓度，改善抗氧化防御系统功能；作为辅酶参与同型半胱氨酸代谢；参与药物代谢、有助于维持肠黏膜的结构和功能；参与铁的吸收和转运过程。

(2)维生素 B_2 是机体生长发育所必需。孕期维生素 B_2 摄入量与新生儿出生体重呈正相关，强化核黄素的食品能有效地改善中小学生营养状况和促进

其生长发育。

（3）维生素 B_2 有促进脂肪代谢、降血脂、抗血小板聚集、抑制脂质过氧化等作用，可避免脂肪囤积于血液及肝脏中，用于防治冠心病、脑中风、水肿、癌症、偏头痛等心脑血管疾病。

（4）维生素 B_2 参与暗适应过程，对眼睛的健康也很有益，它能够增进视力，减轻眼睛的疲劳。

四、烟酸的生理功能

烟酸是一种水溶性维生素，是烟酸和烟酰胺的总称，也称维生素 B_3、烟碱酸、维生素 PP、尼克酸等，是 B 族维生素中人体需要量最多的营养素。

（1）烟酸是烟酰胺腺嘌呤二核苷酸（nicotinamide adenine dinucleotide，NAD）和烟酰胺腺嘌呤二核苷酸磷酸（nicotinamide adenine dinucleotide phosphate，NADP）的辅酶。烟酸具有可逆的加氢和脱氢特性，故在氧化还原过程中起传递氢的作用。糖、脂肪及蛋白质代谢中均需要此类辅酶参加。烟酸不足时影响糖的酵解、柠檬酸循环、呼吸链以及脂肪酸的生物合成，从而引起烟酸缺乏症。烟酸不仅维持消化系统的健康，也是合成性荷尔蒙（性激素）不可缺少的物质。

（2）烟酸能降低胆固醇及甘油三酯，促进血液循环，用于治疗动脉粥样硬化，辅助冠心病、糖尿病、甲状腺机能亢进等防治。

（3）烟酸能治疗口腔、嘴唇炎症，防止口臭和防治糙皮病；烟酸具有维系神经系统健康和脑机能正常运作的功效，可预防老年痴呆，降低皮肤癌的发病率。但过量摄入也会增加机体负担，可能增加糖尿病、心脑血管疾病的发生。

（4）烟酸能预防和缓解严重的偏头痛，减轻美尼尔氏综合征的不适症状。

五、维生素 B_6 的生理功能

维生素 B_6 是一种水溶性维生素，是吡哆醇、吡哆醛和吡哆胺的总称，食物中含量极为丰富。1934 年匈牙利医生 György 发现了维生素 B_6；1939 年探明其结构并成功合成了维生素 B_6。维生素 B_6 在体内与磷酸结合成为磷酸吡哆醛或磷酸吡哆胺。

维生素 B_6 是人体内约 140 种酶的辅酶，参与催化 80 多种生化反应，在人体蛋白质代谢、糖原分解为葡萄糖及脂类代谢中具有促进作用。

(1)维生素 B_6 参与所有氨基酸的生物合成和分解代谢。如果维生素 B_6 缺乏，摄入的蛋白质就无法分解转化为人体自身的蛋白质，会出现抽筋、呕吐、惊厥等病症；谷氨酸脱羧形成 γ-氨基丁酸(中枢神经系统抑制性递质)的能力会大大降低，从而引起婴儿惊厥和孕妇呕吐。

(2)维生素 B_6 直接参与催化肌肉和肝脏中的糖原分解为葡萄糖的过程。

(3)维生素 B_6 参与不饱和脂肪酸的代谢，促进亚油酸转化为花生四烯酸。当人体内缺乏维生素 B_6 时，脂类代谢能力会降低，从而出现动脉粥样硬化。

(4)维生素 B_6 参与红细胞功能维持。维生素 B_6 的辅酶形式是磷酸吡哆醛。磷酸吡哆醛作为 δ-氨基酮戊酸合成酶的辅助因子，在卟啉前体合成血红素的过程中发挥重要作用。磷酸吡哆醛还可与 β 链 N-端缬氨酸和 82 位赖氨酸的残基结合，以提高蛋白质结合 O_2 的能力，抑制镰刀形红细胞血红蛋白镰形化。

(5)维生素 B_6 还参与调控血清白蛋白、糖蛋白 Ⅱb 基因的表达，与糖皮质类固醇激素(孕酮、雄激素、雌激素)的转录水平密切相关。

六、维生素 B_{12} 的生理功能

维生素 B_{12} 又称钴胺素、抗恶性贫血维生素，是一种水溶性维生素。因含有 3 价金属钴离子 Co^{3+} 而呈红色，维生素 B_{12} 又叫"红色维生素"。

(1)维生素 B_{12} 在体内转化为脱氧腺苷钴胺素和甲基钴胺素，前者是催化两个相邻的碳原子上氢原子、烷基、羰基或氨基相互交换的酶的辅酶，后者参与甲基的转运，可以通过增加叶酸[①]的利用率来影响核酸与蛋白质生物合成。

(2)维生素 B_{12} 在维持正常造血以及神经系统功能中起到关键的作用，还参与人体细胞的代谢，氨基酸、脂肪酸的合成和能量的生成，影响 DNA 的合成与调节。

(3)维生素 B_{12} 参与同型半胱氨酸的甲基化代谢过程，是蛋氨酸或甲硫氨酸合成酶(催化同型半胱氨酸甲基化的酶)的必要辅助因子，维生素 B_{12} 缺乏与

---

① 叶酸可促进核酸的合成、减少嘌呤体，可预防血液中的尿酸浓度增高，治疗痛风病。

高同型半胱氨酸血症①相关，增加动脉粥样硬化、中枢神经系统失常、认知障碍和痴呆等疾病的危险性。

(4)维生素 B_{12} 促进儿童生长发育，特别是能够促进蛋氨酸和谷氨酸的生物合成，对于正在生长发育中的婴幼儿来说是必不可少的。

七、叶酸的生理功能

叶酸又称维生素 B_9、维生素 M，是一种水溶性维生素。1941 年 Mitchell H. K. 从菠菜叶中提取纯化得到它，故而命名为叶酸。人体本身无法合成叶酸，所以必须从食物中获取，通过小肠吸收。

叶酸在体内转变成四氢叶酸，后者是许多种酶的辅酶。四氢叶酸是一碳基团的载体，可传递一碳单位，是胆碱、丝氨酸、组氨酸、DNA 等生物合成时的必需步骤，对嘌呤、嘧啶、核酸和蛋白质的生物合成以及血细胞的分裂生长具有特别重要的促进作用。因此，叶酸对血细胞的分化成熟和胎儿发育有重要的影响。

(1)叶酸调控红细胞生成。红细胞为体内更新速度较快的细胞，平均寿命为 120 天。叶酸缺乏会抑制 DNA 的合成，骨髓中幼红细胞分裂增殖速度减慢，停留在巨幼红细胞阶段，难以分化成熟，细胞体积明显大于成熟红细胞，继而引起血红蛋白的合成减少，称为巨幼红细胞贫血。这种情况可发生于婴儿和孕妇，补充叶酸后会很快恢复。

(2)叶酸调控生殖和胚胎发育。怀孕早期缺乏叶酸是引起胎儿神经管畸形的主要原因。神经管闭合是在胚胎发育的 3~4 周发生，叶酸缺乏导致胎儿 DNA 的合成障碍，神经管发育缺陷，会增加裂脑儿、无脑儿的发生率。

(3)叶酸调控半胱氨酸代谢。叶酸代谢过程中，形成 5-甲基四氢叶酸提供甲基参与同型半胱氨酸甲基化后向蛋氨酸的转换。

八、泛酸的生理功能

泛酸是一种水溶性维生素，也称为维生素 B_5，遍多酸。泛酸几乎存在于

---

① 美国加州大学的泰丝博士认为，血液中半胱氨酸含量高的人发生心脏病和死于心脏病的危险较大。

所有的动植物活细胞中，因广泛分布而得名。

（1）泛酸在体内主要以辅酶形式参与糖、脂、蛋白质代谢，在代谢中起转移酰基的作用，辅酶A参与的代谢活动为生物体提供了90%的能量。

（2）泛酸可以通过修饰蛋白质来影响蛋白质的定位、稳定性和活性。泛酸还参与类固醇、褪黑激素和抗体的合成，提高机体抵抗力。

（3）泛酸可以降低某些抗生素的毒性。泛酸还通过不同的机制保护生物膜系统，对抗脂质过氧化，保证机体细胞结构的完整性，从而维持机体的正常生理功能。

九、生物素的生理功能

生物素，又称维生素B_7、维生素H、辅酶R，是一种水溶性维生素。Vincent D. V. 在1942年报道了生物素的结构，Harirs等在1944年化学合成了生物素。

（1）生物素是机体许多酶的辅助因子。生物素是脂肪和蛋白质正常代谢不可或缺的物质。生物素是一种维持人体自然生长、发育和正常人体机能健康必需的营养素。

（2）生物素的主要作用是帮助人体细胞将碳水化合物、脂肪和蛋白质转换成可以使用的能量。在碳水化合物代谢中，生物素在羧化和脱羧过程中发挥作用，参与三羧酸循环，产生能量。生物素参与血液葡萄糖水平的调控。生物素为乙酰辅酶A羧化酶的辅酶，而乙酰辅酶A羧化酶参与脂肪酸的生成作用。各种氨基酸降解过程中的转羧基作用中需要生物素的参与。

十、维生素C生理功能

维生素C是一种水溶性维生素，能够治疗坏血病并且具有酸性，所以又称为抗坏血酸。在柠檬汁、绿色植物及番茄中含量很高。维生素C是一种强还原剂，容易被氧化而生成脱氢维生素C，脱氢维生素C仍具有维生素C的作用。维生素C和脱氢维生素C形成了可逆的氧化还原系统，在人体内发挥着重要的作用。

（1）维生素C是一些酶的辅助因子或底物，参与胶原的合成，参与叶酸的转化，促进钙、铁的吸收，与许多药物和毒物的代谢有关，还具有一定的预防肿瘤的作用。

（2）维生素 C 参与羟化反应。羟化反应是体内许多重要物质合成或分解的必要步骤。维生素 C 促进胶原和神经递质(5-羟色胺及去甲肾上腺素)的合成。维生素 C 促进类固醇羟化。因此高胆固醇患者应补给足量的维生素 C。维生素 C 还促进有机物或毒物羟化解毒，增强药物或毒物的解毒(羟化)过程。

（3）维生素 C 具有还原作用。维生素 C 既可以氧化型，又可以还原型存在于体内，所以可作为供氢体，又可作为受氢体，在体内氧化还原过程中发挥重要作用。维生素 C 能使难以吸收的三价铁还原为易于吸收的二价铁，从而促进了铁的吸收。此外，还能使亚铁络合酶等的巯基处于活性状态，以便有效地发挥作用，故维生素 C 是治疗贫血的重要辅助药物。维生素 C 能促进叶酸还原为四氢叶酸后发挥作用，故对巨幼红细胞性贫血也有一定疗效。维生素 C 维持巯基酶的活性和谷胱甘肽的还原状态和促进抗体形成。

（4）维生素 C 可以缓解铅、汞、镉、砷等重金属对机体的毒害作用。维生素 C 可以阻断致癌物 N-亚硝基化合物合成，预防癌症。维生素 C 可通过逐级供给电子而转变为半脱氧抗坏血酸和脱氢抗坏血酸，清除体内超氧阴离子、羟自由基、有机自由基和有机过氧基等自由基，以避免自由基对组织细胞的损伤，改善内皮细胞功能。目前研究显示维生素 C 能预防动脉硬化、风湿病、白内障、抑郁症、糖尿病等多种疾病。

十一、维生素 D 的生理功能

维生素 D 为类固醇衍生物，是一种脂溶性维生素。维生素 D 与骨骼的钙化有关，又称为钙化醇。维生素 D 于 1926 年由化学家卡尔首先从鱼肝油中提取。天然的维生素 D 有两种：麦角钙化醇(维生素 D_2)和胆钙化醇(维生素 D_3)。植物油或酵母中所含的麦角固醇(24-甲基-22 脱氢-7-脱氢胆固醇)，经紫外线照射后可转化为维生素 D_2。在人体皮下的 7-脱氢胆固醇经紫外线照射转化为维生素 D_3。因此麦角固醇和 7-脱氢胆固醇常被称作维生素 D 原。在人体内 80%~90%的维生素 D_3 是通过日光照射获得，余下 10%~20%经饮食摄取。维生素 D_3 首先在肝脏羟化成 25-羟维生素 D_3，然后在肾脏进一步羟化成为 1，25-二羟-维生素 D_3。1，25-二羟-维生素 D_3 在体内的活性最强。

（1）维生素 D 调节体内钙、磷代谢平衡，维持血钙浓度和骨健康。它促进小肠黏膜对钙磷的吸收，使破骨细胞的活性和数量增加，同时也促进肾小管对钙和磷的重吸收。在骨骼中，它既有助于新骨的钙化，又能促进钙由老骨髓质游离出来，从而使骨质不断更新。

（2）维生素 D 调节心血管系统功能。维生素 D 可与分布于心血管细胞上的维生素 D 受体结合，调节与心血管疾病过程相关的基因的表达，继而影响心血管系统的功能代谢状态。维生素 D 对心血管的保护作用包括：降低血管内活性氧的水平；抑制血管紧张素的缩血管效应，增强乙酰胆碱的舒张血管效应；减轻血管内皮细胞的功能紊乱，抑制血管平滑肌增殖；减缓心肌肥大等。缺乏维生素 D 时，其保护作用减弱，炎症瀑布反应导致内皮功能异常和血管僵硬度增加而增加心血管疾病的危险性。一些研究显示维生素 D 缺乏与血脂紊乱密切相关。维生素 D 缺乏与心血管疾病的危险因素，如高血压、内皮功能异常、胰岛素抵抗、代谢综合征和糖尿病等相关，从而增加冠状动脉疾病的危险性。

（3）维生素 D 还具有抗肿瘤、调节免疫、调控肾素血管紧张素系统等多种生物学作用，与肿瘤、自身免疫性疾病、感染性疾病、肥胖、糖尿病和代谢综合征等密切相关。

十二、维生素 E 的生理功能

维生素 E 是所有具有 α-生育酚活性的生育酚和生育三烯酚及其衍生物的总称，又名生育酚，是一种脂溶性维生素。维生素 E 于 1922 年由美国化学家伊万斯在麦芽油中发现并提取，20 世纪 40 年代已能人工合成。天然存在的维生素 E 有 8 种，均为苯并二氢吡喃的衍生物，根据其化学结构可分为生育酚及生育三烯酚两类，每类又可根据甲基的数目和位置不同，分为 α-、β-、γ-和 δ-四种。商品维生素 E 以 α-生育酚生理活性最高。β-及 γ-生育酚和 α-三烯生育酚的生理活性仅为 α-的 40%、8% 和 20%。维生素 E 具有抗氧化、维持生育和调节免疫系统等诸多生理学功能。

（1）维生素 E 具有抗氧化作用。维生素 E 的主要功能是抗氧化作用，可终止不饱和脂肪酸的氧化链式反应的进行，从而保护细胞膜磷脂和血浆脂蛋白中的多不饱和脂肪酸免受氧自由基的攻击。因此维生素 E 能保证细胞膜结构和功能的完整性。

（2）维生素 E 是动物生育必需的。维生素 E 可降低精子活性氧的含量，保护精子质量和功能；使女子雌性激素浓度增高，提高生育能力，预防流产，并能防治流产后流血。维生素 E 可使垂体前叶促性腺分泌细胞亢进，分泌增加，促进精子的生成与活力；亦能增强卵巢的生理机能，使卵泡增加和黄体细胞增大并使孕酮的作用增强。

（3）维生素 E 可以提高身体免疫功能。维生素 E 通过抗氧化作用，保护免疫细胞的细胞膜以及细胞器的膜不被氧化破坏，保证其完整性与稳定性，以保证细胞功能正常；可以调节前列腺素、凝血素、白细胞介素以及促细胞生长素的合成而参与免疫应答。

十三、维生素 K 的生理功能

维生素 K 是一种脂溶性维生素。由于它具有促进凝血的功能，故又称凝血维生素。维生素 K 有 10 多种，其中天然维生素 K 主要是维生素 K_1（叶绿醌）和 K_2（甲基萘醌类）两种，均为脂溶性维生素。维生素 K_1 在绿色植物及动物肝脏中含量丰富，如苜蓿、菠菜等绿叶植物；维生素 K_2 则由微生物合成，如人体肠道细菌可合成维生素 K_2。目前维生素 K 已能人工合成，如维生素 K_3 和 K_4，为水溶性维生素，为临床所常用。维生素 K 不仅与凝血功能有关，而且与骨代谢有关，还被用于治疗恶性肿瘤、支气管哮喘等疾病。

（1）维生素 K 调控凝血功能。维生素 K 是谷氨酸 γ 羧化反应的辅助因子，参与肝脏内四种凝血因子（凝血酶原、凝血因子Ⅶ、Ⅸ及Ⅹ）的合成，还是蛋白 C、蛋白 S 和蛋白 Z 的辅助因子。如果缺乏维生素 K_1，则影响上述四种凝血因子的 γ-羧化，影响凝血因子的作用，导致促进凝血的能力下降，患者凝血时间延长，严重者会发生皮下、肌肉及胃肠道出血，甚至死亡。

（2）维生素 K 调控骨代谢。维生素 K 通过促进成骨细胞分泌的骨钙素的 γ-羧基谷氨酸化而影响骨钙素的生物合成与生物活性，与骨形成密切相关。骨钙素与羟基磷灰石亲和性高，能促进钙盐沉积，提高骨矿化速率。维生素 K 抑制成骨细胞的凋亡，抑制破骨细胞活性，抑制淋巴细胞一氧化氮的产生，抑制由白细胞介素-1α 所致的前列腺素 E_2 的合成分泌以及抑制其他多种骨吸收激活因子，从而影响骨吸收。维生素 K 通过调节尿液中钙的排泄而调节骨代谢。另外，维生素 K 还可能影响骨胶原的合成。补充维生素 K 可用于骨质疏松症患者以增加骨密度，降低骨折发生率，促进骨折愈合。

（3）维生素 K 抗肿瘤作用。近几年研究发现，维生素 K 可诱导肝细胞癌、卵巢癌等多种实体瘤和血液系统的白血病、骨髓增生异常综合征的细胞凋亡，具有明显的抗肿瘤作用，且与多种抗肿瘤药有协同作用。其抗肿瘤作用与参与线粒体电子信号的传递、影响 Bcl-2 蛋白、调节凋亡蛋白、调节 G1 期相关的细胞周期分子的表达、抑制基质金属蛋白酶表达、抑制血管生成、影响 NF-kappaB 活化等相关。

（4）临床试验显示补充维生素 K 能改善胰岛素的作用及促进外周组织对血糖的代谢，调节血糖代谢平衡，但作用机制尚未阐明。维生素 K 还用于止咳平喘、解痉镇痛等方面。

◎ 思考题

1. 维生素 C 是否具有治疗感冒的作用？

2. 研究显示全球大多数人体内维生素 D 含量不足或缺乏，为什么，如何安全有效的补充？

第三节　膳食中的维生素

在日常生活中，通过均衡的食物摄入可以得到日常所需的维生素。但是，除了单一维生素缺乏所致的疾病需要补充相应维生素外，在生命的不同阶段可能存在维生素缺乏的情况，而需要及时补充不同种类的维生素。

一、维生素 A

1. 每日推荐摄入量或适宜摄入量及食物来源

正常成人的维生素 A 推荐摄入量约为 800μg RAE/d（注：μg RAE 为 μg 视黄醇当量），0~6 岁推荐摄入量为 300~360μg RAE/d，7~10 岁推荐摄入量为 500μg RAE/d，11~17 岁推荐摄入量为 630~820μg RAE/d。乳母可在正常成人推荐摄入量的基础上增加 600μg RAE/d（详见表 5-1）。

表 5-1　　　　中国居民膳食维生素 A 推荐摄入量（μg RAE/d*）

	不同年龄人群									孕妇	乳母
	0岁~	0.5岁~	1岁~	4岁~	7岁~	11岁~	14岁~	18岁~	50岁~		
男	300	350	310	360	500	670	820	800	800		
女	300	350	310	360	500	630	630	700	700	+70[†#]	+600

　　*：μg RAE/d 为 μg 视黄醇活性当量/天；†："+"号表示在同龄人群参考值基础上额外的增加量，下同；#：怀孕早期可不补充，中期和晚期可补充 70μg RAE/d。

　　备注：维生素 A 国际单位、微克计量单位换算如下：1IU=0.30μg。

　　人类可以从鱼类、动物肝脏和蛋类直接获得维生素 A。动物肝中含维生素 A 特别多，其次是奶油和鸡蛋等。植物中不含维生素 A，但含有维生素 A 原，在人体内可以转化为维生素 A。胡萝卜、番茄、玉米等红、黄、绿色蔬菜和水果中含有维生素 A 原，包括 α、β、γ-胡萝卜素、隐黄质、叶黄素等。这些维生素原在小肠内转化为维生素 A，并与脂肪酸结合成酯，掺入乳糜微粒，然后进入肝脏储存。多吃富含维生素 A 的食品，如鸡蛋、动物肝脏具有预防作用；或者补充维生素 A 或胡萝卜素提取物进行维生素 A 缺乏症的治疗。口服鱼肝油补充维生素 A 可以明显改善快速暗适应时间、微光近视力与强光刺激后暗适应恢复时间、视网膜光感绝对值。

　　2. 影响维生素 A 吸收的因素

　　维生素 A 是脂溶性维生素，因此脂肪摄入量较低时易至维生素 A 吸收障碍，而足量脂肪可促进维生素 A 的吸收。例如，严格素食者，易发生维生素 A 缺乏。胃肠道功能紊乱和疾病，如肠道蛔虫、反复腹泻均会影响维生素 A 的吸收。维生素 A 分子中有不饱和双键，化学性质活泼，易被氧化。因此，抗氧化剂如维生素 E 和卵磷脂有利于维生素 A 吸收和储存。

　　维生素 A 在空气中易被氧化，或受紫外线照射而破坏，失去生理作用，故维生素 A 制剂应装在棕色瓶内避光保存。

3. 需补充维生素 A 的人群

　　孕产妇维生素 A 缺乏的现象比较常见，在贫穷的发展中国家尤为明显，严重影响母婴的生命安全和健康。孕产妇维生素 A 不足可影响生育能力、胎儿发育，并可能导致畸形；但维生素 A 过量也可导致母亲骨骼异常和胎儿畸形。妊娠早期由于妊娠反应，食物维生素 A 摄入不足及脂肪吸收减少，所以释放至血液中的维生素 A 比较少。妊娠晚期胎儿体质量快速增长，维生素 A 需求量明显增加，也可导致维生素 A 不足。因此孕妇需合理补充维生素 A，维持母亲血清维生素 A，以保证母婴健康。

4. 维生素 A 缺乏的症状

　　维生素 A 缺乏是导致发展中国家的儿童失明最主要的因素。缺乏维生素 A 时患者暗适应能力下降，出现夜盲症和干眼病。夜盲症是在夜间或光线昏暗的环境下视物不清，行动困难。干眼症又称干燥性角结膜炎，是指眼睛泪膜发生病理性改变，使角膜和结膜得不到正常湿润而出现的一系列眼部症状，可导致视力下降，甚至失明。值得注意的是维生素 A 具有脂溶性，服用量超过肝脏的存储、分解能力可导致维生素 A 中毒。维生素 A 过量可降低细胞膜和溶酶体膜的稳定性，引起肝、脑、皮肤和骨骼等组织病变。过量服用维生素 A 可导致急性中毒症状，如嗜睡、头痛、呕吐、视乳头水肿等；和慢性中毒症状，如皮肤干燥粗糙呈鱼鳞状、脱发、唇干裂、瘙痒、口舌疼痛、杵状指、骨肥厚、眼球震颤、指甲易碎、高血钙、肝脾肿大、颅内压升高和低烧等。如发生维生素 A 中毒症状应立即停止服用。

二、维生素 B_1

1. 每日推荐摄入量或适宜摄入量及食物来源

　　正常成人的维生素 B_1 推荐摄入量为 1.2~1.4mg/d，0~6 岁推荐摄入量为 0.1~0.8mg/d，7~10 岁推荐摄入量约为 1mg/d，11~17 岁推荐摄入量为 1.1~1.6mg/d。乳母可在正常成人推荐摄入量的基础上增加 0.2~0.3mg/d。它广泛存在于谷物的胚芽及米糠、麸皮、西红柿、茄子、小白菜、玉米、大豆、豌豆、花生、蛋黄、牛奶、动物肝肾等食物中。

2. 影响维生素 B_1 吸收的因素

维生素 B_1 易溶于水，在食物清洗过程中可随水大量流失，经加热后菜品中 B_1 主要存在于汤中。如菜类加工过细、烹调不当或制成罐头食品，维生素 B_1 会大量丢失或破坏。

3. 需补充维生素 B_1 的人群

孕妇、常应酬喝酒的人、经常吃甜食的人、老年人、喜欢吃速食与方便面等加工食品的人、消化不良或便秘者。

4. 维生素 B_1 缺乏的症状

轻度缺乏会引起多发性神经炎，出现忧郁、焦躁、易怒及记忆力衰退等症状。缺乏维生素 B_1 的典型疾病为脚气病，分为干性脚气病和湿性脚气病两种。干性脚气病患者表现为上升性对称性周围神经炎，感觉和运动障碍，肌力下降，肌肉酸痛，部分患者会发生足垂症及趾垂症，行走时呈跨阈步态等。重症病例可见眼球震颤、健忘、定向障碍、共济失调、意识障碍和昏迷等现象。湿性脚气病患者表现为软弱、疲劳、心悸、气急等心力衰竭表现。

三、维生素 B_2

1. 每日推荐摄入量或适宜摄入量及食物来源

正常成人的维生素 B_2 推荐摄入量为 $1.2 \sim 1.4mg/d$，$0 \sim 6$ 岁推荐摄入量为 $0.4 \sim 0.7mg/d$，$7 \sim 10$ 岁推荐摄入量为 $1mg/d$，$11 \sim 17$ 岁推荐摄入量为 $1.1 \sim 1.5mg/d$。乳母可在正常成人推荐摄入量的基础上增加 $0.2 \sim 0.3mg/d$。维生素 B_2 大量存在于五谷杂粮、干豌豆、香菇、深绿色蔬菜、牛奶、牛肉、蛋、鱼和动物肝脏等食品中。

2. 影响维生素 B_2 吸收的因素

维生素 B_1 易溶于水，在食物清洗过程中可随水大量流失；怕光，特别是怕紫外线。

3. 需补充维生素 B_2 的人群

孕妇、老年人、素食者、想减肥的人群、容易过敏者或有皮肤炎症的人群。

4. 维生素 B_2 缺乏的症状

维生素 B_2 缺乏可发生脱毛、生长停滞、生殖功能下降、缺铁性贫血、脂肪肝、疲劳乏力、口腔疼痛、眼睛瘙痒、有烧灼感，继而出现口腔和阴囊病变，包括：唇炎、口角炎、舌炎、皮炎、角膜增生、免疫系统功能下降等。维生素 B_2 还与一些肿瘤发生率增加有关。

四、烟酸或尼克酸

1. 每日推荐摄入量或适宜摄入量及食物来源

正常成人的烟酸推荐摄入量为 $10\sim15$mgNE(烟酸当量)/d，$0\sim6$ 岁推荐摄入量为 $2\sim8$mgNE/d，$7\sim10$ 岁推荐摄入量为 $10\sim11$mgNE/d，$11\sim17$ 岁推荐摄入量为 $12\sim14$mgNE/d，孕妇为 $15\sim20$mgNE/d，哺乳期妇女为 $17\sim22$mgNE/d。烟酸广泛地存在于各种食物中，在植物性食物中蘑菇、花生、紫菜和谷类含量丰富，以烟酸为主；在动物性食物中牛肉、羊肉、鸡肉、蛋、鱼类和动物肝脏等含量较丰富，以烟酰胺(尼克酰胺)的形式存在，由于两者活性相同，所以统称为烟酸。

2. 影响烟酸吸收的因素

玉米中烟酸含量虽然很丰富，但人体不能直接吸收利用，可利用碱处理玉米，并在膳食中增加豆类、大米和面粉的比例来提高其吸收率。烟酸对酸、碱、热、光、氧化等因素都很稳定，在食物的正常加工过程中，几乎很少损失。烟酸溶解于水，为了减少损失，应使用原汤做汤菜和烧汁，减少烹调用水量以降低损失。

3. 需补充烟酸的人群

吸烟者、酗酒者、容易疲劳倦怠的人、因忧郁而引起的失眠者、经常感到焦虑不安或情绪不稳定者、胆固醇偏高者和精神分裂症患者。

4. 烟酸缺乏的症状

烟酸缺乏可导致糙皮病。糙皮病早期症状包括体重减轻、疲劳乏力、记忆力差、失眠等，如不及时治疗，则可出现皮炎、腹泻和痴呆，常称为"3D"症状。患者在肢体暴露部位如腕、前臂、颈部、足背、踝部等出现对称性光敏性皮炎；在阴囊和会阴部出现红斑等。口角炎、舌炎、腹泻等消化系统症状明显，腹泻是本病的典型症状。晚期可出现神经系统症状，如全身乏力、烦躁、抑郁、健忘及失眠等；重者有狂躁、幻听、神志不清、木僵、甚至痴呆。

五、维生素 B_6

1. 每日推荐摄入量或适宜摄入量及食物来源

正常成人 B_6 的适宜摄入量为 1.6~2.0mg/d，0~6 岁推荐摄入量为 0.5~0.7mg/d，7~10 岁推荐摄入量为 0.9~1.1mg/d，11~17 岁推荐摄入量为 1.3~1.5mg/d，孕妇、乳母可以在成人每天适宜摄入量的基础上增加 0.3~0.6mg。维生素 B_6 广泛存在于各种食物，尤其是鱼类、肉类、糙米、小麦、燕麦、麦芽、大豆及花生、核桃等坚果中，而在蔬菜和水果中含量较低。

2. 影响维生素 B_6 吸收的因素

维生素 B_6 遇光照和碱易被分解破坏，不耐高温。由于肠道内的细菌具有合成维生素 B_6 的能力，所以多吃蔬菜是必要的。在一些情况下维生素 B_6 的吸收和代谢会受到影响。酗酒者体内乙醇的氧化产物乙醛可取代磷酸吡哆醛而与蛋白质结合，从而导致该辅酶分解代谢增强，乙醛也能刺激碱性磷酸酶的活性，促进磷酸吡哆醛的去磷酸化。抗结核药物异烟肼（INH）、抗哮喘药茶碱等也能拮抗维生素 B_6，因此在服用上述药物时，必须同时补充维生素 B_6。

3. 需补充维生素 B_6 的人群

吸烟者、酗酒者、有月经前症候群（紧张、焦虑、情绪起伏大、忧郁、乳房胀痛等)症状的女性、孕妇及哺乳期妇女、膳食中蛋白质比例偏高者、老年人、心脏病患者、皮肤易过敏的人。

4. 维生素 B_6 缺乏的症状

轻微的维生素 B_6 缺乏引发的症状与其他 B 族维生素的缺乏症相似，都是皮肤、嘴角瘙痒，初看起来很像是湿疹或发炎的现象。维生素 B_6 缺乏有可能引起生长发育迟缓、肌肉衰弱等严重的症状，还会引发一些精神症状，如焦虑、神经过敏、失眠等，以及手脚发抖、麻痹、痉挛等神经系统的症状。维生素 B_6 缺乏者的症状为虚弱、失眠、神经紊乱、唇干裂、舌炎、口腔炎、动脉粥样硬化、贫血和细胞介导免疫损害等，早期补充维生素 B_6 后部分症状可以纠正。因此维生素 B_6 可用于辅助治疗糖尿病周围神经病变、动脉粥样硬化等慢性病。维生素 B_6 毒性较低，过量摄入维生素 B_6(每天几克)可导致感觉神经病变、共济失调和运动性失控，甚至引起皮肤失去知觉；还可导致肝脏损害，静脉使用时导致的过敏性休克。

六、维生素 B_{12}

1. 每日推荐摄入量或适宜摄入量及食物来源

正常成人维生素 B_{12} 的适宜摄入量为 $2.0\mu g/d$，$0\sim6$ 岁推荐摄入量为 $0.3\sim1.2\mu g/d$，$7\sim10$ 岁推荐摄入量为 $1.6\mu g/d$，$11\sim17$ 岁推荐摄入量为 $2.1\mu g/d$，孕妇、乳母可以在成人每天适宜摄入量的基础上增加 $0.5\sim0.8\mu g/d$。维生素 B_{12} 主要存在于动物的肝脏、牛肉、猪肉、蛋、牛奶等动物性食品中，乳及乳制品中含量较少，植物性食品基本不含维生素 B_{12}。

2. 影响维生素 B_{12} 吸收的因素

在补充或服用维生素 B_{12} 的时候，若能和叶酸、钙质一起摄取可使维生素 B_{12} 产生最佳效果。切勿摄取过量的维生素 C，否则，将影响机体对维生素 B_{12} 的吸收。

3. 需补充维生素 B_{12} 的人群

吸烟者、酗酒者、纯素食者、孕妇及哺乳期妇女、失眠患者、恶性贫血者、老年人。

4. 维生素 B_{12} 缺乏的症状

维生素 B_{12} 缺乏会抑制红细胞的发育和成熟，引起巨幼红细胞性贫血。贫血症状主要表现为消化不良、毛发稀黄、头晕、精神不振、腹泻、女性月经不调、眼睛及皮肤发黄等，严重缺乏时还会出现手指及脚趾酸痛、精神抑郁、记忆力下降、四肢震颤，身体有间歇性不定位置痛楚。一旦发生巨幼红细胞性贫血，不必紧张，叶酸和维生素 B_{12} 一起服用，同时，注意补充一些如动物肝脏、海产品等富含维生素 B_{12} 的食物，避免恶性贫血的发生。此外，维生素 B_{12} 缺乏还与生育或出生缺陷以及癌症等相关。

七、叶酸

1. 每日推荐摄入量或适宜摄入量及食物来源

正常成人叶酸的适宜摄入量为400μgDFE(膳食叶酸当量)/d，0~6岁推荐摄入量为65~190μgDFE/d，7~10岁推荐摄入量为250μgDFE/d，11~17岁推荐摄入量为350~400μgDFE/d，孕妇、乳母可以在成人适宜摄入量的基础上增加150~200μgDFE/d。膳食叶酸主要存在于肝脏、鱼肝油、谷物、豆类、深绿色的叶类蔬菜、胡萝卜、南瓜、土豆、芦笋、猕猴桃、香蕉、橙、和鸡蛋黄中。

2. 影响叶酸吸收的因素

叶酸在光照、酸性和碱性的条件下都不稳定。即便食物在室温下储存，其所含叶酸也易损失。因此尽量简化食材烹调方式并减少烹调时间，叶酸必须密封、避光和低温保存。酒精是叶酸的最大杀手，它会减低人体对叶酸的吸收，并增加叶酸的损耗，故应避免同时食用。

3. 需补充叶酸的人群

工作压力大或抗氧化维生素 C、E 等缺乏者、贫血者、吸烟者、酗酒者、常吃大鱼大肉者、孕妇及哺乳期妇女、早产儿、失眠患者、恶性贫血者、老年人。

4. 叶酸缺乏的症状

叶酸缺乏时，同型半胱氨酸在血液中聚集，可损伤血管内皮细胞，激活血小板的黏附和聚集，明显增加心脑血管病，如高血压、动脉粥样硬化等发病率，是心脑血管疾病的主要危险因素之一。孕妇缺乏叶酸时，可使重度妊高征(先兆子痫)、胎盘早剥的发生率增高。缺乏叶酸还会导致新生儿体重过轻、兔唇等先天性畸形的发生率。叶酸缺乏还与肿瘤、抑郁症和老年痴呆等疾病的发生相关。补充叶酸可治疗或减少这些疾病的发生。但需注意叶酸摄入过多会影响维生素 B_{12} 的吸收。虽然叶酸是水溶性维生素，但大剂量服用亦可发生中毒，损害健康，譬如患者对锌的吸收受阻而导致锌的缺乏，使胎儿发育迟缓；干扰抗惊厥药物的作用，癫痫症状的病人发生惊厥；掩盖维生素 B_{12} 缺乏的早期表现而导致神经系统不可逆损害。

八、泛酸

1. 每日推荐摄入量或适宜摄入量及食物来源

人类食物中富含泛酸，故很少发生缺乏症；但在食物加工、烹调中极易损失。正常成人泛酸的适宜摄入量为 5mg/d，0~6 岁推荐摄入量为 1.7~2.5mg/d，7~10 岁推荐摄入量约为 3.5mg/d，11~17 岁推荐摄入量约为 4.5mg/d，孕妇、乳母可以在成人每天适宜摄入量的基础上增加 1~2mg/d。泛酸含量较多的食物主要是酵母、绿叶蔬菜、未精制的谷物、玉米、豌豆、花生、坚果、蛋黄和动物肝脏等。

2. 影响泛酸吸收的因素

精细加工、高温、冰冻都会使食物中的泛酸流失；咖啡因、磺胺药剂、安眠药、雌激素、酒精等是泛酸的克星。

3. 需补充泛酸的人群

手足常感刺疼者、生活紧张压力大者、吸烟者、酗酒者、类风湿性关节炎患者。

4. 泛酸缺乏的症状

在感染、长期饥饿、营养不良时，泛酸缺乏，辅酶 A 下降，脂肪酸的 β-氧化反应受到抑制，并由此引起各种胃肠功能障碍等疾病，瑞氏综合征（急性脑病合并内脏脂肪变性），肢神经痛综合征，若是缺乏症继续恶化下去，则会产生易怒、脾气暴躁、神经质、闷闷不乐、失眠等精神官能方面的症状。

九、生物素

1. 每日推荐摄入量或适宜摄入量及食物来源

正常成人生物素（又名维生素 B_7）适宜摄入量约为 30μg/d，0~6 岁推荐摄入量为 40~50μg/d，7~10 岁推荐摄入量约为 65μg/d，11~17 岁推荐摄入量为 90~100μg/d，孕妇、乳母可以在成人每天适宜摄入量的基础上增加 15~50μg/d。几乎所有食物中都含有生物素，蛋黄、酵母、肝、牛奶、蘑菇和坚果中含量丰富。

2. 影响生物素吸收的因素

胃肠道吸收不好的人，喜欢长期吃生鸡蛋的人，服用某些对生物素有抵抗作用的药物（如抗生素、磺胺药剂、雌激素）的人，容易发生生物素缺乏。酒精也是生物素吸收的克星。

3. 需补充生物素的人群

头发稀疏者、有少白头倾向者、经常服用抗生素或磺胺药剂的人、常患有皮肤炎或湿疹的患者、素食者、指甲易碎者和孕妇。

4. 生物素缺乏的症状

人类缺乏生物素，会引起皮炎，食欲减退、恶心、呕吐、脱发、贫血、血中胆固醇增多、情绪抑郁、体重减轻等症状。严重者则发生脂肪肝、肾病综合征。有很多因素可以导致生物素缺乏，如摄入量不足、酗酒会妨碍生物素的吸收，一些遗传性疾病也会导致需要较高的生物素摄入量。生物素有助于控制糖尿病患者控制血糖水平，并防止该疾病造成的神经损伤。

综上所述，由于 B 族维生素在不同种类食物中含量较为丰富，只要保证膳食多样和均衡，一般不会缺乏。但食物中 B 族维生素摄入水平会受到维生素本身的理化特性、饮食习惯、身体机能状态等多种因素影响。B 族维生素种类较多，为便于比较，我们将不同年龄特征的正常人每天的复合维生素 B 推荐摄入量汇总列于表 5-2 中。

表 5-2　　　　　　　　　　　中国居民膳食 B 族维生素推荐摄入量

		不同年龄人群									
		0 岁~	0.5 岁~	1 岁~	4 岁~	7 岁~	11 岁~	14 岁~	18 岁~	50 岁~	孕妇	乳母
B_1	男	0.1	0.3	0.6	0.8	1.0	1.3	1.6	1.4	1.4		
mg/d	女	0.1	0.3	0.6	0.8	1.0	1.1	1.3	1.2	1.2	+0.2~0.3	+0.3
B_2	男	0.4	0.5	0.6	0.7	1.0	1.3	1.5	1.4	1.4		
mg/d	女	0.4	0.5	0.6	0.7	1.0	1.1	1.2	1.2	1.2	+0.2~0.3	+0.3
烟酸	男	2	3	6	8	11	14	16	15	14		
mgNE/d	女	2	3	6	8	10	12	13	12	12	—	+0.3
泛酸	男	1.7	1.9	2.1	2.5	3.5	4.5	5.0	5.0	5.0		
mg/d	女	1.7	1.9	2.1	2.5	3.5	4.5	5.0	5.0	5.0	+1.0	+2.0
B_6	男	0.2	0.4	0.6	0.7	1.0	1.4	1.4	1.4	1.6		
mg/d	女	0.2	0.4	0.6	0.7	1.0	1.3	1.4	1.4	1.6	+0.8	+0.3
生物素	男	5	9	17	20	25	35	40	40	40		
μg/d	女	5	9	17	20	25	35	40	40	40	—	+10
叶酸 μg	男	65	100	160	190	250	350	400	400	400		
DFE/d	女	65	100	160	190	250	350	400	400	400	+200	+150
B_{12}	男	0.3	0.6	1.0	1.2	1.6	2.1	2.4	2.4	2.4		
μg/d	女	0.3	0.6	1.0	1.2	1.6	2.1	2.4	2.4	2.4	+0.5	+0.8

注：烟酸的单位 mg NE/d 为 mg 视黄醇活性当量/天；叶酸的单位 μg DFE/d 为 μg 膳食叶酸当量/天。

十、维生素 C

1. 每日推荐摄入量或适宜摄入量及食物来源

正常成人维生素 C 的适宜摄入量约为 100mg/d，0~6 岁推荐摄入量为 40~50mg/d，7~10 岁推荐摄入量约为 65mg/d，11~17 岁推荐摄入量为 90~100mg/d，孕妇、乳母可以在成人每天适宜摄入量的基础上增加 15~50mg/d。（详见表 5-3）

表 5-3　　　　　　　中国居民膳食维生素 C 推荐摄入量（mg/d）

	不同年龄人群									孕妇	乳母
	0 岁~	0.5 岁~	1 岁~	4 岁~	7 岁~	11 岁~	14 岁~	18 岁~	50 岁~		
男	40	40	40	50	65	90	100	100	100		
女	40	40	40	50	65	90	100	100	100	+15	+50

维生素 C 来源于绿叶蔬菜、花椰菜、青椒、油菜、菠菜、西洋芹、苹果、猕猴桃、木瓜、葡萄、柚、草莓、甜橙、柑橘、柿子等新鲜的水果和蔬菜。

2. 影响维生素 C 吸收的因素

维生素 C 是最不稳定的一种维生素：①维生素 C 是水溶性的，所以在洗菜时，很容易丢失；②由于它容易被氧化，在食物储藏或烹调过程中，甚至切碎新鲜蔬菜时维生素 C 都能被破坏；③蔬菜水果存放时间越长，维生素 C 丢失的越多。因此，只有新鲜的蔬菜、水果或生拌菜才是维生素 C 的最丰富来源。在烹制绿叶蔬菜时要先洗后切，切完后不要泡在水里，不要煮得太烂，也不宜油炸，维生素 C 在高温环境中非常不稳定；另外，醋对维生素 C 有保护作用，做菜时可适量加点醋。植物及绝大多数动物均可在自身体内合成维生素 C。可是人、灵长类及豚鼠则因缺乏将 L-古洛酸转变成为维生素 C 的酶类，不能合成维生素 C，故必须从食物中摄取。

3. 需补充维生素 C 的人群

减肥者、白内障患者、吸烟者、常暴露在污染环境下的人群、牙龈容易出血、发烧感冒者、孕妇及哺乳期妇女。

4. 维生素 C 缺乏的症状

由于维生素 C 在人体内的半衰期较长，长期(3~4 个月)食用不含维生素 C 的食物会出现坏血病(scurvy)。维生素 C 缺乏使胶原蛋白不能正常合成导致细胞联结障碍，使毛细血管的脆性增加，从而引起皮、黏膜下出血。患者出现倦怠、全身乏力、精神抑郁、虚弱、厌食、营养不良、面色苍白、牙龈肿胀出血，并可因牙龈及齿槽坏死而致牙齿松动、脱落，骨关节肌肉疼痛，皮肤瘀点、瘀斑、毛囊过度角化、周围出血，小儿可因骨膜下出血而致下肢假性瘫痪、肿胀、压痛明显、髋关节外展、膝关节半屈、足外旋、蛙样姿势等临床症状。服用维生素 C 或进食富含维生素 C 的水果蔬菜后恢复。维生素 C 被认为没有害处，因为肾脏能够把多余的维生素 C 排泄掉，但也有研究报告指出，体内有大量维生素 C 不利伤口愈合。每天摄入的维生素 C 超过 1000mg 会导致腹泻、胃出血、肾结石等。

十一、维生素 D

1. 每日推荐摄入量或适宜摄入量及食物来源

正常成人维生素 D 的适宜摄入量约为 10μg/d，0~6 岁推荐摄入量约为 10μg/d，7~10 岁推荐摄入量约为 10μg/d，11~17 岁推荐摄入量约为 10μg/d，65 岁以上成人可以在成人每天适宜摄入量的基础上增加 15μg/d。维生素 D 在动物的肝、奶及蛋黄中含量较多，尤以鱼肝油含量最丰富。肝脏、鱼肝油、乳制品(脱脂奶粉除外)、蛋、沙丁鱼、秋刀鱼、青花鱼等青色的鱼含有较丰富的维生素 D；另外，番薯、香菇也是摄取维生素 D 的很好的食物选择。

2. 影响维生素 D 吸收的因素

化学性质稳定，在 200℃ 下仍能保持生物活性，但易被紫外光破坏，因此，含维生素 D 的保健品均应保存在棕色瓶中。人体中维生素 D 的合成跟晒太阳有关，因此，适当的阳光照射有利于健康。

3. 需补充维生素 D 的人群

维生素 D 缺乏的人群非常广泛，全球约有十亿人受维生素 D 缺乏和不足的影响。人群研究发现，我国人群维生素 D 不足(血清维生素 D 水平低于 75nmol/L)，维生素 D 缺乏(血清维生素 D 水平低于 25nmol/L)也很常见。而且维生素 D 缺乏还受季节的影响，冬季人类的维生素 D 缺乏和不足较为明显，而夏季人类的维生素 D 缺乏和不足有所改善。导致维生素缺乏和不足的主要原因是人类生活方式的改变，日光照射不足是主要的原因。

4. 维生素 D 缺乏的症状

如果维生素 D 摄入量不足，会出现佝偻病、骨质软化症和老年骨质疏松症。佝偻病发生于婴幼儿，常见于 3 岁以内。佝偻病是由于维生素 D 缺乏引起钙吸收不良，体内钙缺乏导致骨组织形成过程中钙化不全所致。典型骨骼异常包括前胸肋骨与软骨交界处外凸成"肋骨串珠"、肋下缘外翻、胸部前凸成"鸡胸"、双下肢膝部外弯成"O"形腿或内弯成"X"形腿、腕和踝部圆凸成"手镯"或"脚镯"等。其他临床症状包括多汗、易惊、囟门大、出牙推迟及枕秃等。患儿生长发育落后，免疫力低，易患肺炎、腹泻等疾病。我国北方由于冬季日光照射少，维生素 D 来源不足，此病较多见。骨质软化症多见于孕妇、乳母，临床症状包括小腿抽筋、骨痛、脊柱与骨盆因软化而变形，孕妇可发生难产。预防维生素 D 缺乏最有效、最经济的方法是坚持日光照射。由于紫外线不能透过窗玻璃，因此必须开窗或到户外接受日照才有效。夏天在室外阴凉处也可获得足够的紫外线。空气质量较好的情况下平均每日需要日晒 30 分钟。冬季日照时间较少时可适量口服维生素 D。

过量摄入维生素 D 可发生中毒，轻微中毒、能造成恶心、头痛、腹泻、口渴、体重减轻、多尿及夜尿等症状。严重中毒时则会损伤肾脏，使软组织(如心、血管、支气管、胃、肾小管等)钙化。

十二、维生素 E

1. 每日推荐摄入量或适宜摄入量及食物来源

正常成人维生素 E 的适宜摄入量约为 14mg α-TE(α-生育酚当量)/d，0~6 岁推荐摄入量为 3~7mg α-TE/d，7~10 岁推荐摄入量为 9~13mg α-TE/d，11~17 岁推荐摄入量为 13~14mg α-TE/d。(详见表 5-4)

表 5-4　　　　中国居民膳食维生素 E 推荐摄入量(mg α-TE/d)

	不同年龄人群									孕妇	乳母
	0 岁~	0.5 岁~	1 岁~	4 岁~	7 岁~	11 岁~	14 岁~	18 岁~	50 岁~		
男	3	4	6	7	9	13	14	14	14		
女	3	4	6	7	9	13	14	14	14	0	+3

注：mg α-TE/d 是 mgα-生育酚当量每天。

食物中的维生素 E 主要来源于谷胚、蛋黄、坚果、植物油、鸡肉、花生、芝麻，其中玉米油、大豆油、葵花籽油和麦胚油中较为丰富，人一般不易缺乏。

2. 影响维生素 E 吸收的因素

由于维生素 E 遇光、热、碱易被破坏，所以在食品加工过程中维生素 E 损失很大，如坚果及谷物焙烤或者加工后损失率为 80%，绿色蔬菜烹调后损失率为 65%。炒菜使用植物油时要特别注意温度，一旦超过 200℃ 开始冒烟，维生素 E 就会急剧地消失。

3. 需补充维生素 E 的人群

居住在空气污染较严重地区的人群、面临或正值更年期的妇女、瘀血性心脏功能不全及心绞痛患者、动脉粥样硬化患者、因重大伤害造成伤口的患者、老年人、气喘及肺气肿患者、血友病患者、肌肉无力症、帕金森氏症患者、高血压或心脏血管疾病患者。

4. 维生素 E 缺乏的症状

溶血性贫血是维生素 E 缺乏的最主要的表现症状。缺乏维生素 E 还与肝损伤、心肌异常、四肢无力、肌肉萎缩、生殖机能障碍(如不孕不育、先天性流产等)、脑软化及其他神经退化性病变相关。维生素 E 对心血管系统、消化系统疾病、运动系统疾病、眼科疾病、肿瘤、泌尿生殖系统疾病、呼吸系统疾病、皮肤病及抗衰老等均有一定疗效,其临床应用范围不断扩大。虽然这些病变的代谢机理尚未完全阐明,但是维生素 E 的各种功能可能都与其抗氧化作用有关。值得注意的是体内维生素 E 的过量累积会导致增加出血的危险性,血清甲状腺素下降,降低维生素 A、K 的利用,血液无法凝固(血友病患者应小心使用)。

十三、维生素 K

1. 每日推荐摄入量或适宜摄入量及食物来源

正常成人维生素 K 的适宜摄入量约为 80μg/d, 0~6 岁推荐摄入量为 2~40μg/d, 7~10 岁推荐摄入量约为 50μg/d, 11~17 岁推荐摄入量为 70~75μg/d(详见表 5-5)。

表 5-5 　　　　　中国居民膳食维生素 K 推荐摄入量(μg/d)

	不同年龄人群										
	0 岁~	0.5 岁~	1 岁~	4 岁~	7 岁~	11 岁~	14 岁~	18 岁~	50 岁~	孕妇	乳母
男	2	10	30	40	50	70	75	80	80		
女	2	10	30	40	50	70	75	80	80	0	+5

维生素 K 蕴含在黄绿色蔬菜及发酵类食品中，如菠菜、番茄、甘蓝菜、高丽菜、青葱、花椰菜、马铃薯、纳豆、奶酪、酸奶、猪肝、牛肝、牛鸡蛋等都含有丰富的维生素 K。

2. 影响维生素 K 吸收的因素

维生素 K 均有耐热性，但易受碱性物质和紫外线照射而破坏，故要避光保存。

3. 需补充维生素 K 的人群

吸收不良综合征患者、婴儿新生儿、肝功能不好的人、早产儿、痔疮患者、孕妇及哺乳期妇女、经血过多的女性、长期服用抗生素者。

4. 维生素 K 缺乏的症状

刚出生不到 3 个月的婴儿，如果缺乏维生素 K，会导致死亡或者留下相当严重的后遗症。维生素 K 缺乏的症状有易出血、易流鼻血、血流不止，新生婴儿脑内出血、大肠炎、痔疮等。通常当肠道正常菌群失调（如长期滥用广谱抗生素）或肠道吸收障碍（胆盐产生和分泌减少）时，就会出现维生素 K 缺乏。

◎ 思考题

1. 维生素 P（某些植物类黄酮化合物）与维生素 PP（烟酸）虽然仅一字之差，但对人体健康的促进作用同样重要，你认为这种观点正确吗？

2. 为什么玉米中烟酸含量丰富，但人体却不能直接吸收利用？

第四节　维生素的补充

一、孕妇补充维生素

怀孕期间，人体对能量和营养元素的需求增加，孕妇往往容易发生营养元素不足，而孕妇的营养状况直接影响胎儿的生长发育。一旦孕妇发生营养元素的缺乏，母婴二人的健康都会受到影响。妇女在孕产期需要补充维生素A、B、C、D、E、K、叶酸等多种维生素。

　　孕期妇女维生素 D 缺乏的发生率较高，基于地理位置和生活方式的差异，孕妇的维生素 D 不足和缺乏的发生率在 5% ~ 84% 之间。孕期维生素 D 缺乏可增加母体早产、子痫前期、剖宫产的风险，还可造成胎儿宫内生长受限、影响子代体成分，干扰免疫系统、呼吸系统和神经系统发育，甚至增加其成年后相关疾病的发生风险。因此建议孕产妇检测维生素 D 水平，合理补充维生素 D，避免母子二人发生维生素 D 缺乏引起的相关疾病。

　　孕产妇容易发生叶酸缺乏。孕妇对叶酸的需求急剧上升，如果膳食摄入不足，可出现叶酸缺乏而影响胎儿生长发育。妊娠初期孕妇叶酸缺乏会影响胎儿组织生长分化，导致神经管畸形；发生巨幼红细胞贫血。而且孕妇的血清叶酸水平随孕龄增大而明显下降。因此孕妇也应进行叶酸水平的监测，并给予适当的补充，同时补充铁和维生素 B_{12}，以保证胎儿的正常生长。

　　B 族维生素均为重要的辅酶，参与机体的蛋白质、核酸等的代谢。如孕妇主食摄入较少、摄入主食加工过于精细都会导致 B 族维生素摄入不足。建议孕妇适当摄入一些 B 族维生素含量丰富的杂粮、豆类、深色蔬菜及动物内脏，以减少 B 族维生素缺乏。

　　另外，研究显示胎膜早破可能与孕妇血液维生素 C 和维生素 E 的含量低有关，通过食物或药物补充可减少婴儿致残率和病死率。孕妇口服维生素 K 可以增加胎儿血清维生素 K 的浓度，有利于预防维生素 K 缺乏性出血。补充复合维生素还能帮助减轻自闭症的发生。

　　胎儿生长发育需要多种维生素，在补充维生素方面，首先可在孕前早期预防维生素的缺乏，孕期定期检测血清维生素浓度；同时还需注意维生素和维生素之间的协同作用、维生素与其他营养元素之间的相互作用，以确保科学的、合理的补充维生素。

二、婴幼儿补充维生素

　　婴幼儿可以从母乳和食物中获得各种营养元素。如果母乳营养均衡、食物摄入平衡，即可获得大多数维生素。一般来说，B 族维生素、维生素 C 和维生素 E 不需要额外补充；但因需要量大等原因，维生素 A、维生素 D 和维生素 K 需要补充。

维生素 A 缺乏被认为是世界上四大营养缺乏病之一，婴幼儿是易感人群之一。严重的维生素 A 缺乏患者死亡率可达一半以上。按儿童保健工作规范的要求，在出生后 2 周即给予预防佝偻病的维生素 AD 滴剂，在预防佝偻病的同时也补充了维生素 A，所以 0~1 岁婴儿维生素 A 缺乏情况不明显，但 1 岁后如果不能从食物中获得足够的维生素 A，包括摄入不足、吸收障碍、代谢障碍等，就需要补充维生素 A。对于以下两类婴幼儿可预防性补充维生素 A：维生素 A 缺乏流行地区或可疑亚临床型维生素 A 缺乏大量存在地区的儿童和患有麻疹、腹泻、呼吸系统疾病、水痘、其他严重的感染性疾病或蛋白质-热能营养不良的维生素 A 缺乏高危儿童。

维生素 D 缺乏对 0~3 岁儿童来说是需要重点防范的问题。由于人群饮食差异、婴幼儿个体差异、户外活动时间和食品生产等多方面的原因，均可以导致维生素 D 缺乏。即便是母乳喂养的婴儿也应该补充维生素 D。建议 6 岁以下的婴幼儿预防性的补充维生素 AD，如果出现枕秃、盗汗等症状后也应进行缺钙的筛查和确诊，如发生佝偻病、维生素 D 缺乏性手足抽搐等应进行治疗。婴幼儿保证每天 2 小时以上的日光照射，体内维生素 D 的含量能明显提高。但在阳光缺乏的冬春季节，应该特别注意维生素 D 的补充。

维生素 K 缺乏好发于 0~3 个月的母乳喂养的婴儿，可导致颅内出血，致残和致死率高，部分婴儿甚至来不及送往医院治疗就已死亡。维生素 K 的缺乏可由母亲服用干扰维生素 K 代谢的药物、喂养延迟、母体通过胎盘传输给婴儿的维生素 K 不足、婴儿胆道疾病、婴儿肠道正常菌群减少等原因导致。许多国家对所有婴儿进行 1 次性肌肉注射维生素 K_1 的方法予以常规预防。

三、儿童青少年补充维生素

儿童青少年处于身体、智力发育期，如能保证充足均衡的饮食，即可获得绝大多数维生素；保持一定的日光照射，也能得到充足的维生素 D，满足机体需要。但是越来越多的儿童青少年存在饮食不规律、挑食、偏食、不爱吃水果蔬菜等情况，维生素摄入因此受到影响。部分体弱多病、免疫力低、偏瘦不长个、注意力不集中、记忆力差的儿童及青少年也可适当补充维生素。

四、成人补充维生素

成人可通过均衡的饮食获得各种营养元素，但在日常生活中会受到各种影响而发生维生素缺乏。中国居民最普遍的影响体内维生素状态的是吸烟和酗酒。

吸烟可导致体内血浆维生素 A、维生素 C、维生素 E、β-胡萝卜素和超氧化物歧化酶的浓度显著降低，且吸烟史越长越明显；而过氧化脂质明显升高，提示吸烟者体内抗氧化能力下降。被动吸烟患者血清维生素 C 的浓度也会明显降低。其可能的原因包括：

(1)从烟草中吸入的镉能干扰锌的吸收，继而影响维生素 A 的水平。

(2)维生素 C 与铅形成溶解度较低的盐，降低了体内有活性的维生素 C 的浓度。

(3)香烟中的尼古丁有降低食欲的作用，也影响了维生素 A、维生素 C 和叶酸的摄入和吸收。

(4)香烟中含有的大量氧自由基，促进氧化反应，消耗了抗氧化的维生素和超氧化物歧化酶。

研究显示，吸烟者摄入的维生素 C、维生素 E 和 β-胡萝卜素明显低于不吸烟者和戒烟者，这与吸烟者摄取的水果蔬菜的量相关。因此吸烟者需要补充维生素。补充维生素 C 可以改善血管内皮细胞的功能，舒张血管，延缓心血管疾病的发生发展；补充维生素 C 和维生素 E 能降低吸烟导致肺癌的危险；补充维生素 D 也有改善吸烟引起的慢性阻塞性肺疾病的危险。

酗酒者需要补充多种维生素。酗酒者血浆维生素 C、维生素 E 和 β-胡萝卜素显著低于不饮酒者，且饮酒量越高，这些维生素的血浆含量越低；肝脏中的维生素 C、维生素 E 含量也下降，导致酗酒者抗氧化能力降低，适当补充维生素 C、维生素 E 能提高抗氧化能力，减轻体内氧自由基损伤。酗酒者胃肠道吸收能力减弱，需补充 B 族维生素。嗜酒者常以酒代餐，甚至数日不进食，引起胃肠功能紊乱及小肠黏膜病变使吸收不良；还会增加慢性肝病的发生率，使硫胺贮存、硫胺转化成活性焦磷酸硫胺素的能力下降，影响脑功能，发生韦尼克脑病(Wernicke's encephalopathy，WE)，出现经典的"三联征"症状，譬如眼外肌麻痹、精神异常(如注意力、记忆力和定向力障碍，精神涣散、易激惹、情感淡漠和痴呆等)及共济失调(患者站立、行走困难，个别患者可出现吟诗样语言)。临床上对于酗酒者使用维生素 B_1 防止韦尼克脑病的发生。酒精还会干扰维生素 B_6、维生素 B_{12} 和叶酸的吸收，继而影响同型半胱氨酸的代谢，导致心血管疾病的发生。临床上对于酗酒者补充维生素 B_6、维生素 B_{12} 和叶酸以降低心血管疾病的发生率。

另外，成人还受到环境和生活方式的影响，会发生高脂血症、肥胖、糖尿病等慢性病，如何补充维生素将在"慢性病与元素营养"这一章讲述。

五、老年人补充维生素

老年人组织代谢逐渐缓慢，器官机能下降，免疫功能降低，抗病原微生物能力比青壮年减弱很多。老年人往往会出现骨质疏松、皮肤老化、抵抗力差等问题。因此老年人在饮食量下降的情况下更要注重饮食均衡，另外可适当补充维生素。

补充维生素 A，可降低气管和肺脏疾病发病率，改善皮肤疾病的发生；补充维生素 D，可增加钙磷的吸收，减缓骨质疏松、预防骨折的发生；补充 B 族维生素，可缓解因食量下降、吸收功能减弱引起的 B 族维生素不足，帮助改善头痛、眩晕、耳鸣、失眠等神经系统非特异性症状；老年人还可适当补充维生素 E 和维生素 C，帮助机体清除氧自由基、抵抗感染。另外在补充脂溶性食物维生素时，也应适量吃一些荤菜。

总之，由于生活环境和生活习惯的不同，每个人缺乏的维生素种类可能并不一样，我们应该根据自己的情况来判断应该适量补充的维生素种类。

◎ **思考题**

    1. 长期补充维生素是否有利于健康？

    2. 从社会和个人层面分析如何避免维生素缺乏？

◎ **本章主要名词概念**

    维生素(vitamins)：是在人体生长、代谢、发育过程中所必需的一类微量有机物质，是七大营养要素之一，是保持人体健康的重要物质。

    脂溶性维生素(lipid-soluble vitamins)：是指不溶于水而溶于脂肪及有机溶剂的维生素，主要参与机体结构单元的代谢，包括维生素 A、D、E、K 等。

    水溶性维生素(water-soluble vitamins)：是能在水中溶解的一组维生素，主要是作为辅酶参与机体能量代谢，包括 B 族维生素(包括维生素 B_1、维生素 B_2、维生素 B_6、维生素 B_{12}、叶酸、生物素、泛酸及烟酸)和维生素 C。

◎ **本章小结**

    虽然维生素在体内的含量很少，但不能完全由人体自身合成，因此需要从食物中获得。一般来说，如果保持均衡的膳食，不存在摄入不足的情况，因此不需要额外补充；但目前仍存在因为摄入不足和吸收障碍等导致的维生素缺乏，另外在某些疾病治疗过程中也需要补充维生素。补充维生素要避免过量引起的中毒。

◎ **本章习题**

    1. 素食者可能会有哪些维生素缺乏？

    2. 分析自己是否存在维生素缺乏，是否需要额外补充？

◎ **小组讨论**

    1. 当前大学生中不良生活方式对体内维生素含量的影响。

    2. 偏食会导致哪些维生素缺乏？

◎ 课外阅读参考文献

[1]中国营养学会. 中国居民膳食营养素参考摄入量[M]. 修订版. 北京：中国标准出版社，2014.

[2]中国营养学会. 中国居民膳食指南（2016）[M]. 北京：人民卫生出版社，2016.

第六章　膳食纤维与人体健康

【本章学习目标与要求】
1. 了解膳食纤维的种类
2. 理解膳食纤维的生理功能与疾病的联系
3. 掌握膳食纤维的摄取方法

随着营养学和相关科学的深入发展，人们逐渐发现了膳食纤维具有相当重要的生理作用。在膳食构成越来越精细的今天，膳食纤维更成为学术界和普通百姓关注的物质，并被营养学界补充认定为第七类营养素，和传统的六类营养素——蛋白质、脂肪、碳水化合物、维生素、矿物质与水并列。

第一节　什么是膳食纤维

一、膳食纤维的定义

"膳食纤维"一词的出现最早可追溯到 20 世纪 50 年代，之后经过近半个世纪，其概念不断完善(表6-1)。1999年11月2日，在第84届美国临床化学年会(AACC)上专门举行会议对膳食纤维的定义进行了讨论。膳食纤维(dietary fiber，DF)被定义为"不能被人体内源酶消化吸收的可食用植物细胞、多糖类碳水化合物、木质素以及相关物质的总和"。2007年欧洲食品安全局提出的膳食纤维定义除了指出其化学本质外，还特指具有3个或以上单体的多糖。2009年6月，国际食品法典委员会对膳食纤维的定义不仅将组成单体扩展到具有10个或以上单体的碳水化合物，还就其对健康表现出的有益生理功能进行了界定。

综上所述，膳食纤维定义包含以下几个概念：①来源于已经证实的食物原料；②不能被人体内源酶消化吸收；③化学本质属于糖类，其组成单元包含3个或以上单体，在体内环境下基本不提供能量；④具有可以明确检测的生理功能。现代研究表明，人们食物中的膳食纤维若摄入不足，可以导致便秘、肥胖、糖尿病、动脉粥样硬化等众多疾病。因此，膳食纤维已经被公认为人类第七大营养素。

表6-1　　　　　　　　不同年份膳食纤维的概念及其研究概况[1]

时间	膳食纤维概念的提出及研究情况
1953	Hipsley 提出"膳食纤维"术语
1972—1976	Trowell 等把膳食纤维定义为"不能被消化道酶消化的植物细胞壁成分"
1976	Trowell 等把膳食纤维的概念拓宽，认为膳食纤维包括纤维素、半纤维素、木质素、树胶、人造纤维素、海藻胶、寡糖、果胶、蜡质、角质、软木脂等膳食中的非淀粉多糖和木质素
1976—1981	Asp 等发展了针对定量分析食物中的有关成分的相应定义
1979	Prosky 开始对膳食纤维概念及方法的一致的看法进行总结
1980	在 AOAC 年会上，多位学者对膳食纤维形成一致看法
1981—1985	Prosky 等许多学者合作研究并认可了一致的研究方法

[1]　谢碧霞，李安平. 膳食纤维[M]. 北京：科学出版社，2006.

续表

时间	膳食纤维概念的提出及研究情况
1985	AOAC 确定了分析总膳食纤维的方法 AOAC985.29
1985—1988	研究方法的不断发展，对不溶性和可溶性膳食纤维进行研究
1991	AOCA 确定了食品中可溶性膳食纤维的分析方法 AOAC991.42
1988—1994	Lee 等根据膳食纤维的定义，对研究方法进行完善
1992	重新确定生理学膳食纤维概念
1993	再次对膳食纤维的生理学概念、组分进行国际间讨论
1994	AOAC 对复杂碳水化合物的概念及膳食纤维的生理学定义及组分进行确定，膳食纤维包括可食的非淀粉多糖、木质素及不能被人的消化酶消化的其他相关物质。并把 AOAC985.29 作为膳食纤维的分析方法。
1998	AOAC 委派科学委员会重新评定膳食纤维的定义

二、膳食纤维的分类

膳食纤维按溶解性、发酵程度、来源不同等可分成以下几类：

1. 根据溶解性分类

膳食纤维(DF)按溶解性不同可分为可溶性膳食纤维(soluble dietary fiber，SDF)和不溶性膳食纤维(insoluble dietary fiber，IDF)，这是目前认可的最主要分类方式。可溶性膳食纤维是指不被人体消化道酶消化，但可溶于温热水，和水结合形成凝胶状物质，且其水溶液又能被其四倍体积的乙醇再沉淀的那部分膳食纤维，主要包括：①植物细胞壁内的储存物质和分泌物；②部分半纤维素；③部分微生物多糖；④合成类多糖，如果胶、魔芋多糖、瓜儿豆胶、阿拉伯糖等。不溶性膳食纤维是指不被人体消化道酶消化且不溶于热水的那部分膳食纤维，主要是植物细胞壁的组成成分，包括半纤维素、不溶性半纤维素、木质素、抗性淀粉；一些不可消化的寡糖；虾、蟹等类动物表皮中所含的甲壳素；植物细胞壁的蜡质与角质；不消化的细胞壁蛋白等。

2. 根据在大肠内的发酵程度不同分类

按人体内发酵程度不同，可将膳食纤维分为部分发酵类纤维和完全发酵类纤维。部分发酵类纤维包括纤维素、半纤维素、木质素、植物蜡和角质等；完全发酵类纤维包括β-葡聚糖、果胶、瓜儿豆胶、阿拉伯胶、海藻胶和菊粉等。

3. 根据来源不同分类

膳食纤维根据来源不同可分为植物类膳食纤维、动物类膳食纤维、微生物类膳食纤维、海藻多糖类膳食纤维和合成类膳食纤维。其中，植物类膳食纤维是目前人类摄入膳食纤维的主要来源，也是研究和应用最为广泛的一类。植物类膳食纤维包括纤维素、半纤维素、木质素、果胶、阿拉伯胶、明胶等。粮谷类中的纤维主要以纤维素和半纤维素为主，水果和蔬菜中的纤维主要以果胶为主。动物类膳食纤维包括甲壳素、壳聚糖、胶原等。微生物类膳食纤维主要包括黄明胶等。海藻多糖类膳食纤维同陆生植物一样主要由细胞壁结构多糖、纤维素、半纤维素等构成，但也有甘露聚糖、木聚糖等特例。此外，藻类植物细胞间质多糖：如琼胶、卡拉胶、褐藻胶、马尾藻聚糖、岩藻聚糖、硫酸多糖等都属于海藻膳食纤维的成分。合成类膳食纤维包括羧甲基纤维素、甲基纤维素、葡聚糖等。葡聚糖属于半合成的水溶性膳食纤维，具有优良的品质改良作用，如颗粒悬浮、控制黏度、利于膨胀、奶油口感、热处理稳定性等，在冷饮、糕点等食品中应用广泛。

三、膳食纤维的化学成分

膳食纤维是一组非均一的复杂的天然大分子物质，主要成分包括纤维素、半纤维素、果胶、木质素等。

1. 纤维素

纤维素是构成高等植物细胞壁的主要材料，其化学结构如图6-1所示。纤维素不溶于水，但是将纤维素中的羟基由甲基、羟丙甲基和羧甲基取代，形成纤维素衍生物，就可转变为溶于水的纤维素胶。纤维素和纤维素衍生物都是膳食纤维，常用做食品配料，添加到焙烤食品中，既可增加食品膳食纤维含量，发挥膳食纤维的功能特性，也可增加食品的保水性和保质期。

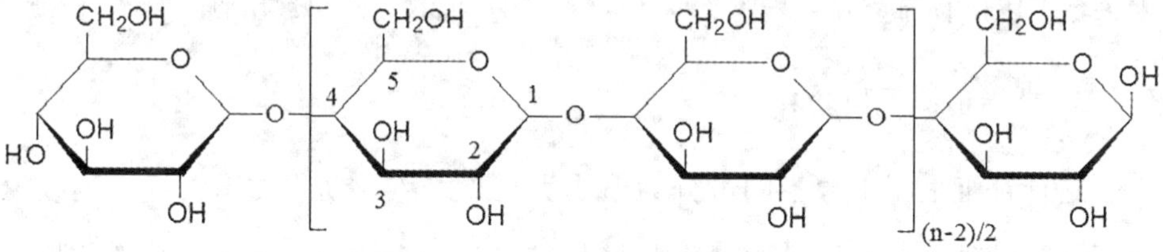

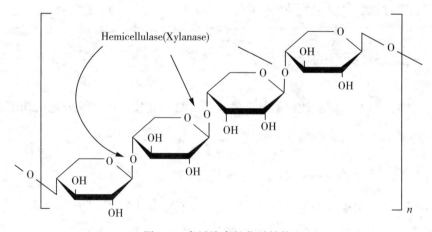

图 6-1　纤维素的化学结构

2. 半纤维素

半纤维素是一种细胞壁多糖，主链和支链由不同种类的单糖分子组成，大多是由 2~4 种不同糖基组成的杂糖，半纤维素的化学结构如图 6-2 所示。半纤维素的水溶性与其单糖组成种类和构成结构相关，一般来说，主链上取代基越少，分子越呈线形结构，水溶性越差；主链上取代基越多，分子越不规则，水溶性越好。阿拉伯木聚糖、半乳糖甘露聚糖、木糖葡聚糖和葡聚糖是最为重要的半纤维素，也是豆类和谷物膳食纤维的重要组成部分。

图 6-2　半纤维素的化学结构

3. 果胶及果胶类物质

天然果胶类物质以原果胶、果胶、果胶酸的形态广泛存在于植物的果实、根、茎、叶中，是细胞壁的一种组成成分，它们伴随纤维素而存在，构成相邻细胞中间层黏结物，使植物组织细胞紧紧黏结在一起。原果胶是不溶于水的物质，但可在酸、碱、盐等化学试剂及酶的作用下，加水分解转变成水溶性果胶。果胶及果胶类物质主要存在于豆类和果蔬中，其凝胶特性对维持膳食纤维的结构和生理功能起着重要的作用。

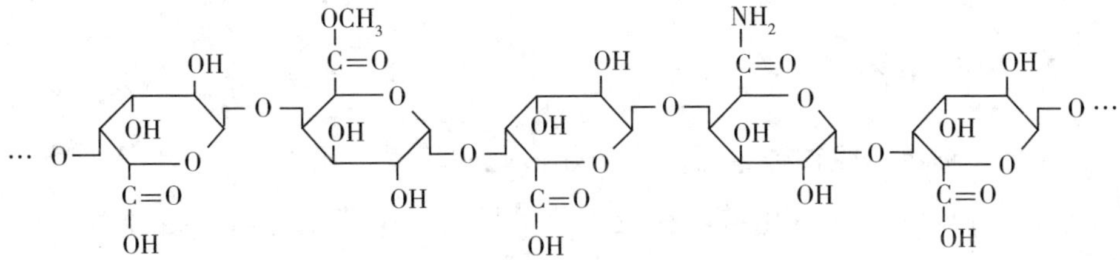

图 6-3 果胶的化学结构

4. 木质素

木质素不是多糖物质，是一种广泛存在于植物体中的无定形的、分子结构中含有苯基类丙烷的聚合物。木质素的亲水性差，是使植物木质化的物质，在木本植物中起支撑作用。本质素几乎不能受生物化学分解，大都与碳水化合物紧密结合，很难将其分离出来。因此，木质素与碳水化合物一起构成膳食纤维的组成成分。

5. 糖蛋白

糖蛋白是分支的寡糖链与多肽链共价相连所构成的复合糖。在糖蛋白中，糖的组成常比较复杂，有甘露糖、半乳糖、岩藻糖、葡糖胺、半乳糖胺、唾液酸等。纯净的膳食纤维中蛋白质含量很少，若用专门的溶剂将其中的糖蛋白分离出来，糖蛋白中含蛋白质的量为 14% 左右。从小麦和大豆纤维中分离出来的属于富含羟脯氨酸的糖蛋白。

四、膳食纤维的理化特性

膳食纤维具有吸水、黏滞、阳离子交换、吸附、细菌发酵等作用。

1. 吸水性

膳食纤维化学结构中含有羧基、羟基、氨基、醛酮基等许多亲水基团，具有很高的保水性。膳食纤维的该种特性能增加人体排便的体积与速度，所以膳食纤维可用于预防便秘等肠道疾病，降低肠癌的发病率。

2. 高膨胀性和黏性

组成单糖单体往往数量较多、但热值几乎为零，比重小、体积大。富含膳食纤维的食物进入消化道内，由于分子量大，在消化道与水结合而膨胀，可形成高黏度的胶体，能大量束缚水，束缚水后体积更大，扩充占据了消化道的容积，在减少了进食量的同时几乎不产生能量，易引起饱腹感，另外可影响肌体对食物其他成分的消化吸收，有利于减肥。

3. 阳离子交换

膳食纤维分子结构中包含羧基等侧链基团，通过可逆交换阳离子，一方面影响矿质元素的吸收，调节渗透压、氧化还原电位、pH 值等；另一方面也可通过交换重金属离子降低其毒性。

4. 吸附

膳食纤维对脂类有机物具有吸附作用，还能吸附消化道内的有害物质，并促进其排出体外。

5. 调节肠道益生菌群

膳食纤维虽不能被小肠中内源酶分解，但能作为大肠中寄生的各种微生物的初级原料被不同程度的分解发酵，有利于很多益生菌的生长，改善肠道微环境。

五、膳食纤维的代谢

目前普遍认为膳食纤维在人的口腔、胃和小肠内不能消化，而是直接通过人体消化系统随粪便排出体外。实际上在大肠和结肠内的一些微生物可对部分膳食纤维进行不同程度的降解。因此，膳食纤维的净能量不严格等于零。膳食纤维被降解的程度、速度与膳食纤维的溶解性、化学结构、粒度大小及进食方式等多种因素相关。其中，组成膳食纤维的单糖和糖醛酸的种类、结构、数量及其主链间的成键方式是膳食纤维被肠道微生物降解程度的主要影响因素。水溶性膳食纤维如果胶、海藻胶等，在大肠和结肠中容易被降解，而纤维素等不溶性膳食纤维却不易被肠道微生物所降解。膳食纤维在肠道的降解，会影响膳食纤维某些生理功能作用。有人在海藻膳食纤维清除重金属的研究中发现，海藻可溶性膳食纤维因被肠道微生物降解，使被吸附的重金属释放，而被生物体再吸收，因而膳食纤维的降解作用也存在对机体不利的一面。

六、膳食纤维与其他营养素的相互作用

人们在摄入膳食纤维发挥它的有效生理功能同时，它是否会影响其他有益营养素如可利用碳水化合物、蛋白质、脂肪和矿物元素的重要生理功能，是人们极为关注的问题。

1. 膳食纤维与蛋白质的相互作用

膳食纤维含量增加使粪便中氮的排出量增加，而尿氮含量下降。有研究表明，用添加5%瓜儿豆胶的蛋白质喂养动物，动物粪便中蛋白氮数量增加，尿中氮含量减少而全部氮持留率保持不变。用添加10%植物胶的膳食喂养动物，结果发现蛋白质的消化率下降5%~10%。蛋白质效率生物分析发现，果胶能降低蛋白质的利用率。人体试验表明，高纤维膳食、高纤维水果、蔬菜

膳食等可使粪便中氮的损失增加。因此，膳食纤维会对氮代谢和氮的生物利用产生一定影响。但是，粪便中氮含量的增加无论是由于膳食中的氮含量、肠道分泌物、细菌活性的增加引起，还是所需营养素的增加引起，对摄入足量的蛋白质所引起的损失是很少的，在营养学上几乎没有产生影响。

2. 膳食纤维与脂肪的相互作用

膳食纤维含量增加会加大脂肪的排出量，但对脂肪的吸收无明显影响。许多研究表明，大鼠摄入半纤维素后，脂肪的排出量会明显增加。膳食中含有较多水果、蔬菜及粗面包和谷物产品时，人体脂肪的排出量增加，并且随着纤维含量的增加，粪便中脂肪含量也增加。虽然高纤维使粪便脂肪排出量增加，但对脂肪营养学上的影响不是很大，因为大多数实验数据表明脂肪的吸收保持在95%左右。

3. 膳食纤维与可利用碳水化合物的相互作用

目前大多数研究认为膳食纤维会改变可利用碳水化合物的吸收，其可能原因有3种：①纤维可改变物料的黏度；②纤维会引起胃排出比率的下降；③可利用碳水化合物吸收活性下降，因为纤维改变了吸收绒毛膜活动层的厚度并减缓黏膜表面的吸收。一些活体内和活体外实验表明，围绕绒毛表面的流动状凝胶膜会使其黏度上升而引起绒毛表面厚度增大。这些解释是否能够说明纤维能引起可利用碳水化合物吸收的下降，还有待于进一步的研究证实。

4. 膳食纤维与微量元素的相互作用

膳食纤维虽然与人体健康密切相关，但也并非是越多越好，膳食纤维如果摄入太多，不仅会引起一些身体不适，而且还会影响人体对脂肪、蛋白质、无机盐和某些微量元素的吸收。而这些营养素的摄入量不足会造成骨骼、心脏、血液等脏器功能的损害，降低人体免疫力。研究表明，膳食纤维最大的副作用可能是使某些脂溶性维生素的吸收下降。国内有一项研究发现膳食纤维对血清维生素 A、维生素 B_1 水平有不良影响，但是对钙的吸收无不良影响。通过研究有关膳食纤维对营养素吸收影响的实验发现，不同的膳食纤维对矿物质和微量元素的吸收利用有不同的影响。① 并且总结出膳食纤维对于矿物质吸收的作用主要依赖于：①纤维的性质；②纤维的量；③相关物质如植酸的存在；④相关矿物质的动态平衡。由此可见，人体内微量元素吸收受多种因素的影响，除了来自食物之外，还有微量元素之间的相互作用，以及机体自身对微量元素含量平衡的调节。总体来说，食品中含有膳食纤维或相关物质而使维生素类物质有效性降低的程度在大多数情况下是很低的，只要摄入的维生素足够，体内维生素的状况不会受到影响。

◎ 思考题

1. 膳食纤维具有哪些特性？
2. 膳食纤维对人体健康有何利弊？

第二节　膳食纤维与人体健康

一、膳食纤维的生理功能

膳食纤维既不能被胃肠道消化吸收，也不能产生能量。因此，曾一度被误认为是一种"无营养价值的物质"而长期得不到足够的重视。然而，随着营养学和相关科学的深入发展，人们逐渐发现了膳食纤维具有相当重要的生理功能。

1. 膳食纤维与肠道健康

经消化吸收后的食物残渣到达结肠后被微生物发酵产生多种有毒代谢物，而膳食纤维在胃和小肠内不能被消化吸收，因此可以稳定地通过上消化道到

---

① 李宁，江骥，胡蓓等. 膳食纤维对营养素吸收的影响[J]. 食品科学，2006，10（27）：588-592.

达结肠吸附、螯合有毒代谢物，从而减少其对肠壁的刺激。另外，膳食纤维特别是可溶性膳食纤维能被肠道内的有益菌如双歧杆菌、乳酸菌等选择性吸收利用，促进有益菌的繁殖，调节肠道菌群平衡，使肠道内 pH 值下降，有利于矿物质的吸收。不溶性膳食纤维则能增加粪便体积和促进排便更加规律。因此，合理摄入膳食纤维可以保持肠道内微生物和代谢产物的平衡，对人体肠道健康有着非常重要的作用。

2. 膳食纤维的降糖功能

目前国内外大量文献研究显示，膳食纤维的摄入量与糖尿病发病率呈负相关性，摄入膳食纤维的含量越高患糖尿病概率越低。而且经常服用高膳食纤维食品对糖尿病病情控制十分有效。由于糖尿病发病原因与发病机制非常复杂，因此膳食纤维对糖尿病的预防作用机理还需做进一步研究。目前提出的膳食纤维降糖机理可能包括以下几点：①减慢胃排空速度，延缓食糜进入十二指肠从而延长糖类物质的消化吸收时间；②与食糜形成胶团，包裹消化酶如 α-淀粉酶，抑制酶活性，从而降低碳水化合物的水解速度；③通过摄入膳食纤维可提高小肠内容物黏度，从而阻碍葡萄糖的扩散；④膳食纤维与葡萄糖结合，降低小肠内游离葡萄糖的浓度；⑤摄入膳食纤维后可提高肝脏中与糖分解代谢有关酶的活性，使肝细胞上胰岛素受体数目增多，进一步增加与胰岛素的结合能力。总之，摄入膳食纤维可抑制血糖的生成和血胰岛素的上升，能改善末梢神经组织对胰岛素的要求量，降低胰岛素的分泌，从而达到调节血糖水平的目的。

3. 膳食纤维的降脂功能

高血脂对人体的危害很大，容易出现一些并发症如：冠心病、脑梗死、脑卒中、脂肪肝等。不同种类不同来源的膳食纤维降血脂机理不尽相同，到目前为止，大体分为以下几个途径：①膳食纤维具有吸附束缚胆酸盐的能力，并可促进其排出；②膳食纤维在盲肠发酵产生短链脂肪酸，抑制胆固醇合成；③膳食纤维改变酶活性，影响脂代谢等。目前通常认为膳食纤维能够降低胆固醇的主要原因是其具有在小肠中束缚胆酸盐并促进其排出的能力，人体中通过合成胆汁酸而被分解代谢的胆固醇占 40%~50%，膳食纤维能通过吸附胆汁酸，并对其二次吸收进行干扰，从而降低血中胆固醇和甘油三脂消化产物分子团的溶解性，导致机体吸收胆固醇及甘油三脂的效果抑制或延缓。

4. 膳食纤维的降压功能

膳食纤维中的酸性多糖类具有较强的阳离子交换功能，与 Ca^{2+}、Zn^{2+}、Cu^{2+} 等离子交换时，能改变阳离子的瞬间浓度，故对消化道的 pH 值、渗透压及氧化电位产生影响，形成一个理想的缓冲环境。而且它能与肠道中的 Na^+、K^+ 进行交换，促使血液中的 Na^+、K^+ 比值降低，直接产生降血压的作用。

5. 膳食纤维的其他生理功能

膳食纤维提供的能量低于普通碳水化合物，具有较强的吸水功能和膨胀功能，在食物中吸水膨胀并形成高黏度的溶胶，容易产生饱腹感。膳食纤维能抑制进食，降低食物的消化率，减慢胃排空时间，因此摄入膳食纤维能有效控制体重。此外，膳食纤维能在肠道内促进肠壁的有效蠕动，使肠的内容物迅速通过肠道并排出体外，减少食物在肠道中的停留时间，同时膳食纤维在大肠内经过细菌发酵可以直接增加纤维中的水分，使大便变得稀软，从而起到通便作用，能有效防治便秘。膳食纤维还能通过吸附 NO_2^- 阻碍硝胺的形成，从而防止胃癌，通过吸附 Cd^{2+}、Pb^{2+}、Hg^{2+} 等重金属离子缓解重金属中毒作用，达到减少致癌的风险等。

表 6-2　　　　　　可溶性和不溶性膳食纤维在生理功能方面的差别

生理作用	不溶性膳食纤维	可溶性膳食纤维
咀嚼时间	延长	缩短
胃内滞留时间	略有延长	延长
对肠道 pH 值的变化	无	降低
与胆汁酸的结合	极弱	较高
可发酵性	结合	不结合
肠黏性物质	偶有增加	增加

续表

生理作用	不溶性膳食纤维	可溶性膳食纤维
大便量	增加	关系不大
血清胆固醇	不变	下降
食后血糖值	不变	抑制上升
防治大肠癌	有预防作用	不明显

三、膳食纤维与疾病的关系

国内外相关研究表明膳食纤维的摄入可以减少如高血压、糖尿病、肥胖、高血脂、脑卒中等疾病的患病风险。反之，如果人体对膳食纤维摄取不足则可能导致某些疾病的发生。膳食纤维与疾病的关系如图 6-4 所示。

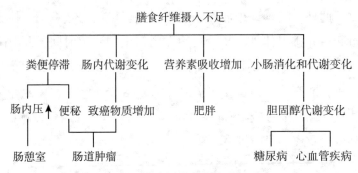

图 6-4　膳食纤维与疾病的关系

1. 膳食纤维与糖尿病

糖尿病是一种多发代谢性疾病，主要表现为糖代谢异常，严重者可导致急性和慢性并发症。大量研究显示膳食纤维的高摄入与 2 型糖尿病的发病风险呈负相关。国内外相关研究进行回顾性分析发现增加膳食纤维的摄入可以改善 2 型糖尿病患者的预后。Silva 等进行的一项 Meta 分析显示，膳食纤维的摄入量增加可以改善 2 型糖尿病患者的血糖水平。[①] 北京协和医院于康教授的研究团队也得到了类似的研究结果。他们对 30 例 2 型糖尿病患者，先后给予含膳食纤维溶液(7.5g/d)和不含膳食纤维溶液，结果发现食用含水溶性膳食纤维时，餐后胃排空显著延迟。而胃排空延迟与 2 型糖尿病患者的餐后血糖($r=-0.547$)及血胰岛素水平($r=-0.444$)显著负相关。该研究证实可溶性膳食纤维可改善糖尿病患者的餐后血糖。国内另一研究通过观察 934 例 2 型糖尿病患者糖化血红蛋白(HBA1c)水平发现，食用高膳食纤维的 2 型糖尿病患者比食用低膳食纤维患者的糖化血红蛋白(HBA1c)更低。对 2 型糖尿病病例组和对照组(各 126 例)进行的问卷调查显示，2 型糖尿病患者的每日膳食纤维摄入量显著低于对照组。[②]

2. 膳食纤维与肠道肿瘤

膳食纤维可降低结肠癌发生的风险性，这一结论已被世界卫生组织、世界粮农组织等国际专业机构认可。通过临床实验和调查研究发现，膳食纤维防治结肠癌机理可能为：①抑制腐生菌生长，结肠中一些腐生菌能产生致癌物质，而肠道中一些有益微生物能利用膳食纤维产生短链脂肪酸，这类脂肪酸，特别是丁酸能抑制腐生菌生长。②减少致癌物与结肠的接触机会，膳食纤维能促进肠蠕动，增加粪便体积，从而减少致癌物与结肠接触机会。③减少次生胆汁酸的产生。胆汁中的胆酸和鹅胆酸可被细菌代谢为次生胆汁酸和脱氧胆酸，这两者都是致癌剂和致突变剂，膳食纤维束缚胆酸和次生胆汁酸，将其排出体外。④产生丁酸，通过抑制肿瘤细胞分化并诱导其凋亡、抑制癌变结肠黏膜细胞增殖、诱导谷胱甘肽转化酶合成、抑制诱变物质(如亚硝胺等)潜在毒性，而发挥抗癌作用。⑤不溶性膳食纤维本身携带有其他生物活性物质，如植酸、阿魏酸等，它们对癌症的形成有抑制作用。大多数不溶性膳食纤维具有抗癌作用，而可溶性膳食纤维不具抗癌作用，目前意见尚未统一，

---

① Silva F M, Kramer C K, Almeida J C, et al., Fiber intake and glycemic control in patients with type 2 diabetes mellitus: a systematic review with meta-analysis of randomized controlled trials[J]. Nutr Rev, 2013, 71(12): 790-801.

② 于康，柯关云，赵维钢，等. 可溶性膳食纤维对 2 型糖尿病患者胃排空血糖和血胰岛素的影响[J]. 中华临床营养杂志，2013，2(21): 3-7.

这是因为膳食纤维不同组分对结肠癌的形成有不同的作用。

3. 膳食纤维与心脑血管疾病

大量临床资料和研究证实，高胆固醇血症是高血压、心脏病和动脉粥样硬化等心血管疾病发生的重要因素之一。人体中的胆固醇来源主要有两种：一是从外源食物中摄取，二是体内合成。胆固醇的代谢主要通过分解代谢转化为胆酸，胆酸和胆固醇主要随粪便一起排出体外。而膳食纤维与胆固醇和胆酸的排出量具有密切的关系，膳食纤维可以吸附在肝脏中代谢进入肠道的胆酸，加快胆酸随粪便排出体外，使肠道吸收胆酸的量减少，从而阻碍了胆固醇的肠肝循环。另外，膳食纤维还可直接吸附肠道中的游离胆固醇，使其快速排出体外，从而降低血清胆固醇水平。总之，膳食纤维通过降低胆酸及其盐类的合成与吸收，加速了胆固醇的分解代谢，从而阻碍中性脂肪和胆固醇的胆道再吸收，限制了胆酸的肝肠循环，进而加快了脂肪物的排泄。因此，可直接抑制和预防冠状动脉硬化、胆石症、高脂血症，对心脑血管疾病起到预防的作用。膳食纤维摄入与某些疾病风险的相关性评估如表6-3所示。

表 6-3　　　　**膳食纤维摄入与某些疾病患病风险的相关性评估**

疾病种类	受试者数量	研究次数	相对风险 *	相关系数
心血管病	158327	7	0.71	0.47~0.95
脑卒中**	134787	4	0.74	0.63~0.86
糖尿病	239485	5	0.81	0.70~0.93
肥胖	115789	4	0.70	0.62~0.78

注："＊"为相对风险根据人口、膳食和非膳食因素调整；"＊＊"评估与全谷物摄入、总膳食纤维和谷物纤维相关。

4. 膳食纤维与其他相关疾病

增加膳食纤维可以改善口腔及牙齿功能，降低龋齿和牙周炎的发病率。另外，膳食纤维也有保护胃肠道黏膜、预防胆结石、预防女性乳腺癌、防治痔疮和便秘的作用。

◎ 思考题

1. 过少或过多食用膳食纤维会给人体健康带来哪些健康隐患？
2. 膳食纤维预防肠道肿瘤的作用机制是怎样的？

第三节　膳食中的纤维素

一、膳食纤维的食物来源

　　膳食纤维的资源非常丰富，主要存在于海藻、农产品和食品加工过程中的下脚料和废弃物中。植物性食物是膳食纤维的最主要来源，含纤维最高的食物是未经加工的种子和谷粒，如糙米和胚芽精米，以及玉米、小米、大麦、小麦皮（米糠）和麦粉（黑面包的材料）等；菌藻类食物如木耳、蘑菇、海带、紫菜等膳食纤维含量也非常丰富。若以每1000千卡能量食物中所含纤维为衡量基础，则绿叶蔬菜，尤其是白菜类是膳食纤维的最好来源。某些根茎类蔬菜，如萝卜和胡萝卜也是很好的来源。绿叶蔬菜和植物的茎的膳食纤维比含淀粉多的块根和块茎含量高。常见供给源食品的膳食纤维含量如表6-4所示。

表6-4　　　　　　　　　常见供给源食品的膳食纤维含量

类别	食物名称	膳食纤维含量 （g/100g）	食物名称	膳食纤维含量 （g/100g）
谷类	稻米（大米）	0.7	小米	1.6
	黑米	3.9	黄米	4.4
	高粱米	4.3	鲜玉米	2.9
	青稞	13.4	标准小麦粉	2.1
	麸皮	31.3	燕麦片	5.3

续表

类别	食物名称	膳食纤维含量（g/100g）	食物名称	膳食纤维含量（g/100g）
干豆类	绿豆	6.4	带皮蚕豆	10.9
	黄豆	15.5	黑豆	10.2
	豌豆	10.4	扁豆	6.5
	豇豆	7.1	芸豆(白)	9.8
	豆腐干	0.8	腐竹、千张	1
蔬菜	竹笋	1.8	豆角	2.1
	荸荠(马蹄)	1.1	荷兰豆	1.4
	甘薯(红心)	1.6	四季豆	1.5
	胡萝卜(红)	1.1	鲜香菇	2.1
	苦瓜	1.4	绿豆芽	0.8
	西兰花	1.6	大白菜	0.6
	茄子	1.9	菠菜	1.7
	青尖椒	2.1	小白菜	1.1
	黑木耳	29.9	芹菜	1.4
	银耳	30.4	蒜苗	1.8
水果	苹果	1.2	芒果	1.3
	鸭梨	1.1	菠萝	1.3
	葡萄	0.4	橙子	0.6
	桃	1.3	香蕉	1.2

（摘自中国食物成分表）

二、膳食纤维的适宜摄入量

由于膳食纤维的复杂性和各地人群的差异性，国际上对膳食纤维的日摄取量还没有统一的标准。相关组织推荐的膳食纤维日摄入量为：美国食品药品监督管理局(FDA)建议成人每天摄取膳食纤维 20~35g；英国营养学家建议每天摄入膳食纤维 25~30g；日本的推荐摄入量为每日 20g；加拿大推荐膳食纤维的日摄入量为 22~24g；国际生命科学研究小组建议膳食纤维每日的适宜摄入量为 20g。中国营养学会提出不同能量摄取者膳食纤维的推荐摄入量：低能量 24.13g/d，中能量 29.36g/d，高能量 34.5g/d；中国居民膳食营养素参考摄入量规定每日膳食纤维摄入量为 30.2g 最适宜。对于未成年的儿童青少年来说，膳食纤维的适宜摄入量应遵循"年龄+5"的原则。日常生活中可通过下列途径帮助达到每天摄入 25~35g 的膳食纤维的目标：①三餐主食多吃膳食纤维含量高的食物。可用全麦面包、馒头、面条代替精米精面；用糙米、小米、玉米、燕麦等代替白米煮粥；用土豆、红薯、芋头等薯类食物代替部分主食。②食品多样化。多吃蔬菜水果，尤其是芹菜、韭菜、洋葱、大白菜、莴笋、香蕉、苹果、杏子等含膳食纤维比较丰富的品种，能带皮或带籽食用的尽量吃皮吃籽。

总之，膳食纤维的推荐摄入量既保证了膳食纤维对人体的生理作用，也防止了过多膳食纤维对人体的副作用。膳食纤维有益不等于食品越粗越好，吃韭菜、芹菜应选择鲜嫩的，而且要拔去老丝；吃蚕豆要剥皮，吃豆和玉米要充分煮熟等。而且人在胃肠道异常的情况下，不宜过多强调膳食纤维的摄取。例如，腹泻病人应首选易消化食物，避免膳食纤维摄取过多加快肠胃蠕动，而使病情加重。

◎ 思考题

1. 如何从饮食中摄入适宜的膳食纤维？

2. 为什么某些经过高度处理的可溶性膳食纤维并不是那么安全，可能具有引起肠道菌群失调的副作用？

◎ 本章主要名词概念

膳食纤维(dietary fiber，DF)：指不能被人体消化酶消化，且不被人体吸收利用的一类多糖。主要包括纤维素、半纤维素、果胶、树脂、木质素等。

可溶性膳食纤维(soluble dietary fiber，SDF)：指不被人体消化酶消化，但可溶于热水，和水结合形成凝胶状物质的膳食纤维。

不溶性膳食纤维(insoluble dietary fiber，IDF)：指不被人体消化酶消化且不溶于热水的膳食纤维。

◎ 本章小结

"欲得长生、肠中常清"的中医理论精髓高度概括了膳食纤维的重要作用。科学研究证实，膳食纤维对促进良好的消化和排泄固体废物有着举足轻重的作用。适量地补充膳食纤维可使肠道中的食物增大变软，促进肠道蠕动，从而加快了排便速度，防止便秘和降低肠癌的风险。另外，膳食纤维还可调节血糖，有助预防糖尿病。减少消化过程对脂肪的吸收，从而降低血液中胆固醇、甘油三脂的水平，达到防治高血压、心脑血管疾病的作用。

◎ 本章习题

1. 为什么说膳食纤维是人类第七大营养素？
2. 长期适量摄入膳食纤维给人体带来哪些好处？

◎ 小组讨论

我们常常听说，要减肥就要多吃蔬菜和水果，除了因为它们所含的热量比较低以外，还有一个重要的原因是因为它们含有大量膳食纤维。所以人们认为膳食纤维是健康减肥的重要物质，每天摄入足够的膳食纤维能让人瘦得更快。请问你支持这个观点吗？为什么？

◎ 课外阅读参考文献

[1] 中国营养学会编著. 中国居民膳食指南[M]. 北京：人民卫生出版社，2016.

[2] 谢碧霞，李安平，丁之恩，等编著. 膳食纤维[M]. 北京：科学出版社，2006.

第七章　蛋白质与人体健康

【本章学习目标与要求】

1. 了解蛋白质的概念。

2. 理解人体各种疾病与体内蛋白质缺乏或过量摄入的相关生理意义。

3. 掌握膳食中营养价值评价和如何合理搭配膳食补充蛋白质。

第一节　什么是蛋白质

一、蛋白质的定义①

蛋白质是一类生物大分子，由多种氨基酸(amino acids)通

_____

① 王雪燕，师文钊编．蛋白质化学及其应用[M]．北京：中国纺织出版社，2016.

过肽键(peptide bond)相连而形成的高分子含氮有机化合物。蛋白质(protein)是一切生命之源,各种生命活动的物质基础。它是组成人体一切细胞、组织的重要成分,是生命活动的主要承担者。氨基酸是蛋白质的基本组成单位,是与生命及与各种形式的生命活动紧密联系在一起的物质。蛋白质占人体重量的16%~20%,即一个60kg重的成年人其体内含蛋白质9.6~12kg。人体内蛋白质的种类很多,性质、功能各异,但都是由20多种氨基酸(amino acid)按不同比例组合而成的,并在体内不断进行代谢与更新。

二、蛋白质的组成

(一)蛋白质的元素组成

蛋白质是一类含氮有机化合物,除含有碳、氢、氧外,还有氮和少量的硫。有些蛋白质还含有其他一些元素,例如磷、铁、碘、硒、锌和铜等。这些元素在蛋白质中的组成百分比:碳为50%~55%;氧为20%~23%;氮为15%~17%;氢为6%~8%;硫为0~4%;磷为0~1%;碘、硒、锌和铜等占比极少。生物组织中的氮元素几乎都为蛋白质所含有,并且大多数蛋白质的含氮量非常接近,平均约为16%。

(二)蛋白质的化学结构

1. 氨基酸是组成蛋白质的基本单位

蛋白质是一种大分子物质,人们为了研究它的结构,分别用酸,碱和酶的实验方法去水解蛋白质,发现水解后的最终产物都是氨基酸,由此得出结论,蛋白质的基本结构是由氨基酸组成。人们也分析了在实验中得到的这些水解产物,发现氨基酸有20种,它们分别是甘氨酸、丙氨酸、缬氨酸、亮氨酸、异亮氨酸、苯丙氨酸、酪氨酸、色氨酸、丝氨酸、苏氨酸、半胱氨酸、甲硫氨酸、天门冬氨酸、谷氨酸、天门冬酰胺、谷氨酰胺、精氨酸、赖氨酸、组氨酸和脯氨酸。并且这些氨基酸的结构都可以用下面的一个通式来表示，如图 7-1 所示。

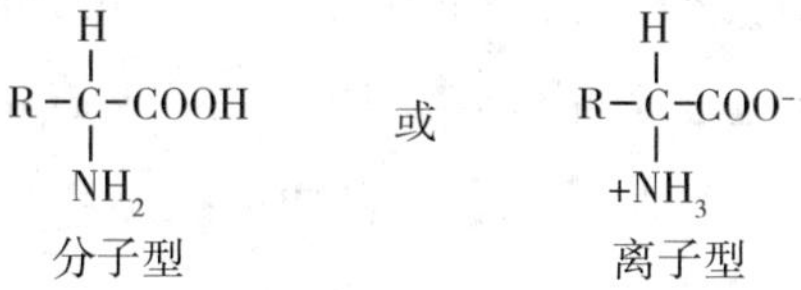

$$
\begin{array}{ccc}
& H & \\
& | & \\
R-C-COOH & & R-C-COO^- \\
& | & \\
& NH_2 & +NH_3 \\
\text{分子型} & \text{或} & \text{离子型}
\end{array}
$$

图 7-1　氨基酸的结构通式(分子型或离子型)

这 20 种氨基酸是构成蛋白质最常见的氨基酸，称为基本氨基酸。按它们的酸碱性质来分类，可以分为酸性氨基酸，碱性氨基酸和中性氨基酸。其中酸性氨基酸是分子结构中的 R 基团为羧基的氨基酸，包括天门冬氨酸和谷氨酸；而碱性氨基酸结构中的 R 基团为氨基，包括精氨酸和赖氨酸，另外还有一种呈弱碱性的氨基酸——组氨酸；其余 15 种氨基酸都为中性氨基酸。

氨基酸是蛋白质的构件分子，也是构成生命大厦的基石。微生物和植物能在体内合成所有的氨基酸，而人体(或其他脊椎动物)则有 8 种氨基酸不能在体内自行合成或合成速度远不能满足机体的需要，必须由食物蛋白供给，这些氨基酸被人们称为必需氨基酸。这 8 种氨基酸分别是赖氨酸、色氨酸、苯丙氨酸、甲硫氨酸、苏氨酸、异亮氨酸、亮氨酸和缬氨酸。组氨酸对幼儿也是必需氨基酸。其余的 12 种氨基酸(儿童为 11 种)人体能够自己制造，为非必需氨基酸。但是成年人体内合成精氨酸、组氨酸的速度缓慢，当机体需要量增加时，也需要从食物中摄取一部分才能完全满足自身需要。

2. 氨基酸与多肽相互连接构成蛋白质

以上这些氨基酸在人体内不是独立存在的，它们之间通过一些特殊的化学反应，如一个氨基酸结构中的氨基与另一个氨基酸结构中的羧基产生脱羧反应形成肽键(peptide bond)，使得两个以上的氨基酸通过肽键连接起来。通常将 10 个以下的氨基酸缩合成的肽叫寡肽；而逐渐形成 10 个以上氨基酸连接的产物，叫多肽。例如，胰岛素就是由 51 个氨基酸构成的一种多肽，参与调节人体糖代谢，控制血糖平衡。

蛋白质的种类有很多，构成蛋白质的氨基酸小到只有几十个，大的可达成千上万个，要构成结构如此复杂的蛋白质，一般分四个步骤①（详见图 7-2）。第一步是氨基酸通过肽链相互连接成多肽，形成蛋白质一级结构。第二步是蛋白质一级结构在空间通过折叠、盘曲成螺旋状（α-螺旋），或片层状结构（β-折叠），形成了蛋白质的二级结构（也叫次级结构）。第三步则进一步扭曲成类似球形的紧密结构，也就构成了蛋白质的三级结构。第四步是在这些肽链与肽链之间，又会发生一些弱相互作用和反应产生盐键、氢键、二硫键等各种化学键。这些化学键将肽链与肽链之间连接起来，构成了蛋白质四级结构（也称高级结构），从而形成了自然界中成千上万的蛋白质，它们的分子结构更为复杂，性质各异，功能各不相同。

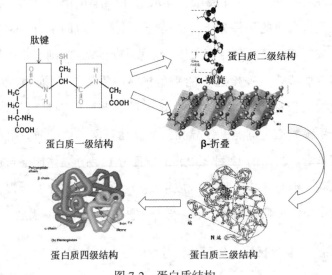

图 7-2　蛋白质结构

① 周玲仙著. 生命的源泉蛋白质［M］. 昆明：云南大学出版社，2009：55.

◎ **思考题**

　　1. 什么是蛋白质?

　　2. 人体所必需的氨基酸有哪几种?

第二节　蛋白质与人体健康

　　蛋白质是人体必需的重要营养元素,是组成人体一切细胞、组织的重要成分,并且在人的生理活动中发挥着重要的作用。人们每天摄入适量的蛋白质才能维持正常的生理活动,摄入过多或过少的蛋白质都可能影响人的身体健康。此外,在组成蛋白质的过程中,基本单位氨基酸的缺失或替代,蛋白质结构的改变,都会威胁人的健康。

一、蛋白质在人体内的生理功能

　　人体所有重要的组成部分,如毛发、皮肤、肌肉、骨骼、内脏、大脑、血液、神经、内分泌等都需要蛋白质的参与。除了人体内的构造需要蛋白质外,蛋白质在人体的生理活动中也担当着十分重要的角色:

　　(1)载体运输功能。如血液中的血红蛋白,是运输氧气必不可少的载体,还有白蛋白,在维持机体渗透压平衡起重要作用。

　　(2)抗体免疫功能。如构成和更新重要的免疫细胞:白细胞、淋巴细胞、巨噬细胞等。

　　(3)具有酶的功能。我们身体内有数千种酶都是由蛋白质组成,如促进食物消化的唾液淀粉酶等。

　　(4)激素的调节功能。如构成参与调节糖代谢,控制血糖平衡的胰岛素,影响人长高的生长激素等。

　　(5)生物活性肽。生物活性肽是指在动、植物体内广泛存在,并担负着信息传递和功能调控作用的肽类物质,如寡肽和多肽。它们分子质量小,在生物体内含量低，结构复杂多样，并且经常通过糖苷化、磷酸化或乙酰化衍生，具有显著的生物活性。这些活性肽对机体的生长、发育、新陈代谢、激素等生理活动都起着重要的调节作用，并且具有调节免疫系统①、抑制血栓形成、调节血压、降低胆固醇、抑致细菌②、抗病毒、抑制肿瘤作用③等多种生物学功能。

二、蛋白质摄入过量与人体健康

蛋白质无论是对人体结构组成还是对人体内部生理活动的维持都必不可少。那是不是"多吃蛋白质可以长肌肉"，"健康人也需要补充蛋白粉来增强免疫力"呢？

想要解答这些问题，首先从蛋白质代谢④说起。当摄入蛋白质进入人体，在胃和小肠内蛋白酶的作用下，分解成可溶于水的氨基酸，再由小肠吸收进入血液，输送到全身各器官，满足人体需要。如果摄入蛋白质过多，多余的蛋白质去哪儿呢？其中一部分会滞留在肠道内，由细菌发酵分解，产生氨气和吲哚及其他废物，由肠道排出体外；另一部分会在体内代谢后产生氨，再经肝脏分解成尿素，并由肾脏随尿液排出体外。蛋白质吃多了会导致腹胀且排气增多，有时还会引起恶心、呕吐、腹泻等，长期超量摄取会增加肝、肾负担，加速钙从骨质中溶解，增大骨质疏松的风险，还会诱发肥胖，增高血压、糖尿病及心脑血管等疾病的发病率。

1. "晕食"或毒血症

进食过量的蛋白质，消化系统需要数小时来分解，这种代谢刺激会使得

① 张开平，苏仕林，刘燕丽，等. 生物活性肽功能及制备方法的研究进展[J]. 农产品加工，2015，6：61-64.

② Martha P, Aisling A, Richard J, et al. Casein-derived bioactive peptides：Biological effects, industrial uses, safety aspects and regulatory status[J]. International Dairy Journal, 2009, 19(11)：643-654.

③ 李伟欣，龚维，吴磊燕，等. 活性肽调节肿瘤细胞代谢途径的研究进展[J]. 肿瘤防治研究，2017，428-432.

④ 兰政立. 蛋白质，人体营养大计的"主角"[J]. 健康人生，2018(4)：44-45.

人产生出现所谓的"晕食"症状，并且迟迟不会产生饥饿感，长此以往，这种过量摄入蛋白质会造成消化不良引起的毒血症。

2. 肥胖

食物中的蛋白质含量较高，往往脂肪的含量也较高，如牛肉、羊肉等动物性食物。过量食用这些高蛋白的食物只是增加了额外的能量，并不能长肌肉，而是以脂肪的形式储存起来，容易造成体重增加，肥胖也自然而然找上门来。

3. 肝脏受损

蛋白质进入人体以后，肝脏是蛋白质的主要代谢器官，蛋白质中的必需氨基酸进行分解代谢的主要场所就是肝脏。如果蛋白质摄入过量，势必会增加肝脏分解代谢的负担，从而对身体产生不利影响。

4. 肾脏受损

肾脏是身体主要的代谢器官，如果食用过量的蛋白质，多余的氨基酸大部分由肝脏降解为氨、尿素、肌酐等含氮物质，需要经过肾脏才能排泄出来，肾脏负担加重，将会导致肾脏受损，健康风险增加，患有肾脏病的人病情可能会恶化。

5. 心血管疾病风险增加

植物性蛋白质一般含有较多的纤维素和较少的脂肪，且不含胆固醇而富含维生素和矿物质。摄入高脂肪的动物性蛋白质，如进食大量猪肉、牛肉等高脂肪动物性蛋白质，而植物性蛋白质吃得太少，会使膳食纤维和抗氧化剂营养素的摄入不足，必然会升高血胆固醇水平，从而增加患心血管病的危险。

6. 骨质疏松风险增大

过多摄入动物性蛋白质，会造成含硫氨基酸摄入过多，这样可加速骨骼中钙质的丢失，易产生骨质疏松。这倒未必表明每个进食大量蛋白质的人都会缺钙，因为有的人在这种情况下会在肠道内吸收更多的钙。但是，如果一个人摄入大量蛋白质的同时摄入钙的量很低，那么人体吸收的钙不能补偿其损失，就增大了骨质疏松的风险。

7. 健康人不需要吃蛋白粉

蛋白粉是采用提纯的大豆蛋白、酪蛋白、乳清蛋白等几种蛋白混合构成的粉剂，主要应用于蛋白质营养不良的病人，如因创伤、烧伤、大面积皮肤溃烂、外科大手术后、肿瘤治疗放化疗等导致蛋白质重度亏损，体内处于负氮平衡状态的患者。

有些人认为健康人吃保健品如蛋白粉是一种补充蛋白质，增强免疫力的好方法。这种做法并不可取，如果不是咀嚼能力基本丧失，原则上都提倡通过均衡饮食来补充蛋白质，对于消化能力正常的成年人来说，只要膳食均衡，每天摄入的蛋白质完全可以满足机体需求，不需要通过保健品再额外补充。擅自通过蛋白质粉大量补充蛋白质，如果超过每日推荐摄入量标准，等同于每天摄入过量蛋白质，会在体内转化成脂肪，加重肾脏的负担，甚至造成钙的流失，胆固醇升高导致心血管疾病风险的增加。长期食用蛋白粉类保健品，很可能对人体产生不可估量的伤害。也就是说，蛋白质并不是多多益善，而是适量即可。

可见蛋白质供给只要能满足生理需要即可，长期摄入过多蛋白质对身体没有任何好处。它既不能增加肌肉，强壮骨骼，也不能增强免疫功能。相反，各种困扰和疾病会接踵而来。

三、蛋白质摄入不足与人体健康

当蛋白质摄入量不够或摄入品种不均衡，则会导致蛋白质的缺乏。这种蛋白质的缺乏，可能是人体摄入必需氨基酸不足，导致一部分重要蛋白质无法合成，会出现蛋白质缺乏的症状，人体的正常生理活动不能正常维持，身体就会发出如下信号。

1. 免疫力降低

如果自己比身边的人更容易受到流感或新冠病毒的传染时，这就是免疫力降低的警告，同时也提醒自己可能是蛋白质缺乏。因为人体内抵抗疾病的重要物质是抗体，而抗体就是一些特殊结构的蛋白质。当人因为膳食摄入不足而缺乏蛋白质时，体内的抗体合成不足，抵御疾病的能力就会大幅下降。

2. 骨质疏松

人体的骨骼包括两部分：一部分是以钙、镁等矿物质为代表的无机物，它们主要维持人体骨骼的硬度；而另一部分则是以骨胶原蛋白代表的有机物，它们主要维持人体骨骼的韧性。当人体缺乏蛋白质时，骨胶原蛋白合成不足，可能导致骨骼韧性下降，变得松脆易折。此外，由于骨骼中的矿物质是需要附着在蛋白质架起的结构上的，如果骨骼中缺乏蛋白质，无机盐无处附着，则可能导致人体出现骨质疏松。

3. "肥胖纹"或"妊娠纹"的出现

人体皮肤构成中含有胶原蛋白与弹性蛋白，它们能够增加皮肤的弹性。如果缺乏，皮肤就会变得十分脆弱，在受到外力拉扯时就会被撕开而无法复原。许多胖人在小腿、腰臀部会有一些"肥胖纹"，而有些女性在怀孕分娩后会出现"妊娠纹"，这些"肥胖纹"或"妊娠纹"的出现，其实是因为他们的皮下脂肪过多，拉伸皮肤，而皮肤中缺乏胶原蛋白与弹性蛋白，导致皮肤拉伸后无法复原。对付妊娠纹要有超前意识。孕前要注意锻炼身体，做按摩、洗冷水浴等可增强皮肤的弹性，并多吃富含蛋白质、维生素的食物，也可使皮肤弹性向好的方面发展。

4. 容易疲乏

有些人比其他人更容易疲乏，尤其是在人多、空气不流通这样相对缺氧的情况下。这可能是因为这些人血液中的血红蛋白含量较低。人体血红蛋白主要是为人体各个组织器官运输氧气，排出二氧化碳的载体。如果血红蛋白缺乏，则人体对氧气的获取能力下降，身体得不到足够的氧气，就会容易疲乏、犯困、精神不振。

5. 血管内胆固醇沉积

我们都知道，如果在饮食中摄入了过多的胆固醇，会导致胆固醇在血管内沉积，从而引起一系列的心脑血管疾病。但其实，如果人体缺乏蛋白质，也会引起血管内的胆固醇沉积。这是因为胆固醇在人体血液中是需要载脂蛋白来运输的，只有这种载脂蛋白保持正常的水平，才能够保证胆固醇在血液中正常的流转。如果缺乏这种载脂蛋白，胆固醇在血液中的运转速度就会大大变慢，甚至陷入停顿，导致胆固醇在血管壁中沉积，最终形成血栓。

6. 水肿

许多营养不良的患者都会有一个症状，那就是水肿。按理说，营养不良的人应该身材消瘦，可为什么有些人会出现水肿呢？原因是血液中的蛋白质有一个很重要的作用就是维持人体中的"胶体渗透压"，如果人缺乏蛋白质，渗透压失去平衡，大量的水就会进入细胞间隙，导致人体出现水肿症状。

7. 儿童佝偻病

儿童缺乏蛋白质，会影响其生长发育。人体肌肉中的蛋白质为肌肉提供力量支持，如果缺乏，就会出现肌肉乏力，表现在儿童身上就是"站不直"。

8. 糖尿病

糖尿病是一种代谢综合征，与许多营养素相关。而控制血糖上升的关键激素——胰岛素则是一种多肽类激素，与蛋白质有密切的关系，如果人体缺乏蛋白质，体内合成的胰岛素的量就会减少，可能会导致患糖尿病风险的提高。

9. 记忆力减退

人脑中的长时记忆与蛋白质的合成有关。2000 年诺贝尔生理学或医学奖获得者之一坎德尔所做的海兔实验就证实，长时记忆需要生成新的蛋白质。

人脑神奇的"记忆蛋白"就存储在大脑神经元的胞体之中。为了保证记忆蛋白的正常工作，成人和处于生长发育阶段的儿童，要每天按需补充优质蛋白质。因为蛋白质是控制脑细胞兴奋和抑制过程的主要物质，对记忆、语言、思考、运动和神经传导等方面都有重要作用，是智力活动的物质基础，也是身体器官生长发育的物质基础。一旦蛋白质摄入不足，会影响记忆蛋白的合成，出现记忆力减退。

10. 其他

此外，头发长得很慢，从黑亮变得枯黄、干、易断裂，脱发变多等；指甲变软、分层、易断裂；食欲低下、容易消化不良等，都是蛋白质缺乏，导致人体体内无法维持正常生理活动的表现。

四、蛋白质结构与人类疾病

常见的氨基酸共有 20 种，在核酸 mRNA 分子中单核苷酸的排列顺序的指导下，在细胞质内合成各种肽链，并经过多种酶的催化，合成各种功能的多肽或蛋白质，参与人体的多种生命活动。如果在合成的某个阶段，因饮食营养及基因突变等原因造成蛋白质结构的改变，都会使其功能和性质发生改变。血液、免疫-循环、消化等方面都会出现某种疾病，严重的疾病如贫血、败血症、癌症、老年痴呆、儿童发育不良、老年提前衰老、遗传病发作等等。

1. 蛋白质分子病

蛋白质分子是由基因编码的，即由脱氧核糖核酸(DNA)分子上的碱基顺序决定的。如果 DNA 分子的碱基种类或顺序发生变化，那么由它所编码的蛋白质分子的结构就会发生相应的变化，严重的蛋白质分子异常就会导致疾病的发生。因此，从基因突变所影响的蛋白质的主要功能特征来看，习惯上将出基因突变导致非酶蛋白质的分子结构或合成数量异常，直接引起机体功能障碍的一类疾病称为分子病[1]。分子病的概念是 1949 年 Pauling 等在研究镰刀

---

[1]　李永芳主编，医学遗传学[M]．北京：中国医药科技出版社，2016：95.

形细胞贫血症时首先提出来的，现已发现分子病达 2000 多种，常见的有血红蛋白病、血浆蛋白病、胶原蛋白病和受体病等。

镰刀型细胞贫血症(Hbs)①是血红蛋白分子遗传缺陷造成的一种疾病，病人的大部分红细胞呈镰刀状(正常的是圆盘形)(详见图 7-3)。患者常有严重而剧烈的骨骼、关节和腹部疼痛的感觉。镰刀状红细胞失去输氧的功能，许多红细胞还会因此而破裂造成严重贫血，甚至引起病人死亡。镰刀型细胞贫血症病因在 1957 年由英国学者英格兰姆发现并阐明了它的分子机制。原来血红蛋白是由四条多肽链各自连接一个血红素构成的一种色素蛋白。人的血红蛋白(HbA)是由两条 α 链(各由 141 个氨基酸按一定顺序相连而成)和两条 β 链(各由 146 个氨基酸按一定顺序相连而成)相互结合而成的椭圆形四聚体。镰刀型贫血症病人的血红蛋白 β 链 N 端的第六个氨基酸残基由正常氨基酸谷氨酸残基(Glu)突变为缬氨酸(Val)(详见图 7-3)。基因是遗传信息传递、表达、性状分化和发育的依据，而基因是具有一定遗传效应的 DNA 分子中一定的核苷酸顺序，蛋白质(包括酶蛋白)则是在核酸指导下合成的。蛋白质多肽链中个别氨基酸的变化，归根到底是遗传物质 DNA 中个别碱基的改变。如镰刀型细胞贫血症，就是遗传物质 DNA 中一个 CTT 变成 CAT，即其中一个碱基 T 变成 A，从而最终导致基因编码的氨基酸出现错误，以致产生病变。之后 20 年里，人们发现了 100 多种血红蛋白的分子突变型，如 N 端(氨基端)第 6 位上的谷氨酸变成了赖氨酸时，引起轻度贫血(HbC)；第 63 位上的组氨酸变成了酪氨酸时，引起高铁血红蛋白症(HbMs)，组氨酸变成了精氨酸时，引起不稳定血红蛋白症(HbZ)。

2. 酶合成异常所致的先天性代谢缺陷

人体中黑色素是酪氨酸代谢过程中的一个产物。控制酪氨酸酶生成的基因发生突变，则生成有缺陷的酶分子，酪氨酸的正常代谢受阻，不能形成黑色素，使人发生白化病。这是由酶合成异常所致的先天性代谢缺陷。

---

① 马雪珍，金乃伍. 基因突变和镰刀型贫血症及异常血红蛋白病[J]. 生物学通报，1984(3)：26-27.

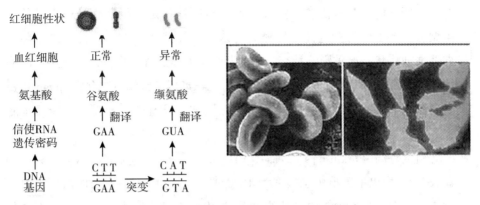

图 7-3 镰刀型细胞贫血症的病因及红细胞形态

3. 蛋白质构象病

蛋白质在体内经翻译后,需要经过跨膜转运、修饰加工、折叠复性、生化反应、生物降解等一系列的过程,这些过程都伴随着蛋白质的空间结构变化,蛋白质的这种空间结构称为构象。目前有研究发现,蛋白质构象病①是一种蛋白质的一级结构不变,但折叠错误导致空间构象发生改变引发的疾病。引发蛋白质构象病的机理是:有些蛋白质错误折叠后相互聚集,常形成抗蛋白水解酶的淀粉样纤维沉淀,产生毒性而致病,表现为蛋白质淀粉样纤维沉淀的病理改变,如人文状体脊髓变性病、老年痴呆症、亨廷顿舞蹈病和疯牛病等。

(1)由朊病毒蛋白构象变化所引起的疾病,如疯牛病、致死家族性失眠症、绵羊瘙痒病。疯牛病是由朊病毒蛋白(prion protein,PrP)引起的一组人和动物神经退行性病变。正常的朊病毒蛋白富含 α-螺旋,称为 PrP^c。在某种未知蛋白质的作用下可转变成全是 β-折叠的 PrP^{sc},从而致病。

(2)淀粉样蛋白等相关的神经退行性疾病,如阿尔茨海默病、帕金森病、前额颞痴呆综合征、肌肉萎缩外侧硬化症。

①阿尔茨海默病(Alzheimer disease,AD),又叫老年性痴呆,是一种中枢

---

① 叶纪诚,扈瑞平,邓秀玲主编. 生物化学与分子生物学[M]. 北京:中国医药科技出版社,2014(4):10.

神经系统变性病，起病隐袭，病程呈慢性进行性，是老年期痴呆最常见的一种类型。主要表现为渐进性记忆障碍、认知功能障碍、人格改变及语言障碍等神经精神症状，严重影响社交、职业与生活功能。AD 的病因及发病机制尚未阐明，特征性病理改变为 β 淀粉样蛋白沉积形成的细胞外老年斑和 tau 蛋白过度磷酸化形成的神经细胞内神经原纤维缠结，以及神经元丢失伴胶质细胞增生等。

②帕金森病（Parkinson's disease，PD）又名震颤麻痹（paralysis agitans）。帕金森病在 60 岁以上人群中患病率为 1000/10 万，并随年龄增长而增高，两性分布差异不大，是一种常见的中老年人神经系统变性疾病，发病机制十分复杂，涉及基因突变、错误折叠蛋白的增加、蛋白翻译后修饰错误、泛素蛋白酶体清除通路障碍等。

（3）抑丝酶家族构象异常所引起的疾病。如遗传性血管水肿、家族型早期发作痴呆脑病、α_1-抗胰蛋白酶缺乏症等①。

抑丝酶是由 350~500 个氨基酸残基组成的蛋白质，是一类结构同 A-蛋白酶抑制剂相似的蛋白超家族。通常有 3 个 β 片层和 9 个 α 螺旋。抑丝酶在凝血、纤维蛋白溶解、补体活化及细胞迁移等过程中发挥着重要作用。

α_1-抗胰蛋白酶缺乏症是由 α_1-抗胰蛋白酶基因突变所致的，是最常见的抑丝酶家族成员构象异常所引起的疾病，该病属常染色体隐性遗传病，其发生是由于位点的突变，导致 α_1-抗胰蛋白酶构象的改变。目前发现有多个突变位点，其中 95% 是 Z 突变（342Glu→Lys 突变）。Z 突变扰乱了 α_1-抗胰蛋白酶的构象，导致 1 个分子的反应中心环插入另一个分子的 β 片层，形成环-片层多聚体，使 α_1-抗胰蛋白酶沉积于内质网，造成血浆 α_1-抗胰蛋白酶水平降低，而滞留的 α_1-抗胰蛋白酶形成包涵体，引起新生儿肝炎、少年肝硬化和肝细胞肝病；另外，由于 α_1-抗胰蛋白酶环-片层多具体失去蛋白酶抑制剂活性以及肺部 α_1-抗胰蛋白酶缺乏，使弹性蛋白酶对肺部造成持续损害，形成肺气肿。

4. 蛋白质分子病和构象病的治疗

对于分子病治疗，目前药物和手术治疗只能缓解病情，而将人的正常基

---

①　陆宏，霍正浩. 蛋白质构象病［J］. 生物学通报，2005，40（9）：9-10.

因或有治疗作用的基因通过一定方式导入人体靶细胞以纠正基因的缺陷或发挥治疗作用，从而达到治疗疾病目的的生物医学的新技术有望在不久的将来成为分子病患者的福音。

目前已发现的蛋白质构象病的研究表明，虽然不同构象病的临床和病理特征各异，但其共同的病理特征表现为，病理性蛋白质中 β 折叠结构的增加，使分子聚集，最终导致对蛋白水解酶的抗性增大。针对蛋白质构象病的特点，人们关注较多的是：尝试通过 β 折叠形成阻断肽、分子伴侣等方法，达到抑制或逆转功能蛋白质病理构象的形成，从而对蛋白质构象病进行防治。

β 折叠形成阻断肽是一种相关构象的类似物，它与蛋白质中发生构象改变的核心部位部分同源，可以稳定靶构象的生理结构不向 β 折叠结构转变。例如，针对阿尔茨海默病设计的 Aβ 微纤维形成抑制剂已出现良好的应用前景。而分子伴侣是一类可以调节蛋白质构象的特殊蛋白质，它们通过控制结合和释放来帮助被结合多肽在体内折叠、组装、转运或降解等。最近发现的药物分子伴侣就是其中一类，它们能选择性地与发生错误折叠的蛋白质结合，并使其恢复功能。因而设计特定的分子伴侣已成为防治蛋白质构象病的新途径。

◎ 思考题

1. 蛋白质的生理功能是什么？
2. 举例说明蛋白质与人体疾病的关系。

第三节　膳食中的优质蛋白质

蛋白质对人体的结构与机能有着极其重要的作用，补充蛋白质最好的方法是通过日常膳食补充，使其在人体消化系统中变成小分子的氨基酸，再根据人体的需要，重新组合成体内的蛋白质。严格意义上说人体所需的营养素不是蛋白质而是氨基酸。而我们每天食用的各种食物中，已经富含了丰富的氨基酸，所以只要能够做到合理膳食，就不必额外再用药物或保健品来补充蛋白质了。

一、膳食中蛋白质的营养价值评价

膳食中蛋白质营养价值高低取决于为机体合成含氮化合物所提供必需氨基酸的种类和数量。对膳食中蛋白质的营养价值根据不同的要求有不同的评定指标，但都是以上述概念作为理论基础。目前有蛋白质的含氮量，在人体消化和利用的程度，氨基酸评分等几种指标来衡量[①]。

1. 膳食中蛋白质含量

人们常用膳食中含蛋白质多少来评价其营养价值。而蛋白质的含量一般用凯氏定氮法来测量。凯氏定氮法是测定化合物或混合物中总氮量的一种化学方法。即在有催化剂的条件下，用浓硫酸消化样品将有机氮都转变成无机铵盐，然后在碱性条件下将铵盐转化为氨，随水蒸气蒸馏出来并用过量的硼酸液吸收，再以标准盐酸滴定，就可计算出样品中的含氮量。由于大多数蛋白质含氮量比较稳定，为 15%～17%，若按平均 16% 来计算，换算后即为每 6.25g 蛋白质中含有 1g 氮，因此 6.25 成为换算系数，根据酸的消耗量乘以换算系数 6.25，可以计算出蛋白质含量。但是不同的食物，由于其含氮量不同，所以蛋白质的换算系数也不同(详见表 7-1)。

$$蛋白质含量(g) = 蛋白质中氮含量(g) \times 6.25$$

表 7-1　　　　　　　　**各种食物的蛋白质的换算系数**

食物名称	蛋白质	食物名称	蛋白质
乳制品	6.38	大豆及其制品	5.71
面粉	5.70	肉与肉制品	6.25
玉米	6.24	大麦、燕麦、裸麦、小米	5.83
高粱	6.24	芝麻	5.30
花生	5.46	米	5.95

---

① 刘观昌等，营养与疾病[M]. 北京：中国科学技术出版社，1999：2.

2. 蛋白质消化率①②

蛋白质消化率是指蛋白质在机体消化酶作用下分解及吸收的程度。它可以用以下公式来表示：

$$蛋白质消化率（\%）=（氮吸收量/摄入氮量）×100\%$$

按常用烹调方法，食物蛋白质消化率奶类为97%~98%，肉类为92%~94%，蛋类为98%，米饭为82%，面包为74%，玉米面为66%。有些植物蛋白在加工后会比加工前消化率提高，如大豆蛋白的消化率为60%，但是加工后的豆腐消化率提高到90%，豆浆为85%。这是因为植物蛋白一般有纤维包裹，经加工破坏或去除后，消化率则提高。

3. 蛋白质利用率

蛋白质利用率反映了蛋白质吸收后被机体利用的程度。通常用以下几个公式表示：

$$蛋白质生理价值=蛋白质保留量/蛋白质吸收量×100$$
$$蛋白质保留量=摄入量-粪和尿中排出量$$
$$蛋白质吸收量=摄入量-粪中排出量$$

生理价值越高的蛋白质，在体内的利用率越高，则该食物的营养价值就越大。

4. 限制氨基酸与氨基酸评分

人体对食物蛋白的需要就是对必需氨基酸的需要。对人体而言，必需氨基酸有8种，对儿童而言，必需氨基酸还包括组氨酸。如果不能从食物蛋白中获得它们，人类就无法生存。由于人体不储存也不能利用单个氨基酸，它必须按人体蛋白构成的比例（氨基酸模式）来利用各种氨基酸合成自己需要的蛋白质。因此，食物蛋白质中必需氨基酸的数量和比例决定了蛋白质对人体的营养价值。

---

① 刘观昌等. 营养与疾病[M]. 北京：中国科学技术出版社，1999：3.
② 李嗣生. 营养与膳食[M]. 南京：东南大学出版社，2005：222.

在合成蛋白质的过程中，每一种氨基酸都十分重要，缺一不可。如果缺乏或不足，则合成停止或合成很少，则不能满足人体需要。必需氨基酸中影响蛋白质合成的氨基酸，我们就称之为"限制氨基酸"①，其中含量最低的称之为"第一限制氨基酸"。所以决定食物某种蛋白质营养价值的是其中含量最少的必需氨基酸。

此外，非必需氨基酸中有两种特殊的氨基酸——胱氨酸和酪氨酸，它们必须由蛋氨酸和苯丙氨酸转变而来。因此，如果食物中能直接提供这两种氨基酸就可以减少机体对蛋氨酸和苯丙氨酸不必要的消耗，保证机体对这两种必需氨基酸的需要。营养学上又称这两个氨基酸为"条件氨基酸"或"半必需氨基酸"。在计算食物必需氨基酸时，经常将蛋氨酸和胱氨酸、苯丙氨酸和酪氨酸合并计算。

利用化学方法测定食物蛋白质中 8（或 9）种必需氨基酸的含量，通常用优质蛋白中最优秀的蛋白质——人奶蛋白质或全鸡蛋蛋白质作为"参考蛋白质"来评价其他蛋白的营养价值。将参考蛋白质（全鸡蛋蛋白）的每一种必需氨基酸含量记为 100 分，分别和待测的食物蛋白质氨基酸相对应进行比较，获得一个分值，分值最低的氨基酸就是待测蛋白的限制氨基酸，也是它的氨基酸评分。氨基酸评分决定了该蛋白质的营养价值。但由于忽略了食物蛋白质的消化率对营养价值的影响，容易过高估计蛋白质的营养价值。

氨基酸评分计算公式如下：

$$氨基酸评分 = \frac{每克待评蛋白质中某种必需氨基酸量（mg）}{每克标准蛋白质中某种必需氨基酸量（mg）} \times 100$$

以大米蛋白（详见表 7-2）为例，每克蛋白质中 8（或 9）种必需氨基酸的评分从 51~112 不等，其中最低的是赖氨酸，只有 51 分，故大米蛋白的氨基酸评分为 51。由此可知，大米蛋白的第一限制氨基酸是赖氨酸。由于赖氨酸的影响，导致其他高分氨基酸不能被机体利用，只能作为燃料供给热能。

---

① 周玲仙著. 生命的源泉——蛋白质[M]. 昆明：云南大学出版社，2009：84-95.

表 7-2   **大米蛋白的氨基酸评分**

必需氨基酸	含量（mg/1g 蛋白质）		氨基酸评分	
	全鸡蛋蛋白	大米蛋白	全鸡蛋蛋白	大米蛋白
组氨酸	22	21	100	95
异亮氨酸	54	42	100	78
亮氨酸	86	82	100	95
赖氨酸	70	36	100	51
蛋氨酸+胱氨酸	57	52	100	91
苯丙氨酸+酪氨酸	93	99	100	106
苏氨酸	47	36	100	77
缬氨酸	66	59	100	89
色氨酸	17	19	100	112
总计	512	446	900	794

二、正确认识膳食中的蛋白质

正确认识膳食中的蛋白质，使得我们可以通过合理膳食来科学地补充蛋白质。营养学上根据食物蛋白质中必需氨基酸的组成和含量将蛋白质分为三大类：

1. 优质蛋白质（又称完全蛋白质）

优质蛋白质是指食物中的蛋白质含有人体中所有必需氨基酸，氨基酸利用率高，各种氨基酸比率符合人体氨基酸比率，含这种氨基酸比率的蛋白质越容易被人体吸收利用。这类蛋白质所含必需氨基酸种类齐全、数量充足、比例适当，既能维持成人健康，又能促进儿童生长发育。动物性蛋白质如肉类、禽类、鱼类、蛋类、牛乳及乳制品等所含的蛋白质都是完全蛋白质。植物性食材中一般少有蛋白质，且蛋白质质量不高，但是唯一能代替动物学蛋白的植物性蛋白质是大豆及其制品，它们含有的优质蛋白质达 40% 以上，此外，一些菌类食物也含有较优质的蛋白质。

2. 半完全蛋白质

半完全蛋白质中所含必需氨基酸种类尚全，但相互间比例不合适，若在膳食中作为唯一的蛋白质来源时，可以维持生命，但不能促进生长发育，如小麦、大麦中的麦胶蛋白。

3. 低质蛋白质(又称不完全蛋白质)

低质蛋白质中所含必需氨基酸种类不全，用作膳食中唯一蛋白质来源时，既不能促进生长发育，也不足以维持生命。低质蛋白质至少含有一种限制氨基酸。这种限制氨基酸限制了蛋白质的利用率。不完全蛋白质在植物和动物中都存在。植物性不完全蛋白质包括菜豆、豌豆、谷物、蔬菜、坚果和种子中的蛋白质。如谷类含蛋白质 6%~10%，但是赖氨酸和色氨酸含量低，而硫氨酸含量高；动物性不完全蛋白质包括结缔组织和肉皮中的胶质蛋白等。

三、蛋白质的推荐膳食摄入量

我国营养学会推荐营养素摄入量(2016 年)①：我国成年男女的平均体重男性约为 63kg，女性约为 56kg。因而对不同劳动程度的成年人蛋白质推荐供给量男性为 75~90g/d，女性为 65~80g/d。一个人每天所需要的蛋白质量在不同时期是不同的(详见表 7-3)，婴幼儿、青少年正处于生长发育时期，婴儿为 15~30g/d，儿童为 35~75g/d，青少年为 80~85g/d。妇女怀孕和哺乳需要量为 70~100g/d、老年男女分别酌减为 75g/d 和 65g/d。

表 7-3　　　　　　　中国居民膳食蛋白质参考摄入量

年龄(岁)/ 生理阶段	蛋白质*			
	EAR(g/d)		RNI(g/d)	
	男	女	男	女
0~	—	—	9(AI)	9(AI)
0.5~	15	15	20	20
1~	20	20	25	25

① 吴慧娟主编. 膳食营养素使用手册[M]. 广州：广东科技出版社，2016：29-30.

续表

年龄(岁)/生理阶段	蛋白质*			
	EAR(g/d)		RNI(g/d)	
	男	女	男	女
4~	25	25	30	30
7~	30	30	40	40
11~	50	45	60	55
14~	60	50	75	60
18~	60	50	65	55
50~	60	50	65	55
65~	60	50	65	55
80~	60	50	65	55
孕妇(早)	—	+0	—	+0
孕妇(中)	—	+10	—	+15
孕妇(晚)	—	+25	—	+30
乳母	—	+20	—	+25

备注：EAR(estimated average requirement，平均需要量)：是指某一特定性别、年龄及生理状况群体中个体对某营养素需要量的平均值。RNI(recommended nutrient intake，推荐摄入量)，指可以满足某一特定性别、年龄及生理状况群体中绝大多数个体(97%~98%)需要量的某种营养素摄入水平。

*那我们每天需要补充多少蛋白质呢？对于正常健康人来讲，如果是混合性膳食(即荤素均吃)，每天需要的蛋白质量为你的体重(kg)乘以1.1；如果是素食者，则需要提高到1.5到2.0；如果是纯肉食，或肉食比例很大，则减小到0.8。

四、氨基酸和蛋白质的食物来源

1. 氨基酸的食物来源

氨基酸在人体中除了合成蛋白质，还分别行使着不容小觑的功能(详见表

7-4)。人体所需的 8 种(儿童是 9 种)必需氨基酸自身不能制造,必须通过食物获得,否则人类无法生存。并且蛋白质的营养价值的高低,是由该蛋白的限制性氨基酸来决定。而非必需氨基酸是人体内肝脏利用食物中提供的碳、氢、氧、氮自行合成所需的氨基酸。

表 7-4 中列出了各种氨基酸对人体的作用及主要食物来源,以供参考。

表 7-4 **各种氨基酸生理功能和主要食物来源**

名称	生理功能	主要食物来源
亮氨酸 (Leu)	1. 促进睡眠,降低对疼痛的敏感性,缓解偏头痛,缓和焦躁及紧张情绪; 2. 减轻因酒精而引起生化反应失调的症状并有助于控制酒精中毒; 3. 降低血液中的血糖值,对治疗头晕有作用; 4. 有促进皮肤、伤口及骨头愈合作用; 5. 如果缺乏,会停止生长,体重减轻	鸡蛋、奶、肉类、大豆、玉米、麦、梨、椰子、各种核仁等
异亮氨酸(Ile)	1. 调节糖和能量的水平,帮助提高体能,修复肌肉组织; 2. 能维持机体平衡,治疗精神障碍; 3. 有促进食欲的增加和抗贫血的作用; 4. 如果缺乏时,会出现体力衰竭、昏迷等症状	鸡蛋、大豆、杏仁、黑米、黑麦、全麦、动物肝脏、糙米、鱼类与奶制品等
赖氨酸 (Lys)	1. 提高智力、促进生长、增强体质; 2. 增进食欲、改善营养不良状况; 3. 改善失眠,提高记忆力; 4. 帮助产生抗体、激素和酶,提高免疫力,增加血色素; 5. 帮助钙的吸收,治疗、防止骨质疏松症; 6. 降低血中甘油三酯的水平,预防心脑血管疾病的产生	米,鱼肉、牛奶、豆类、奶酪、蛋、豆制品、杏仁、花生、黄瓜、芹菜、菠菜、黄豆芽、苹果、梨、葡萄、南瓜子和芝麻

续表

名称	生理功能	主要食物来源
苯丙氨酸（PHE）	1. 降低饥饿感，提高性欲； 2. 消除抑郁情绪，改善记忆及提高思维敏捷度； 3. 在机体内转变为酪氨酸，促进多巴胺、去甲肾上腺素、肾上腺素的合成①	面包、豆类制品、脱脂白干酪、脱脂牛奶、杏仁、花生、南瓜子和芝麻，小麦，米
缬氨酸（VAL）	1. 加快创口愈合； 2. 提高血糖水平，增加生长激素； 3. 促使神经系统功能正常； 4. 可作为肝昏迷的治疗药物； 5. 缺乏时，会造成触觉敏感度提高，肌肉的共济运动失调	大豆、黑米、蛋类、花生、肉类，大豆、黑麦、全麦、糙米、鱼类与奶制品，苹果，石榴，番茄
苏氨酸（THR）	1. 协助蛋白质被人体吸收、利用； 2. 防止肝脏中脂肪的累积； 3. 促进抗体的产生，增强免疫系统	动物肝脏、肉类等
蛋氨酸（MET）	1. 参与胆碱的合成，具有分解脂肪的功能，防治脂肪肝、动脉硬化、高脂血症和肾脏疾病的发生； 2. 解毒作用：清除体内有害物质和铅等重金属； 3. 治疗风湿热和怀孕时的毒血症；一种有利的抗氧剂； 4. 提高肌肉活力； 5. 促讲皮肤蛋白质和胰岛素的合成	鸡蛋、牛奶、鱼类、肉类等动物性食品，洋葱和大蒜
色氨酸（TRY）	1. 镇静、促进睡眠，减少对疼痛的敏感度；缓解偏头痛，缓和焦躁及紧张情绪； 2. 促进血红蛋白的合成； 3. 防治癞皮病； 4. 促进生长，增加食欲； 5. 甜味为蔗糖的 35 倍，配制生产的低糖食物等对糖尿病、肥胖病人食用较好	糙米、鱼类、肉类、牛奶、香蕉等

---

① 邹忠梅，喻长远. 人体生命之源——氨基酸［M］. 北京：中国医药科技出版社，2000：24-30.

续表

名称	生理功能	主要食物来源
甘氨酸 （GLY）	1. 降低血液中的胆固醇浓度，防治高血压； 2. 降低血液中的血糖值，防治糖尿病； 3. 防治血凝、血栓； 4. 提高肌肉活力，防止胃酸过多； 5. 甜味为蔗糖的 0.8 倍	蹄、筋、皮、明胶等含胶原蛋白丰富的食物
酪氨酸 （TYR）	1. 肾上腺激素、甲状腺激素和黑色素的原料； 2. 可防治老年痴呆症； 3. 促进新陈代谢，增进食欲； 4. 对治疗胃溃疡等慢性疾病、神经性炎症及发育不良等有效果； 5. 缺乏时会患白化症	动物内脏、肾，甲壳类动物蛤、蟹、河螺、牡蛎，水产品乌鱼子，豆类的大豆、扁豆、青豆、赤豆，硬壳果类花生、核桃、黑芝麻以及葡萄干等
组氨酸 （HIS）	1. 参与血球蛋白合成，促进血液生成； 2. 产生组胺，促进血管扩张，增加血管壁的渗透性； 3. 医治胃溃疡、十二指肠溃疡有特效； 4. 促进腺体分泌，对过敏性疾病有效果； 5. 对治疗心功能不全、心绞痛、类风湿关节炎、哮喘及降低血压有效果	含血管丰富的动物红肉、血液
丙氨酸 （ALA）	1. 能促进血液中酒精的分解，有保肝、护肝作用； 2. 甜味为蔗糖的 1.2 倍	从丝胶、明胶、玉米蛋白提取
胱氨酸 （CYS）	1. 谷胱甘肽还原酶（GSH）前体物质，具有抗氧化、延缓衰老作用； 2. 有治疗脂肪肝和解毒效果； 3. 治疗皮肤的损伤，对病后、产后脱发有疗效	乳清蛋白、肉类
天门冬氨酸 （ASP）	1. 降低血氨，对肝有保护作用； 2. 对肌肉有保护作用，可预防、治疗心绞痛、心肌梗死等； 3. 增加鲜味，促进食欲； 4. 促进学习	豆类

续表

名称	生理功能	主要食物来源
脯氨酸（PRO）	对高血压有疗效，改善皮肤	动物皮、蹄、筋、骨等食物中，海参、鱼翅
丝氨酸（SER）	1. 降低血液中的胆固醇浓度，防治高血压； 2. 脑等组织中的丝氨酸磷脂的组成部分； 3. 抗结核病有效果，可治疗肺病	大豆、酿酒发酵剂、乳制品、鸡蛋、鱼、乳白蛋白、豆荚、肉、坚果、海鲜、种子、大豆、乳清和全麦
谷氨酸（GLU）	1. 降低血氨，有解氨毒的作用； 2. 参与脑的蛋白和糖代谢，促进氧化，改善中枢神经系统应答能力，有维持和促进脑细胞功能，有益智健脑作用； 3. 对严重肝功能不全、肝昏迷、酸中毒、癫痫精神分裂症、神经衰弱等有治疗效果； 4. 对治疗胃溃疡、胃液缺乏、消化不良、食欲不振有效果； 5. 保护皮肤湿润，防治皮肤干裂，如配制的洗涤剂、化妆品，对皮肤、黏膜刺激小，适于幼儿及皮肤病患者使用	粮谷类、薯类、食用菌
精氨酸（ARG）	1. 降低血氨，促进体中尿素生成，治疗肝昏迷等； 2. 增加肌肉活力，保持性功能，对治疗精子缺少症有作用	海参、泥鳅、鳝鱼及芝麻、山药、银杏、豆腐皮、葵花子

2. 蛋白质的食物来源

蛋白质是机体的重要物质基础，科学摄取膳食中的蛋白质，对维持机体的生命活动至关重要。蛋白质存在于动物性食物和植物性食物中，牛肉、鸡肉、鱼和乳制品等动物性食物中蛋白质含量很高（见表 7-5）。在植物性食物中，谷物、豆类和坚果等所含蛋白质通常要高于蔬菜和水果。富含蛋白质的动物性食物通常比植物性食物含有较高的脂肪和饱和脂肪，并且胆固醇含量也较高，而植物性食物中不含胆固醇①。

表 7-5　　　　　　　　　**每 100g 常见食物中蛋白质的含量**

食物名称	蛋白质量/g	食物名称	蛋白质量/g
熟牛肉	24	熟扁豆	6
熟鸡胸肉	31	糙米饭	2
熟鳕鱼	22	小米	9
2%减脂牛乳	4	全麦面条	8
鸡蛋	13	挂面(标准粉)	10.1
鸭蛋	12.6	全麦面包	12
猪肉(脊背，里脊)	20.2	普通面包	8.3
鳊鱼(鲂鱼，武昌鱼)	18.3	苹果	0.3
大豆	35.1	豆腐	8.1
豆腐	8.1	奶豆腐(脱脂)	53.7

五、合理摄入优质蛋白质

健康人每天根据自己的需要摄入适量蛋白质，保证机体的正常生理活动。长期摄入过多或过少蛋白质都不利于身体健康，现在很多病是吃出来的，该吃的蛋白质不够量，微量元素和维生素摄入不足，喜欢吃的美味佳肴吃多了，严重营养失衡，运动不够，是现代多数人的不知晓的疾病根源。因此要多选择优质蛋白质，膳食多样化合理搭配，科学加工食材，提高蛋白质营养价值，充分利用身边的食材为机体提供适量蛋白质，保证机体的健康和活力。

1. 多选择优质蛋白质

其实除大部分蔬菜和水果外，几乎所有的食物都含有蛋白质。在平时的

---

① 陈葆新编著. 饮食全营养指南[M]. 南京：江苏科学技术出版社，2004：107.

生活中需要补充蛋白质，应当优先选择含有"优质蛋白质"的食物，如肉类、禽类、鱼类、蛋类、牛乳及乳制品等。如果只有一些不完全的蛋白质摄入，如植物性蛋白质，它们虽然是不完全蛋白质，生物价值也比动物性蛋白质低，但有些并不是低质蛋白质，尤其是豆类，大豆蛋白含量较高(35%~50%)，它是植物来源食物中人体吸收与利用率的冠军。

2. 蛋白质互补作用

两种或两种以上食物蛋白质混合食用，其中所含的必需氨基酸可以互相取长补短，以弥补限制氨基酸的缺陷，提高蛋白质的营养价值，我们称之为"蛋白质互补作用"[1]。

当植物性不完全蛋白质与其他食物合理搭配膳食，食物间的互补作用通常使其成为完全蛋白质，也达到了必需氨基酸相互补充的目的例如我国民间的"三和面"，是将谷物与豆类一起吃的习俗。将小米、玉米和黄豆三种粉混合制成粮食制品，从营养学上讲是很合理的。例如，谷类蛋白质(6%~10%)，其赖氨酸和色氨酸含量低，而硫氨酸含量高，豆类蛋白质含量如干豆类达20%~40%，并含有各种必需氨基酸，但是含硫氨基酸低。所以谷类蛋白质与豆类蛋白质一起食用，互相补充，为人体生长、发育和维持全面健康提供所需的必需营养素。

膳食选择需多样化，氨基酸之间的相互补充，改善氨基酸的结构与比例，可以极大地提高蛋白质的营养价值。例如，单独食用牛肉、大豆、面粉、大米蛋白质的生物学价值分别是74、73、66、64，但是如果是混合食用，以大米、面粉为主，再摄入少量的大豆及牛肉，则蛋白质的生物学价值提高到89，极大地提升了大米蛋白的营养价值。

基于蛋白质特有的互补作用及人类膳食的多样化，对摄入的食物蛋白单个进行营养价值的评价是不完全的。只有对每天摄入的总(全部)膳食中蛋白质的营养价值进行综合评价，才能全面、科学、客观地反映食物蛋白质对人体健康的作用(详见表7-6)。合理搭配，利用蛋白质互补作用，最大可能的发

---

① 周玲仙著. 生命的源泉——蛋白质[M]. 昆明：云南大学出版社，2009：92.

挥食材中蛋白质的营养价值。

表7-6　　　　　　　　　常见食物蛋白质营养价值评价表

食物名称	蛋白质含量(%)	消化率(%)	生物学价值(%)	氨基酸评分	限制性氨基酸
全鸡蛋	13	99	91	100	无
纯鲜牛奶	4	97	85	61	蛋氨酸、胱氨酸
鱼	19	98	83	75	色氨酸
牛肉	18	99	74	69	缬氨酸
鸡肉	21	95	74	67	缬氨酸
猪肉	12	—	74	—	蛋氨酸、胱氨酸
大豆	34	90	73	46	蛋氨酸、胱氨酸
花生	26	87	55	43	蛋氨酸、胱氨酸
全粒小麦	12	91	66	48	赖氨酸
全粒玉米	9	90	60	40	赖氨酸
糙米	8	96	73	56	赖氨酸
精白米	7	98	64	53	赖氨酸
土豆	2	89	73	48	蛋氨酸、胱氨酸

3. 科学加工

有些食物在未加工时，蛋白质无法被最大程度吸收，以大豆为例，如果未加工即食用，其中过多的纤维素可妨碍人体对蛋白质的吸收，蛋白质的吸收率仅为68%。若加工成豆浆，纤维素去除，蛋白质的吸收率可达90%。

◎ 思考题

1. 什么是优质蛋白质，请举例说明。
2. 举例说明蛋白质的互补作用。

◎ **本章主要名词概念**

蛋白质(protein)：是一类含氮有机化合物，除含有碳、氢、氧外，还有氮和少量的硫。

优质蛋白质(high-quality protein)：是指食物中的蛋白质含有人体中所有必需氨基酸，氨基酸利用率高，各种氨基酸比率符合人体氨基酸比率，含这种氨基酸比率的蛋白质越容易被人体吸收利用。

◎ **本章小结**

维持人体生理活动和健康必不可少的元素就是蛋白质。人们摄入膳食中的蛋白质不可过多也不可过少，含量适中并且满足人们每天的需求量才最有利于健康。此外，摄入人体的蛋白质最好选择膳食中的优质蛋白质，或者是搭配合理、必需氨基酸比率符合人体需要的蛋白质，才能在人体内得到充分利用，有利于人体健康。

◎ **本章习题**

1. 如何区分优质蛋白质和非优质蛋白质？
2. 请设计一个减肥食谱，每天摄入多少蛋白质才能达到减肥的目的？

◎ **课外阅读参考文献**

[1]周玲仙. 生命的源泉——蛋白质[M]. 昆明：云南大学出版社，2009.
[2]宋罡. 蛋白质医生 36 计[M]. 南昌：江西美术出版社，2007.

第八章 碳水化合物与人体健康

【本章学习目标与要求】

1. 了解碳水化合物的定义及分类。

2. 理解测量人体所需碳水化合物含量的方法。

3. 掌握如何合理搭配碳水化合物来预防人体疾病。

中国人见面打招呼，都会说："你吃饭了吗？"可见，中国人对"饭"情有独钟。"饭"按其元素来理解主要是"碳水化合物"。一百多年来，人们围绕碳水化合物与健康饮食争论不休。只要你翻开杂志或者报纸，打开电视，或者走进一家杂货店，到处可见"低碳水化合物"的宣传和声称，也有很多人推崇"阿特金斯饮食法"，认为低碳高脂饮食在减肥方面比高碳低脂饮食显现更多优势。目前营养学家一直强调要吃"好"的碳水化合物，并将注意力转移到碳水化合物的血糖生成指数和血糖负荷上来。你是不是还在对碳水化合物的摄入量存在疑虑？在各种"低碳饮食更健康""不吃主食不利于减肥""碳水化合过量会得心血管疾病"等健康资讯中左右为难？下面介绍有关于碳水化合物的最新科学理念以及它们在健康膳食中的作用。

第一节　什么是碳水化合物

碳水化合物（carbohydrates）是为人体提供能量的三种主要的营养素之一，是人类最经济和最主要的能量来源。在人们深刻认识碳水化合物以前，碳水化合物已经悄然无声地在人们生活中起着十分重要的作用。一直到18世纪一名德国学者从甜菜中分离出纯糖和从葡萄中分离出葡萄糖后，碳水化合物研究才得到迅速发展。

一、碳水化合物的命名

1812年俄罗斯化学家报道植物中碳水化合物存在的形式主要是淀粉，在稀酸中加热可水解为葡萄糖。1884年，另一位科学家指出，碳水化合物含有一定比例的C、H、O三种元素，其中H和O的比例恰好与水相同为2∶1，好像碳和水的化合物，故称此类化合物为碳水化合物，可用通式 $C_m(H_2O)_n$ 表示。但是后来发现有些化合物按其构造和性质应属于糖类化合物，可是它们的组成并不符合 $C_m(H_2O)_n$ 通式，如鼠李糖（ $C_6H_{12}O_5 \cdot H_2O$ ）、脱氧核糖（ $C_5H_{10}O_4$ ）等；而有些化合物如甲醛、乙酸（ $C_2H_4O_2$ ）、乳酸（ $C_3H_6O_3$ ）等，其组成虽符合通式 $C_m(H_2O)_n$ ，但结构与性质却与糖类化合物完全不同。另外例如碳酸（ H_2CO_3 ）、碳酸盐（ $XXCO_3$ ）、碳单质（C）、碳的氧化物（ CO_2 、CO）、水（ H_2O ）都不属于有机物，也就是不属于碳水化合物。所以，碳水化合物这个名称并不确切，反而用"糖类化合物"更为准确，但因"碳水化合物"这一名称使用已久，迄今仍在沿用。

二、碳水化合物的分类

碳水化合物是自然界存在最多、具有广谱化学结构和生物功能的有机化合物，同时也是为人体提供热能最廉价的营养素。碳水化合物按结构分为两类（详见表 8-1）：简单碳水化合物和复杂碳水化合物。简单碳水化合物包括单糖和寡糖，复杂碳水化合物包括淀粉和糖原。

(一) 简单碳水化合物

简单碳水化合物按其结构又分为：单糖和寡糖。

1. 单糖

单糖是不能被水解为更简单的糖类，是碳水化合物中最简单的一种。根据含碳数目的多少，命名为丙、丁、戊、己、庚糖。其中戊糖(阿拉伯糖、核糖和脱氧核糖)和己糖(葡萄糖、果糖和半乳糖)在自然界中广泛存在。

单糖类以己糖中的果糖和葡萄糖为主，其中葡萄糖是构成食物中各种糖类最基本的结构单位，在食物中常以游离态存在，是机体吸收利用最好的糖，并为机体细胞提供能量。葡萄糖是其他糖类在体内分解后的产物，通过直接食用或静脉注射进入体内，可以迅速产能。葡萄糖的构型有 D 和 L 型(图 8-1)，人体只能利用 D 型，而 L 型的葡萄糖常被人们做成甜味剂，增加了甜味又不增加能量的摄取。

2. 寡糖(低聚糖)

寡糖是由 2~6 个单糖分子缩合而成，常见的寡糖有蔗糖、乳糖和麦芽糖等。蔗糖甜度大，常用于食品加工。乳糖是食物中常见的一种双糖。婴儿体内有乳糖消化酶，因此自出生后数月作为其唯一主食，但随着年龄的增加，这种消化酶缺乏，故有些成人使用大量乳糖后不易消化，出现胀气、腹泻等不良反应。

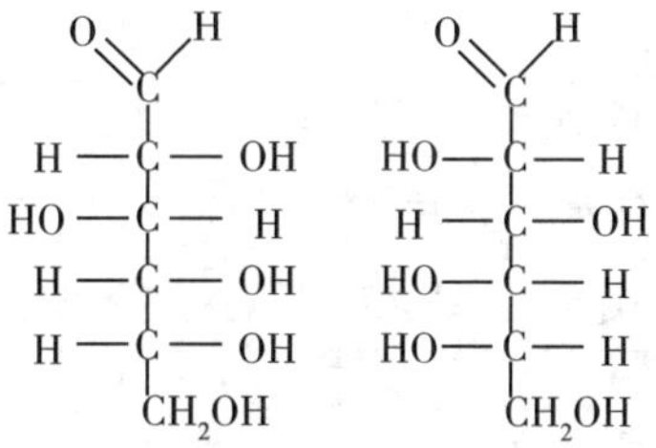

图 8-1　葡萄糖 D 型和 L 型结构

(二) 复杂碳水化合物——多聚糖

多聚糖由 10 个以上单糖分子组成, 常见的主要有淀粉、糖原和纤维等。淀粉是膳食中碳水化合物的主要形式, 由膳食直接获取的葡萄糖比例小, 大多数摄入的是淀粉类及少量寡糖。进入人体内的淀粉首先由唾液中的淀粉酶分解, 再进入十二指肠, 受胰淀粉酶分解为寡糖麦芽糖。寡糖在肠壁细胞外水解成为单糖, 才能最终被人体吸收。

糖原也是人体内的主要碳水化合物, 并是碳水化合物在人体内的主要储备形式, 可以在体内氧化为机体提供能量。

纤维素是葡萄糖构成的多糖, 水解比淀粉困难, 不溶于水, 加热也不溶解, 通常的水解过程需要浓酸或稀酸在较高压力下长时间加热。

(三) 碳水化合物的结合物

碳水化合物的结合物有糖脂、糖蛋白、蛋白多糖三类。碳水化合物与脂类形成糖脂, 是组成神经组织与细胞膜的成分; 与蛋白质结合形成糖蛋白, 是一些具有重要生理功能的物质, 如抗体、酶类和激素; 氨基多糖可与蛋白质结合形成黏多糖, 是构成结缔组织的基质, 具有多种复杂功能。

表 8-1　　　　　　　　　　　**碳水化合物的分类和组成**

碳水化合物的分类			举　例
简单碳水化合物	单糖	丙糖	甘油醛、二羟丙酮
		丁糖	甘油醛、二羟丙酮
		戊糖	核糖、核酮糖、木糖、木酮糖、阿拉伯糖等
		己糖	葡萄糖、果糖、半乳糖、甘露糖等
		庚糖	景天庚酮糖、葡萄庚酮糖、半乳庚酮糖等
		衍生糖	脱氧糖(脱氧核糖、岩藻糖、鼠李糖)、氨基糖(葡萄糖胺半乳糖胺)、糖醇(甘露糖醇、木糖醇、肌糖醇等)、糖醛酸(葡萄糖醛酸、半乳糖醛酸)、糖苷(葡萄糖苷、半乳糖苷、果糖苷)
	寡糖(2~6个糖单位)	二糖	蔗糖、乳糖、麦芽糖、纤维二糖、龙胆二糖、密二糖
		三糖	棉籽糖、松三糖、龙胆三糖、洋槐三糖
		四糖	水苏糖
		五糖	毛蕊草糖
		六糖	乳六糖
复杂碳水化合物	多聚糖(10个糖单位以上)	糖原	动物淀粉
		淀粉多糖	淀粉(直链淀粉、支链淀粉)
		非淀粉多糖	纤维素、半纤维素、果胶等
碳水化合物的结合物			糖脂、糖蛋白、蛋白多糖

◎ 思考题

1. 什么是碳水化合物?

2. 碳水化合物如何分类?

第二节　碳水化合物与人体健康

一、碳水化合物的生理功能

碳水化合物的作用不仅是为人体提供能量和营养，而且碳水化合物还具有其他的生理功能。

1. 提供能量

碳水化合物的主要生理功能是提供能量。在我国，膳食中60%~70%的能量是由碳水化合物提供，高于脂肪(16%~20%)和蛋白质(10%~14%)，并且在三大产热营养素中，碳水化合物比蛋白质和脂肪更易消化吸收，且热量产生的速度较快，能在较短时间内满足人体对热能的需求。碳水化合物为人类活动提供能量，是人类获取能量最经济和最主要的来源。机体中碳水化合物的存在形式主要有三种，葡萄糖、糖原和含糖的复合物。其中葡萄糖是机体最重要的能源物质，每克葡萄糖产热16千焦(4千卡)。它是维持大脑正常功能的必需营养素。在血液中的葡萄糖称为血糖，是碳水化合物在体内的运输形式。如当血糖浓度下降时，脑组织可能因缺乏能源而使脑细胞功能受损，造成功能障碍，并出现头晕、心悸、出冷汗、甚至昏迷。此外人体中神经组织、血细胞、皮肤等都是以葡萄糖作为能源。

2. 构成细胞的主要成分

碳水化合物是生命细胞结构的主要成分，并参与细胞的组成和多种活动。每个细胞都含有2%~10%的碳水化合物，主要以碳水化合物的结合物，如糖脂、糖蛋白和蛋白多糖的形式存在，分布在细胞膜、细胞器膜、细胞浆以及细胞间质中，是细胞构成必不可少的组成成分。同时糖与蛋白质结合形成的糖蛋白，在免疫、细胞识别和细胞间的联系等方面行使着重要的生理作用。

3. 节省蛋白质

碳水化合物不仅是构成机体组织的重要物质，还为机体节省了蛋白质。食物中碳水化合物不足，机体不得不动用蛋白质来满足机体活动所需的能量，这将影响机体用蛋白质合成新的蛋白质和组织更新。体内碳水化合物供给充足，蛋白质可以正常行使其特有的生理功能而避免了被作为能量消耗。因此，节食减肥完全不吃主食，体内碳水化合物缺乏，机体则需要动用体内甚至是组织器官中的蛋白质，如肌肉，肝、肾、心脏中的蛋白质，长此以往，严重影响人的健康。

4. 抗生酮作用

在正常情况下，脂肪在人体内可以被彻底氧化，产生能量。但是如果人体内碳水化合物不足或机体因病（如糖尿病）不能利用碳水化合物，则身体通过分解脂类供能，脂肪完全氧化的循环途径由于碳水化合物的缺乏而打断，故不能被彻底氧化，从而产生大量酮体，如果酮体在体内存积太多，会引起酮症酸中毒。

5. 解毒作用

碳水化合物代谢可产生葡萄糖醛酸，葡萄糖醛酸与体内毒素（如药物胆红素）结合进而解毒。碳水化合物分解产生的葡萄糖醛酸，在尿苷二磷酸葡糖糖醛酸转移酶的催化下完成结合反应，是生物体内重要的代谢途径，也是体内多种化合物清除与解毒的机制，包括一些内源性物质，如胆红素、脂肪酸、甾体类激素等，以及多种外源性物质，如食物中的化合物、药物、环境污染物等。如肝糖原在储备充足时，对四氯化碳、酒精、砷等这些化学毒物有较强的解毒能力，在一定程度上保护肝脏免受一些有害因素的影响。

6. 抑制癌症[①]

最新研究发现，简单碳水化合物甘露糖可以显著抑制癌细胞的生长。在

---

① Pablo Sierra Gonzalez et al., (2018) Mannose impairs tumour growth and enhances chemotherapy, Nature, 563(7733): 719-723.

2018 年 11 月权威的自然科学杂志《自然》发表了来自英国癌症研究中心的一个团队的一项重磅研究：他们发现癌细胞会出现一系列代谢上的异常。为了快速分裂增殖，这些细胞对糖类有极高的需求。大多数糖类(如葡萄糖)是癌细胞生长的能源，而甘露糖(mannose)却能显著抑制癌细胞的生长，并且研究发现甘露糖能影响葡萄糖的代谢。体外加入高浓度的甘露糖可以抑制葡萄糖的代谢，从而抑制癌细胞的生长。研究人员在罹患肿瘤小鼠的饮食中添加了甘露糖，摄入甘露糖并不会影响小鼠的体重，也不会影响小鼠的健康，却能显著抑制肿瘤的生长。这些发现证实，甘露糖的确能在动物体内产生抑癌的效果！更有趣的是，如果甘露糖和化疗联合使用，可以起到更佳的抗癌疗效。比较只服用甘露糖的小鼠，接受了联合治疗的小鼠其生存期显著延长。虽然甘露糖抗癌还未经过临床试验的验证，但有望成为一种针对癌症代谢的全新疗法。

7. 改善人体消化道内环境

碳水化合物水苏糖和棉籽糖对人体胃肠道内的双歧杆菌、乳酸杆菌等有益菌群有着极明显的增殖作用，能迅速改善人体消化道内环境，调节微生态菌群平衡。与酸奶等益生菌产品相比，酸奶双歧杆菌通过胃酸时大部分菌失活，而且此类菌对氧气非常敏感，真正到达肠道则少之又少。水苏糖和棉籽糖都具有良好的稳定性，可直达定殖于肠道各个部位，能以 40 倍递增速度增殖双歧杆菌等有益菌，效果快且不会发生腹胀。它能促进形成有益菌在消化道内的优势菌地位，抑制产气产酸梭状芽孢杆菌等腐败菌的生产，另外产生大量生理活性物质，调节肠道 pH 值、灭杀致病菌，阻遏腐败产物生成。水苏糖和棉籽糖来源于天然植物提取，安全无副作用，不被消化酶水解，且代谢不依赖胰岛素，可满足患有糖尿病、肥胖病和高脂血症等特殊人群的需要。

8. 碳水化合物的其他功能

肝脏中的肝素是一种含有硫酸基的酸性黏多糖，其分子具有由六糖或八糖重复单元组成的线性链状结构，在体内和蛋白质结合以复合物形式存在，广泛分布于动物组织如肺、肝、胎盘、血液等组织中。在机体中有抗凝血、抗血栓、抗炎、抗过敏、利尿等功能。

二、碳水化合物缺乏和人体健康

人需要足够的碳水化合物来保证身体各项机能的正常运行。正常情况下每天的碳水化合物摄入量不能少于 70 克。如果人体内的碳水化合物含量持续过低，会直接影响到胰岛素的分泌，使身体很难积极分解脂肪，这对减肥和健康是不利的。碳水化合物缺乏将导致全身无力，疲乏、血糖含量降低，产生头晕、心悸、脑功能障碍等，严重者会导致低血糖昏迷。

1. 碳水化合物缺乏有中毒危险

主食中含有大量的碳水化合物，具有保护蛋白质的作用，如果碳水化合物摄入不足尤其是糖尿病人，就可能动员体内的脂肪分解来供能，导致酮体产生，严重时会发生酮症酸中毒的危险。

2. 长期不吃或少吃碳水化合物可能影响记忆和认知

长期不吃或少吃碳水化合物，大脑在得不到充足营养的情况下难以正常运作，影响记忆和认知。在一项美国塔弗兹大学的科学研究中[1]，19 名女性进行了一次为期 21 天的极低热量减肥过程。其中 9 人每天只摄入 10 克碳水化合物，另外 10 人则摄入热量相同但是营养均衡的饮食。21 天后两组人的体重下降水平没有显著差别，但是那些几乎戒除碳水化合物的人在需要高度认知能力和记忆的测试中发生了困难。

负责这项研究的心理系教授泰勒指出，这是因为脑细胞需要葡萄糖作为能量，但脑细胞无法贮存葡萄糖，需要透过血液持续供应，碳水化合物食品摄取不足，可能造成脑细胞所需要的葡萄糖供应减少，因此，对学习、记忆及思考力造成伤害。

---

① D'Anci K E, Watts K L, Kanarek R B, et al. Low-carbohydrate weight-loss diets. effects on cognition and mood. Appetite. 2009 Feb；52(1)：96-103.

3. 碳水化合物缺乏导致肌肉疲乏又无力

时下不少时尚女性将米饭、面条等富含碳水化合物的主食视为苗条身材"大敌"，尤其在运动健身后对它们敬而远之，实际上，这样的做法是非常错误的。运动与膳食营养补给中，除了适量的蛋白质、脂肪和水之外，最重要的就是碳水化合物的补充。根据最新版《中国居民膳食指南》介绍：WHO 推荐的适宜膳食能量构成是：来自碳水化合物的能量为 55%~65%；来自脂肪的能量为 20%~30%；来自蛋白质的能量为 11%~15%。运动时机体主要依靠碳水化合物来参与供能、维持运动强度，并为肌肉和大脑提供能量。

与蛋白质和脂肪不同的是身体中的碳水化合物贮备非常有限，如运动时人体得不到充足的碳水化合物供应，将导致肌肉出现疲乏而无动力。不仅如此，如果膳食中长期缺乏主食还会导致血糖含量降低，产生头晕、心悸、脑功能障碍等问题，严重者会导致低血糖昏迷。

4. 摄入过少碳水化合物导致脾气暴躁

在一项有 600 人参加的研究中，科学家发现，在限制碳水化合物摄入的人体内，一种神经化学物质 5-羟色胺的水平发生下降，而这种物质的作用恰是调节心情与产生满足感。这个发现在一定程度上解释了为什么摄入碳水化合物不足的人容易脾气暴躁。这种副作用在女性身上会表现得更严重，因为女性体内此种物质的分泌量本来就少于男性。

5. 容易脱发

头发脱落本是一种自然现象。一般说来，人的头发有 10 万根，每人每天约脱落 70 根头发，同时也会有等量的头发长出来。但是，如果大量脱发就属不正常了。有研究表明，年轻女性盲目减肥，也可引起脱发。有些女孩子每天以蔬菜水果为主食，不吃肉，很少吃主食，加上剧烈运动，迫使体重急速下降，结果身体苗条了，但头晕目眩、脱发、皮肤干燥等与"美"背道而驰的"症状"也接踵而至。和人的身体一样，头发的生长也需要营养支持，而碳水化合物正是其营养的来源。

6. 摄入碳水化合物不足易患糖尿病

有专家发现，长期不吃或者少吃主食，体内长期摄入碳水化合物不足，胰腺 β 细胞功能下降，胰岛素的分泌就会减少，同时胰岛素的敏感度也会下降，对葡萄糖的降解功能减弱。降解不了的糖分滞留在血液里，就会引起血糖过高。这种状况发展下去，即使再恢复正常的饮食，如果体内胰岛素分泌满足不了要求，降解不了的葡萄糖使血糖升高，糖尿病就容易产生。这也是 2 型糖尿病高发的常见原因。

主食吃得少，很多人喜欢用副食来补。有的人爱吃瓜子、核桃、花生等油脂含量高的零食；有的人只吃菜，不吃饭，菜肴中的油和蛋白质的摄入量都很高，甚至还可能超过米面中淀粉的热量，这也会使热量摄入超标。这些因素都可能引起代谢紊乱。因为粮谷类食物所含的碳水化合物，是机体最基本的能量来源。同时，人体的代谢系统相互制约，主食吃得少，还会引起脂肪代谢紊乱。而脂肪代谢紊乱又是糖代谢紊乱的诱因，亦可诱发糖尿病。脂肪积累过多导致的肥胖，又是糖尿病等"代谢综合征"的启动因素。

7. 摄入碳水化合物不足容易患肾病

美国得克萨斯州大学的研究人员在《美国肾病杂志》上发表了他们的研究结果：碳水化合物(谷类、根茎类食物和食糖)摄入过低而蛋白质摄入高的食物对健康有不良影响，会使肾结石发生的概率增加。

研究人员提醒，虽然节食可以减肥，但碳水化合物是维持健康身体的必需营养素，如果长期摄入不足，大脑会受到损害，脂肪会在没有碳水化合物的条件下分解引起"酮病"。"酮病"会造成体内的钙与钾离子随着尿液流失，时间一长，会导致新陈代谢紊乱，出现肾结石、骨质疏松等疾病。

三、碳水化合物摄入过多和人体健康

碳水化合物摄入过多也不利于人体健康。研究发现，摄取过多碳水化合物，对人体健康的危害可能比摄取过量饱和脂肪还要大。研究指出，即使饱和脂肪摄取量增加一两倍，血液的饱和脂肪水平也不会增加。如果增加碳水化合物摄取量，就会提高血液中的脂肪酸水平。俄亥俄州立大学的沃莱克说："问题的关键是，你不一定保存了所有吃下的饱和脂肪，主要保存下来的脂肪是饮食中的碳水化合物。"这是因为从储能角度看，在重量相同的前提下，脂肪完全氧化所产生的 ATP 数量是碳水化合物的 2.5 倍。并且碳水化合物在人体内以糖原形式储存，有大量结合水存在，储存相同的能量，所需体积是脂肪的十倍。多余的碳水化合物只能被转化为脂肪储存起来，长此以往，造成肥胖和血糖上升，有严重的健康隐患。

1. 摄入过多碳水化合物与心血管疾病

碳水化合物对血脂的影响比较复杂。这种影响除与碳水化合物的种类和数量有关外，而且还与人体的生理和病理状态有关。

碳水化合物为人体的生命活动提供能量，当其摄入过多时，一方面，容易引起肥胖，并导致血脂代谢的异常；另一方面过量的碳水化合物(主要是单糖和双糖)本身又可以直接转化为内源性甘油三酯，导致高脂血症特别是高甘油三酯血症的发生。

在碳水化合物对血脂的影响方面，一般来说，男性比同年龄的女性敏感，老年人比青年人敏感。因此，老年人不宜进食过多的碳水化合物，以免引起高脂血症。高脂血症，尤其是 IV 型高脂蛋白症的患者对碳水化合物的反应更加敏感，进食少量的单糖或双糖类食物就可以使血清甘油三酯水平升高。

2. 摄入过多碳水化合物与糖尿病

美国两项分别针对华人女性和黑人女性的研究发现，白米和白面包等淀粉类食物有可能增加她们患糖尿病的风险，其中经常吃高糖值食物，以及白米、白面包和面条的华人女性患病概率更高，每天进食 300g 以上的白米的华人女性，比每天吃 200g 以下白米的华人女性，患糖尿病的风险剧增加 78%，并可能会导致血糖含量骤然升高，然后再迅速降低，破坏人体通过利用胰岛素来处理糖分的能力。

此外，烹制食物过于软烂也是导致血糖升高的一个因素，过于软烂的食物由于烹饪时间较长，使食物链缩短，导致其中的单糖转化速度加快，使血糖升高，所以尽管表面上我们远离"甜"食，但却是每天的不良习惯也会向糖尿病更进一步。

3. 摄入过多碳水化合物与癌症①

美国约翰·霍普金斯大学曾发布癌症研究报告称"糖是癌细胞的食物"，多糖饮食可通过多种方式增加罹患癌症的危险。一种途径是，糖摄入过多会导致人体释放更多的胰岛素，反过来又会刺激子宫内膜细胞超常增殖；另一种途径是，糖摄入过多会提高雌激素水平，诱发细胞失控生长，增加罹患癌症的危险。瑞典卡罗林斯卡医学院科学家进行了一项为期 10 年的大规模研究，调查了 6000 多名参试者的饮食习惯，研究发现，频繁吃甜蛋糕、甜面包或者甜饼干的妇女罹患子宫内膜癌的危险增加了 42%。研究还发现，每天糖摄入总量超过 35 克，会导致子宫内膜癌发病率增加 36%。

总之，正确认识碳水化合物在人体内的各项生理功能，合理摄入适量的碳水化合物，长期摄入过多和过少的碳水化合物都会严重危害人体健康。

◎ 思考题

1. 碳水化合物的生理功能有哪些方面。
2. 通过下表总结下摄入碳水化合物不足和摄入碳水化合物过多对人体的危害？

影响程度	摄入碳水化合物不足	摄入碳水化合物过多
对人体健康引起的危害		
所患疾病		

---

① 孙丽红编著. 不说不知道——你身边的食品安全[M]. 上海：上海科学技术出版社，2017：22-23.

第三节　膳食中的碳水化合物

一、膳食中碳水化合物来源

膳食中的碳水化合物在动物类食物中含量较少，除乳糖来源于乳汁，大多数来源于植物类食物。根据食物中碳水化合物在人体内的吸收情况，将其分成有效碳水化合物和无效碳水化合物两类。有效碳水化合物是指能在人体肠道中被分解成小分子，并被肠道黏膜细胞吸收进入血液的糖类；而无效碳水化合物指人类肠道中不含其水解酶，不能被消化成小分子物质，从而不能吸收的糖类。

（一）可消化吸收的有效碳水化合物来源

有效碳水化合物包括淀粉、半纤维素、单糖、双糖、多糖及糖的衍生物等，主要分布在淀粉类食物及各类瓜果蔬菜中。

1. 单糖的来源

按照人体吸收程度，单糖最容易被吸收，因为人体摄入的多糖需要在体内经消化变成单糖才能参加机体代谢。单糖包括：

（1）葡萄糖。常以游离态存在于葡萄、柿子、香蕉等水果中。

（2）果糖。存在于水果和蜂蜜中，常作为生产饮料、糖果、蜜饯等加工食品的原料。果糖在人体内被吸收后，在肝脏转变为葡萄糖被人体利用，另一部分转变为糖原、乳酸和脂肪。

（3）半乳糖。不能直接由食物获得，母乳中的半乳糖需要在体内重新合成，是乳糖的组成成分，在体内转变为葡萄糖后被利用。

2. 寡糖的来源

（1）蔗糖。在甘蔗、甜菜和蜂蜜中含量较多。我们食用的白糖就是从甘蔗和甜菜中提取的蔗糖。

(2)乳糖。主要存在于奶和奶制品中,鲜奶中含5%乳糖。

(3)麦芽糖。它是淀粉在淀粉酶作用下降解的产物。

3. 多糖的来源

(1)淀粉。是能被人体吸收利用的植物多糖,主要存在于植物类的根、茎和种子中。植物淀粉是人类摄取碳水化合物最主要的食物来源,人们常称它为"廉价的热能营养素"。例如,谷物(如水稻、小麦、玉米、大麦、燕麦、高粱等)和根茎蔬菜类(如胡萝卜、番薯等)等中所含淀粉,在机体消化系统的作用下分解为麦芽糖和葡萄糖,为身体所利用。

(2)糖原。糖原是动物体内糖的储存形式,通常由动物摄入的碳水化合物转变而来。

(二)不能消化吸收的无效碳水化合物来源

有一类碳水化合物,因人类肠道中不含其水解酶,不能被消化成小分子物质,从而不能被消化吸收,这类碳水化合物被称为无效碳水化合物。

(1)不能消化吸收的低聚糖或寡糖包括:水苏糖、棉籽糖等。水苏糖是自然界原本就存在的一种物质,存在于食用蔬菜,如虫草参和所有的豆类食品(大豆、黄豆、绿豆等)中。虫草参中含量最高,食用历史也最悠久。在豆类食品中水苏糖的含量较低,一般在2%~4%之间,当豆类发芽时,水苏糖会很快消失,因此食用豆芽菜并不能补充水苏糖。棉籽糖不全是从棉花籽里面提纯出来的,只是棉籽仁中的含量多些(达4%~5%)。自然界中广泛存在棉籽糖,各种蔬菜、水果、粮食、油籽都有。在很多蔬菜(卷心菜、花椰菜、马铃薯、甜菜、洋葱等)、水果(葡萄、香蕉、猕猴桃等)、稻谷(小麦、水稻、燕麦等)及一些油料作物的籽仁中(大豆、葵花籽、棉籽、花生等)都含有数量不等的棉籽糖。

(2)不能消化吸收的多糖中的膳食纤维,如纤维素、半纤维素、果胶和木质素等。

二、碳水化合物的能量计算

碳水化合物是人类获取能量的最经济和最主要的来源，碳水化合物的能量如何进行计算？如何通过碳水化合物的能量计算来选择适合自己的食物呢？

(一)血糖生成指数(GI)[①]和血糖负荷(GL)[②]

1. 血糖生成指数(glycemic index，GI)

血糖生成指数(GI)是加拿大多伦多大学营养学教授戴维·詹金斯(David J. Jenkins)和他的同事们，在研究哪些食物最适合糖尿病人时提出的。利用GI可以计算不同食物对血糖的影响程度，对健康饮食有非常重要的指导意义。GI是指使用食用含糖类50克的食物和相当量的标准食物(葡糖糖或白面包)后，2小时内体内血糖水平应答的比值(用百分数表示)。它是一个相对数值，反映了食物与葡萄糖相比升高血糖的速度和能力。我们通常把葡萄糖的血糖生成指数定为100，然后拿其他食物与葡萄糖对比，假如某种食物升高血糖的速度和能力恰好是葡萄糖的一半，那么它的血糖生成指数就是50。简单来说，食物的GI值越高，血糖升高的速度就越快，胰岛素水平提高越快，营养物质就越容易转化成脂肪。这就是为什么甜点、精致米面、精加工且含糖量高的食品，要比粗粮、豆制品、蔬菜水果更容易让人发胖。

GI是反映食物的类型和碳水化合物消化吸收水平的参数，不同的食物餐后血糖的反应是不一样的。GI高的食物，人体消化快，吸收完全，葡萄糖迅速进入血液，升高血糖的程度大；而GI低的食物，则人体消化慢，吸收不完全，升高血糖的程度小。

---

① 王翠玲主编. 营养与膳食[M]. 第2版. 上海：上海科学技术出版社，2010：138.
② 部帅，桑素珍主编. 战胜糖尿病从吃开始[M]. 北京：中国医药科技出版社，2015.

　　戴维·詹金斯等[①]提出，用于描述人体对食物的消化吸收速率和由此引起的血糖应答，是食物的生理学参数。当血糖生成指数在50以下的食物为低GI食物，它们在胃肠中停留时间长，吸收率低，葡萄糖释放缓慢，可防止餐后高血糖；当血糖生成指数在50~70之间时，这种食物是中等GI食物；当血糖生成指数在70以上时，为高GI食物了，它们进入胃肠后消化快，吸收率高，葡萄糖释放快，葡萄糖进入血液后峰值高。在人们日常饮食中，只要将一半的高血糖生成指数食物替换成低血糖生成指数食物，血糖就能得到显著改善。了解食物GI的概念和数值，可以用于临床上对一些糖尿病、高血压、高血脂和肥胖患者的膳食管理、居民的营养膳食指导和运动员的膳食管理等。

表 8-2　　　　　　　　　部分食物的血糖生成指数(以葡萄糖 GI=100)

GI(%)	食 物 名 称
<50	通心粉，大豆，豌豆，扁豆，花生，苹果，樱桃，牛奶，果糖
50~	荞麦，燕麦片，米粉，甘薯
60~	全麦面包，凤梨，橙，香蕉，冰激凌，蔗糖
70~	胡萝卜，油条，南瓜，玉米(甜)，芋头，西瓜，猕猴桃，蜂蜜
80~	大米，面包，馒头，玉米粥，土豆
90~	小麦面粉，高粱米，粳米，白薯，糯米，麦芽糖

　　必须说明的是每一种食物的GI值不是恒定的，比如个体血糖变化的差异、水果的成熟度(熟香蕉GI值高于生香蕉)、食物的烹饪方式(烤制的GI值高于蒸煮的、磨成粉状的五谷杂粮GI值高于原粮)，都会影响到GI值。

　　2. 血糖负荷(glycemic load，GL)

　　GI反映了食物升高血糖的速度和能力，但是却不能直观地反映食物对血糖的应答效应，因为食物摄入后机体血糖水平还与食物中碳水化合物的含量

---

　　① Jenkins D J, Wolever T M, Taylor R H, et al. Glycemic index of foods: a physiological basis for carbohydrate exchange[J]. American Journal of Clinical Nutrition, 1981, 34(3): 362-366.

186

有关，这个关系需要用血糖负荷(GL)来反映。血糖负荷通过食物 GI 值与其碳水化合物含量的乘积的百分比得到。GL 比 GI 更能全面评价食物引起人血糖升高的能力，并对实际提供的食物或总体膳食模式的血糖效应进行定量测定，同时考虑了食物中碳水化合物的质与量对血糖和胰岛素的影响。GL 与 GI 结合使用，更接近实际饮食情况，可比较真实地反映食物的一般使用量中所含可利用碳水化合物的数量。

通常将 GL 小于 10 的定义为低 GL 食物，在 11~19 范围内的为中 GL 食物，GL 大于 20 的为高 GL 食物。有些食物 GI 值很高，但 GL 值却不高。许多高 GI 水果和蔬菜按其计算则被归类为低 GL 或极低 GL 食物。例如，我们要吃一个 50g 的胡萝卜，胡萝卜的 GI 值达 71，但是其碳水化合物含量极少，查食物成分表①为每 100g 中 7.7g，因此，50g 胡萝卜中所含的可利用碳水化合物为 7.7×50/100 = 3.85 克。胡萝卜的 GL 值计算为：3.85×71(胡萝卜的 GI 值)/100 = 2.73。而一份意大利面约含有 50g 碳水化合物，GI 值为 50，血糖负荷为 50×50/100 = 25，数值高。这样看来，虽然胡萝卜的 GI 值高于意大利面，但从 GL 值上来看，胡萝卜更利于血糖的稳定。

通过 GL 的应用发现，高 GI 值食物也可以纳入饮食计划，想保持身材或血糖类患者可以应用食物交换份法选择食物和搭配膳食，结合 GI 和 GL，既能控制膳食的总热量，又能考虑到食物含碳水化合物品质和质量对血糖水平的影响，灵活搭配食物，使得饮食更加科学和多元化。

(二)减法和加法计算碳水化合物的含量

食品营养标签中的碳水化合物是指每克产生能量为 17kJ/g(4kcal/g)的部分，数值可由减法或加法获得。

减法：食品总质量分别减去蛋白质、脂肪、水分、灰分和膳食纤维的质量，即是碳水化合物的量。加法：淀粉和糖的总和即为碳水化合物。总碳水化合物指碳水化合物和膳食纤维的总和。

---

① 杨月欣. 中国食物成分表[M]. 北京：北京大学医学出版社，2012.

（三）简单方法计算碳水化合物的含量

"碳水化合物"对需要控制体重的人来说是一个可怕的字眼：吃多了可能长肉，吃少了又不能满足身体需要。到底应该吃多少呢？

遗传学家沙伦在写给英国《每日邮报》的文章中介绍，每个人消化碳水化合物的能力不同，这与体内的唾液淀粉消化酶基因 amy1 有关。携带这种基因越多，分解碳水化合物的能力越强。怎么知道自己有多少 amy1 基因呢？其实有一个自测的简单办法。你只需要准备一些不加盐的薄脆饼干、一个计时器和一支笔就可以。

首先，尽量在嘴里多攒点口水，然后把饼干放进嘴里，边嚼边计时，统计出感觉到甜味的时间。一连测试三次，取平均值。按照每天摄入热量 2000 卡计算，如果你 14 秒内就能尝出甜味，那么说明携带 amy1 较多，可以每天吃 250 克碳水化合物；如果 15~30 秒尝到甜味，那么每天可以吃 175 克；如果超过 30 秒才能尝到甜味则要注意了，每天只能吃 125 克，吃多了就变成肥肉了！[①]

三、碳水化合物的推荐膳食摄入量

根据中国膳食碳水化合物的实际摄入量，2013 年中国营养学会规定的中国居民健康人群的碳水化合物供给量为总能量摄入的 50%~65%[②]。如果摄入膳食中的碳水化合物大于总能量的 80% 或小于 40% 则不利于人体健康[③]。所以每天应至少摄入 50~100 克可消化的碳水化合物以预防碳水化合物缺乏症。同时对碳水化合物的来源也作了要求，即应包括复合碳水化合物淀粉、不消化的抗性淀粉、非淀粉多糖和低聚糖等碳水化合物；限制纯能量食物如糖的摄入量，提倡摄入营养素/能量密度高的食物，以保障人体能量和营养素的需

[①] 荆晶. 简单方法自测消化碳水化合物的能力[J]. 决策探索，2016，21：89.

[②] 中国营养学会. 中国居民膳食营养素参考摄入量[M]. 北京：科学出版社，2014.

[③] 王翠玲，主编. 营养与膳食[M]. 第 2 版. 上海：上海科学技术出版社，2010：138.

要及改善胃肠道环境和预防龋齿。

四、正确认识碳水化合物

膳食中碳水化合物的主要来源是植物性食物，如谷类，薯类，根茎类蔬菜和豆类，另外是食用糖类。碳水化合物只有经过消化分解成葡萄糖、果糖和半乳糖才能被吸收，而果糖和半乳糖又经肝脏转换变成葡萄糖。血液中的葡萄糖简称为血糖，少部分血糖直接被组织细胞利用与氧气反应生成二氧化碳和水，放出热量供身体需要，大部分血糖则存在人体细胞中。如果细胞中储存的葡萄糖已饱和，多余的葡萄糖就会以高能的脂肪形式储存起来，多吃碳水化合物发胖就是这个道理！

有研究显示，某些碳水化合物含量丰富的食物会使人体血糖和胰岛素激增，从而引起肥胖，甚至导致糖尿病和心脏病，每餐必吃碳水化合物没错，错的是吃的数量太多，品质太差。正确认识膳食中"好"和"坏"的碳水化合物，对人体预防和改善有关血糖类疾病至关重要。

(一)"坏"的碳水化合物——简单快速吸收的碳水化合物

"坏"的碳水化合物(见表 8-3)，通常是结构简单，富含高热量、低纤维，并可快速吸收，导致血糖迅速上升的碳水化合物。它能快速转化为能量，消耗快，容易饥饿，几乎没有营养。在糖当中，所有形式的浓缩糖都是单糖，即白糖、红糖、麦芽糖、葡萄糖、蜂蜜和糖浆在体内释放能量的速度都很快，会引起血糖迅速升高。如果体内消耗不完这些能量，它们就会转化成脂肪贮藏在内脏或者皮下。精细加工纤维含量少的食物，如白面包、精白米烘焙的糕点饼干、比萨的皮和其他精制谷物都属于快速释放能量的碳水化合物。过量食用都会导致发胖，长期则导致血胆固醇增加，心血管负担加重。血糖的迅速上升可能会增加 2 型糖尿病的风险。长时间摄入低纤维的"坏"碳水化合物也可增加便秘风险，并且不利于血压的降低。

(二)"好"的碳水化合物——复杂慢速吸收的碳水化合物

"好"的碳水化合物(见表 8-3)结构复杂，富含高纤维素、低热量，摄取后吸收缓慢，血糖上升速度较稳定且较慢，可以避免胰岛素快速分泌，降低脂肪囤积的机会的碳水化合物。另外，慢速释放能量的碳水化合物，食物通常消化速度比较慢，饱足感可以维持较久，减少了总热量，并给机体提供大量营养素，可以说是减肥者的好朋友！慢速释放能量的碳水化合物通常偏向全谷类的食物和硬质的粗加工食物。例如，全麦制品（大麦、小麦和黑麦），或含50%全麦的面包；粗麦粉的全麦面包；荞麦、莜麦制成的面条或馒头；玉米糁、玉米精粉等。全谷类的纤维质完整，碳水化合物的吸收不会太快，有助控制血糖，增加饱肚感，同时减缓饥饿感的出现。此外，乳类、豆类及豆制品、蔬菜类和薯类食品也在选择范围内。蔬菜类膳食纤维高，无论单吃还是与粮谷类合吃，都能有效地延迟消化吸收速率，因此对降低血糖有好处。薯类富含多种寡糖，如芋头、山药、马铃薯、藕粉、苕粉等，都可吃一些。在一天膳食安排中，要特别注意谷类和薯类。这两类中大部分为低和中 GI 食物，血糖控制效果会较好并持久。

"好"碳水化合物可降低 18%冠心病，33%糖尿病，40%结肠肿瘤的风险，可一定程度上从饮食上预防相关慢性病。

表 8-3　　　　　　　　　　**"坏"和"好"碳水化合物比较**

比较类型	"坏"的碳水化合物		"好"的碳水化合物	
结构	简单		复杂	
食物来源	精加工食物	谷物类：白米饭，白面包	粗加工食物	谷物类：糙米，全麦面包
		果蔬类：葡萄干，果汁饮料		果蔬类：青菜，苹果
		甜点：糖果，蛋糕		坚果类：无花果，黄豆
		乳制品：炼乳，优酸乳		乳制品：低脂牛奶，纯酸奶
对健康的影响	增加了慢性病的风险		降低了慢性病的风险	
每日消耗量建议	每天消耗的热量来自糖需小于10%，适量精米饭、白面包补充身体所需能量		每日需消耗 170g 谷类产品，其中一半以上的量来自全谷类产品，不可过多	

(三)正确选择"好"与"坏"碳水化合物

有些简单快速吸收的"坏"碳水化合物不一定都对人体有害。每个人体质不一样，需求也不一样，比如低血糖人群，患病期间需要快速吸收的碳水化合物来改善症状。但对血糖要求高的人群，如心血管患者，碳水化合物消化吸收快，最容易影响血糖和胰岛素水平[①]。摄入过多的快速碳水化合物将会使心血管患者血糖更加不稳定，从而陷入越吃越不想动，越吃越想吃的恶性循环。所以对于糖尿病、高血压和冠心病的患者，应多选择食物低 GI 和中 GI 的食物，尽量不食或少食单糖和双糖类食物，严格限制纯糖食品、甜点等的摄入量。根据个体差异，在不同的情况下，选择适合自身的碳水化合物，追求平衡饮食和健康生活方式，而不要局限于推崇或排斥某一种食物。

五、合理利用 GI 和 GL，搭配健康饮食

想找到适合的食物，不仅要看食物的 GI 值，也要看 GL 值。灵活运用 GL 和 GI 结合的计算方式，合理利用血糖负荷，选择低和中 GL 的食物搭配来得到行之有效的饮食搭配。通常血糖负荷(GL)在 10 以下的食物可以放心食用，血糖负荷值在 11~19 的食物适量食用，血糖负荷值在 20 以上的食物则按需食用。例如已知干豆类的 GL 值低，而大米的 GL 值高，可将两者混合制成绿豆饭、红豆饭。已知玉米面、黄豆面的 GL 值低，可与 GL 值高的白面混合制成发糕或窝头等，均可达到降低 GL 值的目的。另外，主食馒头与副食蔬菜搭配，采取混合膳食，总 GL 比单独吃馒头要低得多。表 8-4 列举了部分食物的血糖负荷值，均按 100g 食物的可食用部分计算，可供参考来搭配食物。

---

① 杨军红. 血糖生成指数食物在健康与疾病防治中的意义[J]. 中国慢性病预防与控制，2007，15(1)：74-75.

表 8-4　　　　　　　　　　　　部分食物的血糖负荷值(GL)

1. 谷类及其制品

食物名称	热量	碳水化合物	GI	GL
糯米饭	350	78.3	87	68.1
黑米	341	72.2	80	57.8
米线	356	81.5	70	57.1
面条	286	61.9	81.6	50.5
烧饼	298	62.7	79	49.5
馒头	223	47	88.1	41.4
花卷	214	45.6	88	40.1
荞麦	337	43	54	39.4
米饭	116	25.9	83.2	21.5
薏米	361	71.1	30	21.3
大米粥	47	9.9	70	6.9
小米粥	46	8.4	61.5	5.2

2. 水果类

干枣	276	67.8	103	69.8
猕猴桃	61	14.5	53	7.7
菠萝	44	10.8	66	7.1
苹果	54	13.5	36	4.9
橙子	48	11.1	43	4.8
梨	50	13.3	36	4.8
葡萄	44	10.3	43	4.4
西瓜	26	5.8	72	4.2
火龙果	59	13.9	25	3.5
柚子	42	9.5	25	2.4

续表

草莓	32	7.1	29	2.1

3. 豆类及豆制品

豆腐花	401	84.3	50	42.2
扁豆	339	61.9	38	23.5
绿豆面	1427	65.8	33.4	22
黄豆	390	34.2	50	17.1
绿豆	329	62	27.2	16.9
豆干	142	11.5	23.7	2.7
豆腐	82	4.2	50	2.1
豆奶	30	1.8	50	0.9
豆浆	16	1.1	50	0.55

4. 速食食品

苏打饼干	408	76.2	72	54.9
蛋糕	348	67.1	80	53.7
面包	313	58.6	87.9	51.5
饼干	435	71.7	70	50.2
麦片	368	67.3	69	46.4
麻花	527	53.4	80	42.7
汤圆	311	44.2	87	38.5
粽子	278	40.8	87	35.5
炒年糕	154	34.7	87	30.2
薯片	615	41.9	60.3	25.3
凉面	167	33.3	55	18.3
热干面	153	28.7	55	15.8
菜包子	223	29.1	39.1	11.4
肉包子	227	28.6	39.1	11.2

续表

小笼包	219	25.9	39.1	10.1
馄饨	250	34.4	28	9.6
饺子	253	31	28	8.7
八宝粥	70	12.5	42	5.2

5. 薯类、淀粉及其制品

藕粉	373	93	32.6	30.3
甘薯	102	24.7	54	13.3
土豆	77	17.2	62	10.7

6. 糖类

葡萄糖	400	100	100	100
麦芽糖	331	82	105	86.1
方糖	400	99.9	83	82.9
红糖	389	96.6	83	80.2
蜂蜜	321	75.6	73	55.2

六、低碳和高碳水化合物饮食

近几十年，现代人的饮食方式越来越多样化，各种以"健康"为题材的饮食模式推陈出新。例如，有人说"低碳水化合物饮食"有利于瘦身、减肥，还能延长寿命。又有人说"高碳水化合物饮食"更有利于身体健康。那么，究竟低碳水化合物饮食还是高碳水化合物饮食更有益身心健康呢?

1. 低碳和高碳化合物饮食的定义和分类

低碳水化合物饮食(low carbohydrate diet)，也称为"阿特金斯饮食法"，通过限制吃碳水化合物的总量，从而限制获取的热量，增加蛋白质和脂肪的摄入量，以替代原有碳水化合物作为主要热量的一种饮食结构。由美国心脏内科医生阿特金斯在 1972 年写的《阿特金斯医生的新饮食革命》中第一次提出。

时下流行的生酮饮食、地中海饮食以及阿特金斯饮食都属于广义低碳水化合物饮食。它会使人体代谢系统逐渐从糖酵解产能转向寻求从膳食脂肪和人体脂肪中获取能量。

不少综述文献开始尝试对低碳水化合物的定义进行归纳定量化。比官方或者传统膳食指南推荐的碳水化合物摄入更少的饮食可称为广义的低碳水化合物饮食。根据目前文献，低碳水化合物的定义范围较广，每日低于 130g 的碳水化合物摄入量，或碳水化合物摄入能量占比低于 45%，都可能被认为是低碳水化合物饮食[1]。根据摄入量，可分为极低碳水化合物生酮饮食(very low carbohydrate（ketogenic）diet，VLC（K）D)、低碳水化合物饮食（low carbohydrate diet，LCD）、中碳水化合物饮食（moderate carbohydrate diet，MCD）。目前比较流行的生酮饮食与阿特金斯饮食都属于极低碳水化合物摄入范畴。

而高碳化合物饮食(high carbohydrate diet)目前定义暂处在一个相对的概念阶段。例如，如果对照组的饮食<45%碳水化合物为低碳水化合物饮食，则总能量大于 45%碳水化合物则被称为"高碳水化合物饮食"(表 8-5)。

表 8-5　　　　　　　　低碳化合物和高碳化合物根据摄入量分类

	每日摄入碳水化合物含量/g	碳水化合物摄取能量/%
极低碳水化合物	<50	<10
低碳水化合物	<130	<26
中碳水化合物	<225	<45
高碳水化合物	>225	>45

---

① Sato J, Kanazawa A, Makita S, et al. A randomized controlled trial of 130 g/day low-carbohydrate diet in type 2 diabetes with poor glycemic control［J］. Clinical Nutrition, 2017, 36（4）：992-1000.

2. 低碳水化合物饮食的利弊

各种学说提出低碳水化合物饮食的好处，如低碳水化合物有助于降低心血管疾病的风险；有助于减肥、瘦身；有助于控制胰岛素，避免高糖损害，调节血糖水平等。

(1) 低碳水化合物的优点。

低碳水化合物饮食可以有效控制体重增长，还能够有效避免体重反弹。实验研究表明，降低碳水化合物摄入一段时间后，受试者体重明显降低，并且在一段时间内反弹程度明显低于其他组。调节饮食是一个长期坚持的行为，通过科学饮食控制体重并不会对身体健康造成明显的不良影响。因此，低碳水化合物的饮食结构也可以作为减肥的安全有效的途径之一。在许多研究设计中，低碳高脂组并无热量限制要求，允许患者每次进食达到饱腹，而高碳低脂组通常是限热的。如果仅算腹部脂肪的减少，仍然是低碳水优于低脂。其中，多项研究表明①②，低碳水组减重平均值大大优于低脂组。

低碳水化合物饮食减重的原理是多途径的、多尺度的。在减肥过程中，采取摄入低碳水化合物饮食，减少碳水化合物摄入量，在初期，人体会开始消耗存储的糖原以供给能量。这一"去糖化"的过程将会带来较为明显的减重，这一过程所减掉的体重主要是糖原和水分。如果摄入碳水化合物过多，会刺激胰岛素分泌，导致脂肪酸进入脂肪细胞，从而生成脂肪。而低碳水化合物饮食不刺激胰岛素分泌，体内游离脂肪酸不能进入脂肪细胞，游离脂肪酸被氧化成酮体，为身体提供更为高效与健康的能量。此外，低碳水化合物饮食也能控制食欲，这也是减重的有效途径。低碳水饮食随着时间推移，能间接地协同瘦素(leptin)抑制饥饿感。其中有通过长中效降低瘦素跨越血脑屏障的

①　Hallberg S J, McKenzie A L, Williams PT, et al. Effectiveness and safety of a novel care model for the management of type 2 diabetes at 1 year: an open-label, non-randomized, controlled study[J]. Diabetes Therapy. 2018 Apr 1; 9(2): 583-612.

②　Halyburton AK1, Brinkworth GD, Wilson CJ, et al., Low- and high-carbohydrate weight-loss diets have similar effects on mood but not cognitive performance[J]. Am J Clin Nutr, 2007, 86(3): 580-587.

阻力从而影响下丘脑对食欲的调控是其运作的机理之一①。低碳饮食对食欲的控制显著强于低脂饮食。较低的食欲自然而然地少进食了，这就是不限热量的低碳高脂饮食的减肥效果比进行限热的高碳低脂饮食好的原因。低脂饮食也有一定的效果，比毫无节制地饮食要好，但是减重效果远远不如低碳水饮食。

低碳水化合物饮食可以降血压、降血脂、降血糖。就降血压而言，对比药物治疗，一段时间后，通过饮食对血压的控制明显优于药物；对严重高血糖患者的治疗，通过药物结合低碳水化合物饮食，也均得到了恢复。代谢综合征是一种代谢相关疾病如高血压、糖尿病、脂代谢紊乱等其中两个或两个以上的组合，也已有实验数据证明，改善生活饮食习惯已成为一项有效的治疗途径。

还有，对于因肥胖引起的多卵巢综合征、脂肪肝、动脉粥样硬化等疾病，生活方式的干预对疾病治疗有重要意义，而降低饮食结构中碳水化合物的摄入量是重要影响因素之一。

(2)低碳水化合物饮食的缺点。

人们需注意的是，食用低碳水化合物饮食也需要采取科学的方式，不可采取极端手段以免对自身营养与健康造成严重不良后果。从短期来看，尤其是在第1~2周内，由于碳水化合物被严格限制摄入，体内的糖原被完全消耗，会容易产生头晕、虚弱无力等症状。还可能会产生生理性酮症(疲劳、恶心、呼吸有烂苹果气味等)。最重要的是，生活饮食结构调节需要长期坚持，一朝一夕的尝试并不会让人得偿所愿。

从长期来看，长期缺乏血糖供能可能会使大脑记忆力减退甚至变笨，还易发生便秘、损伤肾功能，因为如果长时间只有极少量的碳水化合物摄入，食物中缺少膳食纤维对肠道的刺激，便秘会伴随着整个饮食过程；低碳水化合物饮食常常伴随高蛋白和高脂饮食，会加重肾脏的负担，尤其是对慢性肾病患者而言损害更大。

---

① Banks W A. et al. Triglycerides induce leptin resistance at the blood-brain barrier[J]. Diabetes, 2004. 53(5)：1253-1260.

同时，碳水化合物对于平衡皮质醇很有效。当碳水化合物摄入较低时，皮质醇会分泌出来以便进行能量储存。长期的皮质醇居高不下会导致炎症、肾上腺疲劳和最终的代谢紊乱。

3. 高碳水化合物饮食的利弊

目前围绕高碳低脂饮食和低碳高脂饮食一直是科学家们争论的热点。对于许多为了健身增肌的朋友，他们更推崇和认可高碳水化合物饮食结构。这部分人认为高碳水化合物饮食可以在某种程度上提高胰岛素水平，促使血糖转化为肌肉内糖原从而起到保持肌肉的作用。他们相信，高碳水化合物饮食是使人变强壮和结实的有效途径。但是，高碳水化合物饮食也会使人们摄入更多的精制碳水化合物，如米饭。这会导致长期的高血糖负担，影响代谢平衡。并且如果没有配合长期适当的体能训练，高碳水化合物饮食可能不仅不能促进肌肉增强，还会导致体内脂肪增加。

4. 正确选择低碳和高碳水化合物饮食

很多人对碳水化合物的摄入量存在疑虑，在各种"低碳饮食更健康""不吃主食不利于减肥""碳水化合物过量加速衰老"等等健康资讯中左右为难。

发表在《The lancer public health》杂志上的研究结果显示[1]，无论是低碳水化合物还是高碳水化合物饮食都会增加早逝风险。即如果从碳水化合物中摄入的热量低于40%或高于70%，都会导致较高的死亡风险。以大量肉类和脂肪来代替碳水化合物的人相比于以蛋白质或植物脂肪(如牛油果，豆类和坚果)代替碳水化合物的人死亡风险更高。

如此看来，不管是低碳水化合物饮食还是高碳水化合物饮食，都有其好与不好之处。主导该项研究的布莱根妇女医院的心血管医学专家 Sara Seidelmann 博士也表示，摄入适量的碳水化合物对健康的生命才是最好的，如果你选择了低碳水化合物饮食，那么应该用适量植物脂肪和蛋白质来代替碳

---

① Sara B Seidelmann, Brian Claggett, Susan Cheng, et al. Dietary carbohydrate intake and mortality: a prospective cohort study and meta-analysis[J]. Lancet Public Health. 2018, 3(9): 419-428.

水化合物，这样从长期来看能使人在衰老的过程中保持健康。

　　总而言之，低碳水化合物饮食并不是适合每个健康人，而是更适合那些超重且久坐的人，及高血糖、代谢综合征、糖尿病(1型和2型)、创伤性脑损伤、癫痫、帕金森症、阿尔茨海默症、其他神经系统疾病患者。因为长时间食用低碳水化合物会给身体带来应激反应，尤其是孕妇、运动员、甲状腺功能减退者，和肠道不健康的人士不适合低碳水化合物饮食。另外，低碳水化合物对于体重指数(BMI)正常却刻意减肥的人群也不适合，在没有专业人士指导下擅自食用低碳水化合物食物作为减肥的饮食方法，这种饮食模式会给身体带来非常多的不适感和副作用，建议应该在营养师或医师的指导下进行。

　　至于高碳水化合物饮食，或许更为适合于那些精瘦且定期锻炼的人，他们依靠碳水化合物来补充肌肉糖原，这部分人群更适合短期的碳水化合物控制，这样也会增进他们的脑部敏感性去进行激素代谢，如胰岛素和瘦素。实际上，没有什么饮食计划是完美又完全健康的。但我们可以尽量选择更适合自身的饮食模式，根据自己的情况(试图减肥或想要保持体重)，注意控制饮食数量，寻找饮食和健康的平衡点。做一位吃"好"、喝"好"、锻炼"好"的新时代健康拥有者。

◎ 思考题

　　1. 自己用简单方法计算自身碳水化合物的可摄入量。

　　2. 碳水化合物的摄入量和摄入种类要视每个人的差异而定，你需要根据自己的身体脂肪水平和基因类型，选择相应的碳水化合物。根据血糖负荷这一标准，我们已经将日常碳水化合物来源分类并排序，第1类，是每个人都能适量多吃的碳水化合物，越往下，就越意味着这种碳水化合物应该少吃。根据表8-6提供的碳水化合物食物来源和饮食建议，结合自己体质，设计一顿含碳水化合物的饮食配餐。

表 8-6

编号	碳水化合物食物来源	饮食建议		
1	绿色蔬菜	如果你太胖了，根本看不出你的腹肌，你要多吃 1~2 类	如果你是一个天生的胖男孩，但是锻炼很多，可以看到你的腹肌，1~3 类碳水可以让你保持最佳状态	如果你是天生的瘦人，并且能够很好地处理淀粉，摄入 1~5 类碳水化合物没有问题
2	非绿色蔬菜			
3	低果糖水果-杏、牛油果、蓝莓、无花果、柚子、桃、李子、树莓、草莓、西红柿、梨、橙子			
4	高果糖水果-木瓜、香蕉、樱桃、葡萄、芒果、甜瓜、橙子、梨菠萝、西瓜			
5	营养丰富的天然淀粉——山药、甘薯、木薯、糙米、藜麦			
6	谷物-面包、意面、白米饭等	根据自身需要适量吃主食		
7	其他毫无意义的淀粉食物——腌渍的果脯、火锅里的各类丸子、膨化食品、高糖酱料	如果你关心减肥、如何变得更强健、如何保持健康、延缓衰老，那么每天请少吃第 7 类		

◎ **本章主要名词概念**

碳水化合物（carbohydrate）：亦称糖类化合物，是自然界存在最多、分布最广的一类重要的有机化合物。主要由碳、氢、氧所组成。

血糖生成指数（glycemic lndex，GI）：是指使用含糖类 50g 的食物和相当量的标准食物（葡糖糖或白面包）后，2h 内体内血糖水平应答的比值（用百分数表示）。

血糖负荷(glycemic load，GL)：反映了食物摄入后机体血糖水平与食物中碳水化合物的含量的关系，通过将食物 GI 值与其碳水化合物含量的乘积的百分比得到。

◎ 本章小结

碳水化合物是由碳、氢和氧三种元素组成，由于它所含的氢和氧的比例为二比一，和水一样而命名。它是为人体提供热能的三种主要的营养素中最廉价的营养素。食物中的碳水化合物分为两类：一类是人体可以吸收利用的有效碳水化合物如单糖、寡糖和多糖；还有一类是人不能消化的无效碳水化合物，食物来源各不相同。根据合理的膳食需求，可以自己计算出每天所需碳水化合物量。并且依据食物中碳水化合物的含量，选择适合自身的碳水化合物，合理搭配饮食，避免碳水化合物不足或过量对人体的危害。

◎ 本章习题

试根据自己口味习惯和所学碳水化合物知识，为自己设计一顿含有碳水化合物的中餐。

◎ 课外阅读参考文献

[1]美国科学院研究理事会编. 转化糖科学：未来的风向标[M]. 张嘉宁，金城主译. 北京：科学出版社，2015.

[2]李铮. 糖组学研究技术[M]. 北京：高等教育出版社，2015.

第九章　脂肪酸与人体健康

【本章学习目标与要求】

1. 了解脂肪酸的类型与生理功能。
2. 理解各类脂肪酸与人体健康的关系。
3. 掌握科学摄取脂肪酸的方法。

随着人民生活水平的日益提高，高血压、高血脂、糖尿病、心脑血管疾病和肿瘤等已成为威胁生命的主要病因。这些疾病看似各有原因、各具特点，但实质上互为因果、密不可分。它们共同的一个主因就是摄入能量过剩而消耗不足，导致脂肪过量储存引起肥胖。脂肪中一个重要的组成成分就是脂肪酸，"好"脂肪酸能维护人体的健康，"坏"脂肪酸能导致疾病的发生，什么是"好"脂肪酸什么又是"坏"脂肪酸？它们到底有哪些功能？读完本章您就会找到答案。

第一节　什么是脂肪酸

人们往往很容易将脂肪酸与脂肪等同起来，认为是一种物质的两种称呼。其实脂肪酸只是脂肪的一个组成部分，脂肪中甘油三酯占到98%以上，脂肪酸仅占很小一部分。脂肪酸（fatty acid，FA），是指一端含有一个羧基的长脂肪族碳氢链的有机物。低级的脂肪酸是无色液体，有刺激性气味；高级的脂肪酸是蜡状固体，无明显可嗅到的气味。脂肪酸在有充足氧供给的情况下，可氧化分解为 CO_2 和 H_2O，释放大量能量，因此脂肪酸是机体主要能量来源之一。

一、脂肪酸的分类

脂肪酸由碳、氢、氧三种元素组成。按碳链长度不同可分为短链脂肪酸（含2~4个碳原子）、中链脂肪酸（含6~12个碳原子）和长链脂肪酸（含14个以上碳原子）；按碳氢链饱和与不饱和的不同可分为饱和脂肪酸（SFA）、单不饱和脂肪酸（MUFA）和多不饱和脂肪酸（PUFA）；按脂肪酸分子的空间结构可分为顺式脂肪酸（CFA）和反式脂肪酸（TFA）。

随着营养科学的发展，科学家发现双键所在的位置影响脂肪酸的营养价值，因此又常按其双键位置进行分类。双键的位置可从脂肪酸分子结构的两端第一个碳原子开始编号，并以其第一个双键出现的位置的不同分别称为ω-3系列多不饱和脂肪酸、ω-6系列多不饱和脂肪酸和ω-9系列单不饱和脂肪酸，这一种分类方法在营养学上更有实用意义。

二、人体必需脂肪酸

人体和其他动物一样，能够利用自身吸收的糖和蛋白质来自行合成一些脂肪酸，包括饱和脂肪酸和一些单不饱和脂肪酸。但是人体不能合成多不饱

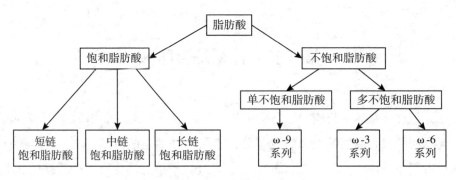

图 9-1　脂肪酸的分类

和脂肪酸中的亚油酸和 α-亚麻酸。亚油酸属于 ω-6 系列多不饱和脂肪酸，α-亚麻酸属于 ω-3 系列多不饱和脂肪酸，这两种脂肪酸必需依赖食物供应，因此被认为是人体必需的脂肪酸。γ-亚麻酸和二十碳五烯酸（EPA）及二十二碳六烯酸（DHA）都可以通过亚油酸和 α-亚麻酸在人体内生成，因此 EPA 和 DHA 都不能算作必需脂肪酸。必需脂肪酸在维持大脑细胞、神经突触、视网膜、肾上腺和睾丸的正常功能方面发挥着重要作用，长期缺乏会导致退行性疾病发生。

三、反式脂肪酸

从化学结构来讲，反式脂肪酸（trans fatty acid，TFA）是指含有反式非共轭双键结构不饱和脂肪酸的总称。如果与双键上 2 个碳原子结合的 2 个氢原子在碳链的同侧，空间构象呈弯曲状，则称为顺式不饱和脂肪酸，这也是自然界绝大多数不饱和脂肪酸的存在形式；如果与双键上 2 个碳原子结合的 2 个氢原子分别在碳链的两侧，空间构象呈线性，则称为反式不饱和脂肪酸（图 9-2）。

顺式脂肪酸　　　　　　反式脂肪酸

图 9-2　顺、反式脂肪酸结构示意图

　　日常生活中，反式脂肪酸主要由食用油脂的氢化加工而来。"氢化油"的诞生可以追溯到 19 世纪的普法战争。战争相持期间，由于农业减产，奶油供应紧张，拿破仑三世发布悬赏令，征求奶油的替代品。不久，法国学者梅杰斯·莫里斯研制成功人造奶油应征获奖，并于 1869 年获得法国和英国的生产专利。最初的人造奶油由于油脂原料来源和工艺技术等原因，品质很粗糙。到了 19 世纪末 20 世纪初，德国化学家威廉·诺曼发明了植物油加氢技术，使人造奶油加工技术发生了飞跃，植物油作为人造奶油原料在技术上成为可能，氢化植物油代替动物脂肪使用，价格也要便宜得多。从德国、英国开始，氢化植物油很快地被大规模应用在食品工业中，解决了物质匮乏年代和战争非常时期人们对脂肪营养和热量的迫切需要。氢化后的油脂具有熔点高、氧化稳定性好、货架期长、风味独特、口感更佳等优点，且成本上更占据优势，所以这一工艺被各国广泛使用于植物油炼制中。食品生产厂家常在标签中列出的成分如人造脂肪、人工黄油、人造奶油、人造植物黄油、食用氢化油、起酥油、植脂末等都是反式脂肪酸的其他名称。"氢化油"的问世给人类的健康带来了巨大的伤害，被认为是人类食物历史中最大的灾难性事件。

◎ **思考题**

　1. 为什么说脂肪酸不等于脂肪？

　2. 什么是反式脂肪酸？它主要来源于哪些食物？

第二节　脂肪酸与人体健康

　　脂肪酸主要包括饱和脂肪酸、单不饱和脂肪酸、多不饱和脂肪酸三大类。其中，饱和脂肪酸为人体提供能量，单不饱和脂肪酸具有降低血胆固醇的作用，多不饱和脂肪酸可以增强记忆力和思维能力。国内外数据表明：脂肪酸摄入失衡是导致糖尿病、心脑血管疾病等慢性病高发的重要因素。因此，如何保证三类脂肪酸的平衡摄入，对人体健康非常关键。

一、饱和脂肪酸（saturated fatty acid，SFA）

膳食中的饱和脂肪酸主要来源于猪、牛、羊等家畜类的肉和乳类的脂肪，还有一些热带植物油如棕榈油和椰子油也富含饱和脂肪酸。长期以来，人们认为饱和脂肪酸是一类"坏"的脂肪酸，体内饱和脂肪酸过多会导致细胞膜流动性降低，造成红细胞聚集，供养能力下降，从而促进冠状动脉疾病、糖尿病、肥胖的发生。流行病学研究也发现，大多数饱和脂肪酸能在一定程度上增加血液中胆固醇的含量，但这一论点在分子水平上没有得到证实。饱和脂肪酸是否是导致血液中胆固醇升高的元凶还需要做进一步研究。另外，有学者研究认为饱和脂肪酸是心脏搏动时优先动用的脂肪酸，缺乏某些饱和脂肪酸，机体就无法完成正常的生理功能，对健康也是有危害作用的。日本昭和女子大学江崎治教授认为"如果为了减少饱和脂肪酸而减少甚至不吃乳制品，反而可能导致蛋白质摄入减少，而蛋白质对预防脑出血有重要作用"。因此，片面强调降低饱和脂肪酸的膳食摄入是不科学的，应该区分不同生理状态、营养状态、膳食习惯的人群，加以区别对待。例如对低密度脂蛋白（LDL）和高密度脂蛋白（HDL）都很低的人群，就应该建议他们在膳食中适量摄入饱和脂肪酸含量较高的肉蛋奶制品，以补充均衡营养素。几种常见饱和脂肪酸的名称、分类与功能如表9-1所示。

表 9-1　　　　　　　几种常见饱和脂肪酸的名称、分类与功能

分类	名称	功　　能
短碳链饱和脂肪酸	丁酸（酪酸）	供应能量； 调节免疫应答与炎症反应； 促进细胞分化与凋亡
	己酸（羊油酸）	抗病毒
中碳链饱和脂肪酸	辛酸（羊脂酸）	抗病毒
	癸酸（羊醋酸）	
	月桂酸	抗病毒、抗菌； 防龋抗蚀斑； 提高血清胆固醇含量

续表

分类	名称	功　　能
长碳链饱和脂肪酸	肉豆蔻酸	提高血清胆固醇含量
	棕榈酸	降低血清胆固醇含量
	硬脂酸	

二、单不饱和脂肪酸(monounsaturated fatty acid，MUFA)

碳链中只含有一个不饱和双键的脂肪酸称为"单不饱和脂肪酸"，其种类和来源极其丰富，来源于膳食中的 MUFA 有油酸、棕榈油酸、芥酸等。油酸是一种 ω-9 系列单不饱和脂肪酸，是橄榄油、山茶油的主要成分，国际营养学界把油酸称为"安全脂肪酸"，将油酸含量作为评定食用油品质的重要标志。MUFA 对血脂水平的影响源于对地中海居民的心血管流行病调查。调查发现，尽管当地居民摄入高脂膳食，但因日常食用油是油酸含量高达 80% 以上的橄榄油，因此心血管病发病率极低。有研究报道称，单不饱和脂肪酸供能比占 18%~21% 的膳食，不仅可降低血清总胆固醇(TC)和低密度脂蛋白(LDL)的水平，还能保持高密度脂蛋白(HDL)的水平不下降。MUFA 在降低冠心病的危险性方面具有十分重要的意义，它主要是通过调节以下几个方面影响着冠心病的发生。

1. 抑制血栓，减少凝血

血栓形成是冠心病的诱因之一，血小板聚集、血液凝固和血浆纤维蛋白原溶解共同影响着血栓的形成。有资料证明 MUFA 可降低血栓形成因子 FVⅡ的水平，可减少胶原诱导的血小板聚集而影响凝血过程。在血栓形成过程中，组织型纤溶酶原激活剂和抑制剂之间的平衡调节着血浆纤维蛋白原的溶解活性。实验结果显示，摄入富含 MUFA 膳食可导致抑制剂血浆浓度降低，提高血浆纤维蛋白原溶解活性，从而抑制血栓形成。

2. 降低血压

MUFA 具有降低血压的作用，其作用机制尚不十分清楚，可能与膳食中的 MUFA 调节内皮细胞依赖性舒张缩收功能有关。

3. 降低低密度脂蛋白，升高高密度脂蛋白

低密度脂蛋白(LDL)的氧化修饰是动脉粥样硬化的初始原因，当 LDL 颗粒中 MUFA 含量较高时，其 LDL 的氧化敏感性则降低。对高胆固醇血症患者的研究表明：摄入 MUFA 含量多的患者 LDL 不易被氧化修饰。有人认为橄榄油的抗 LDL 氧化作用可能与其中含有多酚类化合物有关。有人对花生油的研究证实：富含 MUFA 的花生油可降低血浆中的 LDL 浓度，升高 HDL 的浓度，从而降低冠心病的发病危险性 18.4%~21.7%。

三、多不饱和脂肪酸(polyunsaturated fatty acid，PUFA)

多不饱和脂肪酸是指碳链中含有 2 个或 2 个以上不饱和双键且碳原子数为 16~22 的直链脂肪酸。PUFA 按第一个双键出现位子的不同可分为 ω-3 和 ω-6 系列多不饱和脂肪酸。常见的 ω-6 系列多不饱和脂肪酸(ω-6 PUFAs)包括亚油酸、γ-亚麻酸、花生四烯酸等，ω-3 系列多不饱和脂肪酸(ω-3 PUFAs)包括 α-亚麻酸(ALA)、二十碳五烯酸(EPA)和二十二碳六烯酸(DHA)等。过去人们只重视 ω-6 系列的亚油酸的生理功能，但自发现 ω-3 PUFAs 以来，其生理功能及营养学上的重要性越来越被人们重视。ω-3 PUFAs 可通过降低血液中甘油三脂含量抑制血小板聚集、降低血液黏稠度防止血栓形成；通过稳定心肌膜电位降低心律失常的风险；通过保护血管内皮细胞膜的完整性防止动脉粥样硬化；通过改善对胰岛素的敏感性防治糖尿病，此外还能抑制炎症反应和自身免疫性疾病的发生、抑制精神与神经疾患的发生。因此，人们将其称为神奇的 ω-3 脂肪酸。几种常见多不饱和脂肪酸的名称、分类与功能如表 9-2 所示。

表 9-2　　　　　　　　　几种常见多不饱和脂肪酸的名称、分类与功能

名称	分类	主要来源	功能
油酸	ω-9 单不饱和脂肪酸	红花籽油、橄榄油、棕榈油、山茶油、花生油、茶籽油、杏仁油等	降低胆固醇及低密度脂蛋白
亚油酸(LA) 必需脂肪酸	ω-6 多不饱和脂肪酸	小麦胚芽油、花生油、玉米油、芝麻油、大豆油、火麻油等	降低血脂、软化血管、降低血压、促进微循环、防治动脉粥样硬化
花生四烯酸（AA）	ω-6 多不饱和脂肪酸	动物脂肪	前列腺素 E2、前列腺环素、血栓烷素 A2 和白细胞三烯和 C4 的前体
γ-亚麻酸（GLA）	ω-6 多不饱和脂肪酸	月见草油	改善精神分裂症、妇女月经期综合征、周期性乳腺疼痛以及风湿性关节炎、溃疡结肠炎、肾炎等症状
α-亚麻酸(ALA) 必需脂肪酸	ω-3 多不饱和脂肪酸	紫苏籽油、亚麻籽油、牡丹籽油、沙棘籽油、火麻油	提高记忆力、保护视力、改善睡眠、降血压、降血脂、防治糖尿病
二十碳五烯酸(EPA)	ω-3 多不饱和脂肪酸	深海鱼油	降低胆固醇和甘油三酯、促进生长发育、DHA 与 EPA 组合可保护眼睛，提高视网膜的发射机能
二十二碳六烯酸(DHA)	ω-3 多不饱和脂肪酸	深海鱼油	

1. ω-3 多不饱和脂肪酸对心脏及心脑血管疾病的疗效

多项研究证明 ω-3 PUFAs 能降低心率及心率变异性，减少恶性心律失常及心房颤动发生，预防心源性猝死。其作用机制可能是游离形式的 PUFA 能稳定心肌细胞导电性，游离的 PUFA 直接与钠离子通道蛋白结合从而抑制钠

离子通道的激活，引起该通道不活泼状态的延长。动脉粥样硬化是促进心脑血管疾病发生的因素之一，有研究显示 ω-3 PUFAs 能够影响动脉粥样硬化的进程。给冠心病患者补充 ω-3 PUFAs 后，通过血管造影术观察发现患者冠状动脉的病变范围减小，这可能与其降低血浆中甘油三酯含量、减轻炎性反应、减少生长因子的合成及抑制平滑肌的增殖有关。此外，ω-3 PUFAs 的代谢产物能保护血管内皮细胞的完整性、舒张血管降低血压、抑制血小板凝集、减低血液黏度从而预防动脉粥样硬化的形成。

2. ω-3 多不饱和脂肪酸的抗癌功效

研究发现，ω-3 PUFAs 可以诱导肿瘤细胞的凋亡，影响癌基因编码相应蛋白从而抑制肿瘤细胞增殖，抑制肿瘤细胞新生血管的形成从而影响肿瘤的生长、侵袭和转移，降低胆固醇水平从而抑制癌细胞膜的合成抑制癌细胞生长。《*Nutrition and Cancer*》杂志曾报道一位 78 岁的肺癌晚期患者拒绝接受放化疗治疗而采用低 ω-6、高 ω-3 PUFAs 的膳食进行营养干预。经过三年半的持续干预，患者不仅带瘤生存且肿瘤体积明显缩小。流行病调查发现因纽特人乳腺癌的发病率很低，专家推测可能和他们的饮食特点有关。因纽特人日常大量进食海鱼和其他海产品，脂肪摄取量虽大但不饱和脂肪酸主要是 ω-3 PUFAs 成分多。日本人乳腺癌发病率明显低于美国人，但移居美国后乳腺癌的发病率逐渐接近美国人，分析原因可能和饮食习惯的改变有关。美国人吃肉的量明显高于日本人，而日本人吃鱼和其他海产品的量明显高于美国人。

3. ω-3 多不饱和脂肪酸防治 2 型糖尿病

古代欧洲将糖尿病称为"甜性的多尿症"，中医称之为"消渴症"。中国是糖尿病的高发地区，糖尿病患者人数高居世界第一位，且患病率的增长速度令人震惊。在过去 30 年(1980—2010)我国做了 7 次全国糖尿病调查，结果显示糖尿病患病率增加了 17 倍，糖尿病的患病率已从 0.67% 增加到 11.6%。糖尿病分为 1 型和 2 型，2 型糖尿病主要与肥胖有关。高血脂是 2 型糖尿病患者典型的临床特征之一，补充 ω-3 PUFAs 能显著降低 2 型糖尿病患者血浆中甘油三酯含量。糖尿病的病因和胰岛细胞功能不正常有关，ω-3 PUFAs 能帮助胰岛细胞恢复活力。DHA 能提高其参与组成的细胞膜活性，增加细胞膜表面胰岛素受体的数量，提高对胰岛素的敏感性从而加大血糖的消耗及将血糖转化为糖原，使人体血液中的葡萄糖始终处于平衡状态。因此，长期摄入足量的 ω-3 PUFAs 可以从根本上防治糖尿病的发生，对治疗中的糖尿病患者也十分有效。

4. ω-3 多不饱和脂肪酸抑制炎症反应及自身免疫性疾病的发生

炎症反应是血液中的细胞和蛋白成分穿过血管壁进入组织的过程。创伤、抗原或异物入侵、感染等都可引起炎症反应，引起多种生物活性物质的释放。早期的介质主要是嗜碱性粒细胞释放的组胺和 5-羟色胺，晚期主要为花生四烯酸代谢产物、中性粒细胞释放的多种溶酶体酶以及淋巴因子和单核因子等。ω-3 PUFAs 主要是通过影响免疫细胞和炎性细胞的功能来实现对炎性反应的调节。ω-3 PUFAs 能抑制各种组织来源的淋巴细胞的增殖和抗原递呈功能，抑制中性粒细胞和单核细胞的 5 脂氧合酶代谢途径，增加白三烯 B5 的合成，同时抑制 LTB4(具有强的收缩平滑肌与致炎作用)介导的白细胞机能，通过降低白介素-1 的浓度而影响白介素的代谢起到抗炎作用。自身免疫性疾病的罪魁祸首是一种叫"自身反应性 T 细胞"的白细胞，这类白细胞把自身正常细胞当抗原进行攻击从而导致炎症和损伤引起自身免疫性疾病。ω-3 PUFAs 能加速"自身反应性 T 细胞"的毁灭从而抑制自身免疫性疾病的发生。多项研究发现 ω-3 PUFAs 补充剂对风湿性关节炎、克罗恩病、溃疡性结肠炎、IgA 肾病、系统性红斑狼疮患者的病情有改善作用。有研究报道，澳大利亚研究人员用 4 份亚麻籽油和一份外用酒精配制成搽剂治疗风湿性关节炎获得良效。

5. ω-3 多不饱和脂肪酸可预防精神和神经类疾病的发生

精神和神经类疾病是大脑功能紊乱导致的，包括抑郁症、精神分裂症、老年痴呆、儿童多动症等，这类疾病都同人脑的营养状态有关。研究表明，ω-3 PUFAs 具有抗抑郁作用，作用机制可能与其对转运蛋白、信号转导通路、离子通道、免疫功能蛋白等多类基因的表达调节有关。国外曾报道英国伦敦一位 21 岁的学生抑郁严重有自杀倾向，服用抗抑郁药无效，但补充 EPA 后约一个月自杀念头消失；服用 9 个月后抑郁症治愈。ω-3 PUFAs 还可以促进脑细胞增殖成熟，促进神经元细胞突触的生长和神经网络的形成，有助于增强学习和记忆能力。有研究小组对 900 位老人进行实验，结果发现长期摄入 ω-3 PUFAs 的老人比摄入 ω-6 PUFAs 的老人患老年痴呆的概率降低很多，由此可见 ω-3 PUFAs 对老年痴呆有预防效果。美国普渡大学研究人员发现多动症儿童血液中 DHA 和 EPA 含量比正常儿童低，给这些儿童服用 ω-3 PUFAs 补充剂后数月，绝大多数儿童多动、冲动、焦虑、发脾气及失眠的症状明显减少，学习成绩有了普遍的提高。此外，DHA 对光刺激传递十分重要，可以活化衰落的视网膜细胞，对老花眼、视力模糊、青光眼、白内障等有防治作用。

四、共轭亚油酸（conjugated linoleic acid，CLA）

共轭亚油酸是必需脂肪酸亚油酸衍生的共轭双烯酸的多种位置和几何异构体的总称，是亚油酸的一组构象和位置异构体。许多食物中含有 CLA，不过其含量都很低。反刍动物来源的食品是最主要的 CLA 天然来源。反刍动物肠道中厌氧的溶纤维丁酸弧菌产生的亚油酸异构酶能使亚油酸转化为 CLA，主要以 c-9，t-11 异构体形式存在。

人们早就知道有 CLA 这种物质，但其重要生理功能的发现，还是 20 世纪的后期。大量科学研究结果表明，CLA 具有抗动脉粥样化形成，抗糖尿病、抗过敏、调节免疫、促进生长、降低身体脂肪并增加瘦肉量及影响骨骼形成等多种生理作用。动物实验研究表明，CLA 能降低动物脂肪，防止动脉粥样硬化，这与发挥生物活性的 CLA 的主要异构体 c-9、t-11 和 t-10，c-12 对脂肪代谢的影响密切相关。CLA 能参与脂肪的分解和新陈代谢，诱导能量利用，导致体重下降且不储存脂肪。CLA 能防止脂肪和血小板在粥状病变动脉壁上沉积，这是 CLA 抗粥样硬化的主要原因。

五、反式脂肪酸（trans fatty acids，TFA）

反式脂肪酸又称为人类健康的杀手（图 9-2）。中西方膳食结构的差异导致国民对 TFA 的认识远远落后于西方，有关 TFA 的研究和监管也非常滞后。随着食品工业的迅速发展，居民膳食结构日趋"西化"，日常膳食中的 TFA 越来越多。2007 年，欧洲饮食杂志《*Waitrose Food illustrated*》在纪念该刊出版第 100 期的庆祝活动中，邀请欧洲各国名厨、美食评论家和历史学家，从历史上人类的食物中挑选出 10 个食物灾难时刻。结果 1869 年发明的"人造黄油"即"氢化油"的诞生，被认为是最大的灾难性事件。TFA 对人体健康的危害主要表现在以下几个方面：

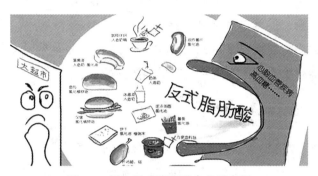

图 9-2　摄入反式脂肪酸食品示意图

1. 促进动脉粥样硬化和血栓形成

TFA 作为变性脂蛋白的成分，能增加血液黏稠度和凝聚力，可增加体内总胆固醇的含量，提高 LDL 水平降低 HDL 水平，促进动脉粥样硬化的形成。有实验证明，摄食占热量 6% TFA 的人群的全血凝集程度比摄食占热能 2% 的 TFA 人群增加，因而使人容易产生血栓。

2. 诱发肥胖，导致糖尿病和心血管疾病

TFA 不容易被人体消化，容易在腹部积累，导致肥胖。肥胖是诱导 2 型糖尿病发病的一个重要因素，在 2 型糖尿病人中 80% 是肥胖者，60% 肥胖患者有糖耐量减低。国内外研究表明，TFA 与人类 2 型糖尿病、心血管疾病有相关性。膳食中的 TFA 进入机体组织器官后，将与 PUFA 竞争结合过氧化物酶体增殖剂激活受体(PPARs)，下调 PPARs 对机体的保护作用，降低脂肪酸代谢酶、葡萄糖转运体的表达，降低胰岛素受体的敏感性，并增强炎症因子的表达。造成血脂异常、胰岛素抵抗、血管内皮重构、功能紊乱，进而诱发 2 型糖尿病、心血管疾病的发生与发展。

3. 影响生长发育

TFA 还能通过胎盘转运给胎儿，母乳喂养的婴幼儿都会因母亲摄入人造黄油使婴幼儿被动摄入 TFA。TFA 对生长发育的影响包括：使胎儿和新生儿比成人更容易患上必需脂肪酸缺乏症，影响生长发育；对中枢神经系统的发育产生不良影响，抑制多种前列腺素的合成。TFA 被摄入后，不仅能够阻碍 α-亚麻酸转化为脑细胞需要的 EPA 和 DHA 的速度，还能降低对脑细胞有重要调节功能的前列腺素前体物质——花生四烯酸的合成。

4. 造成大脑功能的衰退

美国研究人员在动物实验以及几百人的跟踪流行病学调查中发现，大量摄入反式脂肪酸的人，认知功能的衰退更快。原因是"由于血液中胆固醇增加，不仅加速心脏的动脉硬化，还促使大脑的动脉硬化，因此容易造成大脑功能的衰退"。大量食用 TFA 的老年人，容易患阿尔兹海默症（老年痴呆症）。而青壮年时期饮食习惯不好的人，老年时患阿尔兹海默症（老年痴呆症）的比例更大。

5. 影响生育能力

研究发现，长期大量摄入 TFA，对人体的伤害不仅表现为增加心血管疾病的发病率，它对生殖健康影响更大。一方面 TFA 会减少男性荷尔蒙的分泌，影响精子、卵细胞的质量，增加不孕不育和胎儿畸形的风险；另一方面，它还会影响性激素的合成。性激素合成障碍会导致月经不调、性功能障碍，增加不孕不育的概率。动物实验发现，TFA 会导致小鼠睾丸结构形态明显受损，精子质量下降，畸形率升高，精子的密度、活率均减低；同时引起小鼠血清卵泡刺激素、黄体生成激素、睾酮值出现不同程度降低。因此，育龄夫妻最好少吃 TFA 含量较高的食物。

TFA 由于是非天然的成分，所以很难被人体适应，摄入后会出现各种不适反应。沙拉酱、起酥油、人造黄油等食品制造原料是主要用于西餐的配料，如果能够延续中国传统饮食习惯，基本上可以避免摄入过多的 TFA。另外，我们在超市选购食物时，应尽量避免购买含有植物氢化油、人造黄(奶)油、人造植物黄(奶)油、人造脂肪、氢化油、起酥油等成分的食物。由于烹饪加工也会使食用油产生反式脂肪酸，所以要减少油脂的反复使用，戒除一些不良的饮食习惯。

◎ **思考题**

1. 如何通过名称区分"好"脂肪酸和"坏"脂肪酸？
2. 为什么说氢化油的问世是人类食物历史中的灾难事件？

第三节　膳食中的脂肪酸

膳食中脂肪酸组成的均衡性，远比单独补充或限制某种脂肪酸更为重要，也更具有生理学意义。人体所需的脂肪酸有三类：多不饱和脂肪酸、单不饱和脂肪酸和饱和脂肪酸。我们常用的食用油通常都含人体需要的这三种脂肪酸。目前，市场上销售的食用油种类五花八门，作为消费者我们要具备一定的常识不能被虚假宣传蒙蔽了双眼。其实每种食用油的营养成分都不尽相同，各有千秋。因此，最好的选择方式就是不局限于一种食用油，而是选择多种食用油交替使用。

一、食用油的种类与功效

1. 大豆油

大豆油简称豆油，是我国消费量最大的食用油。大豆油的消化吸收率高达98%，是营养价值较高的食用油。大豆油富含丰富的卵磷脂，这是一般油脂中少有的。胆碱是大豆卵磷脂的基本成分，卵磷脂的充分供应保证了足量的胆碱与人体内的乙酰合成为乙酰胆碱，乙酰胆碱是大脑内的一种信息传导物质，从而提高脑细胞的活性化程度，提高记忆与智力水平。卵磷脂不仅能够增强大脑和神经系统的功能，还有降低胆固醇的功效。大豆是目前全球种植最多的转基因作物，转基因食品的慢性安全问题还有待将来证实，我们在选择大豆油时务必留意包装上的非转基因成分的说明。

2. 花生油

花生素有"长生果""百寿果"等美称，花生油中不饱和脂肪酸约占脂肪酸总量的80%以上，易于人体消化吸收。花生油含有植物甾醇、麦胚酚、磷脂、维生素 E、胆碱等对人体有益的生物活性物质，经常食用能防止皮肤皲裂老化，防止血栓形成，有助于预防动脉粥样硬化和心脑血管疾病，能改善记忆能力并延缓脑功能衰退。黄曲霉素是 20 世纪最引人注目的致癌毒素，它的危害性在于对人及动物肝脏组织有破坏作用，严重时可导致肝癌甚至死亡。我国对食品中黄曲霉素有严格的限量标准：玉米、花生仁、花生油中含量不得超过 20μg/kg，而霉变的花生中黄曲霉素超标严重。因此，在选购花生油时应注意选择质量有保障的知名品牌产品，而不要选择小作坊生产的花生油。

3. 芝麻油

芝麻油也称为香油或麻油，由于芝麻油香气成分的沸点低，一般用于制作凉菜。芝麻油中除含丰富的不饱和脂肪酸外，还含有丰富的维生素 E 和人体必需的铁、锌、铜等微量元素。大量的维生素 E 可阻止体内产生过氧化脂质，对软化血管和保持血管弹性均有良好的效果。芝麻油还有润肤、祛斑、预防脱发和过早出现白发的功效，与蜂蜜 1∶1 混合后服用可治疗习惯性便秘，患有牙周炎、口臭、扁桃体炎、牙龈出血时，每天口服半匙芝麻油可明显减轻症状。由于芝麻油中含有抗氧化物质芝麻明、芝麻酚、芝麻酚林等，因此芝麻油比其他植物油更宜储存。由于芝麻油的市场价格高于其他植物油，部分不法商贩利用芝麻油特殊而浓厚的香味，在芝麻油中添加其他植物油冒充芝麻油出售，从中牟取暴利。因此，选购芝麻油最好去大超市购买知名品牌产品。

4. 山茶油

山茶油又名茶籽油、茶油，取自油茶树的种子，是我国的特产植物油。山茶油中不含芥酸、胆固醇、黄曲霉素和其他添加剂。经测试，山茶油营养丰富，不饱和脂肪酸含量高达 90% 以上，其中油酸达到 80% 以上，富含抗氧化剂和具有消炎功效的角鲨烯，角鲨烯对抗癌有着极佳的作用。山茶油还富含维生素 E 和钙、铁、锌等营养元素，其中锌元素的含量是大豆油的 10 倍，山茶油中所含氨基酸的种类是所有食用油中最多的。山茶油还含有山茶苷、山茶皂苷、茶多酚等。山茶苷具有强心作用，山茶皂苷有溶血栓的功能，茶多酚有降低胆固醇、预防肿瘤的功用。因此，山茶油被誉为"东方的橄榄油"。

5. 橄榄油

橄榄油是世界上最古老和最重要的食用油脂之一，是地中海国家的主要食用油。橄榄油由新鲜的油橄榄果实直接冷榨而成，不经加热和化学处理，保留了天然营养成分，在西方被誉为"液体黄金""植物油皇后""地中海甘露"。希腊的克里特岛岛上居民的脑卒中、癌症、老年性痴呆症的发生率是全世界最低的，几乎不发生心脏病，人均寿命也长。世界卫生组织调查后，得出的一个原因是：该岛盛产橄榄，居民素以橄榄油作为日常食用油。橄榄油的突出特点是含有大量的单不饱和脂肪酸——"油酸"，能有效地发挥其降血脂的功能，从而可以预防高脂血症、脂肪肝和保护心脏，有助于减少高血压病、冠心病、脑卒中等富贵病的发生风险。橄榄油还含有橄榄多酚等抗氧化成分，有防辐射功能，可减少胃酸分泌、刺激胆汁分泌，减少胆囊炎和胆结石发生，可促进儿童神经系统、骨骼和大脑的发育。由于橄榄油中有很高的抗氧化成分，它在阴凉避光处能保存 24 个月的时间，这是其他任何油类及天然果汁无法比拟的。但是橄榄油对光敏感，光照如果持续或强烈，橄榄油易被氧化。因此，建议购买深色玻璃瓶包装的橄榄油。

6. 亚麻籽油

亚麻又称胡麻，是世界上最古老的纤维作物之一，亚麻的种子榨出的油称为亚麻籽油，目前是世界十大油料作物之一。亚麻主要产自我国内蒙古中西部、山西北部和甘肃会宁等地区。革命圣地甘肃会宁，自然条件严酷，是国家扶贫开发重点县之一。尽管如此，这里却走出了大批人才，成就了拥有"状元故里，博士之乡"美称的西北教育名县。这就是被社会大众津津乐道的"会宁现象"。"会宁现象"的出现和当地自古文风昌盛，地方政府重视教育等因素有关，而作为膳食营养这一物质基础，当地居民几乎每天都吃胡麻油的传统饮食结构无疑也是重要因素之一。亚麻籽油是 ω-3 PUFAs 含量最高的植物油之一，被称为"植物脑黄金"。亚麻籽油中的 α-亚麻酸含量高达 50% 以上，α-亚麻酸是人体必需脂肪酸，在人体内可转化为二十碳五烯酸（EPA）和二十二碳六烯酸（DHA），有增强智力、提高记忆力、保护视力和改善睡眠等功能。亚麻籽油中含有大量多糖，多糖有抗肿瘤、抗病毒、抗血栓、降血脂的作用。富含的维生素 E 有延缓衰老和抗氧化的作用。

7. 油菜籽油

俗称菜油，是用油菜籽榨出来的一种食用油，是我国主要食用油之一，主产于长江流域及西南、西北等地，产量居世界首位。中医理论认为，菜油味甘、辛、性温，可润燥杀虫，具有散火丹、消肿毒的功效。姚可成的《食物本草》中写道：菜油"敷头，令发长黑。行滞血，破冷气，消肿散结。治产难，产后心腹诸疾，赤丹热肿，金疮血痔"。人体对菜油的吸收率很高，可达99%。菜油具有一定的软化血管、延缓衰老的功效，但菜油含芥酸特别高，是否会引起心肌脂肪沉积和使心脏受损尚有争议。专家建议有冠心病、高血压的患者尽量少吃高芥酸的菜油。

二、特种食用油的种类与功效

1. 深海鱼油

深海鱼油是从深海中鱼类动物体中提炼出来的油脂，富含 ω-3 PUFAs 中的 EPA 和 DHA。对深海鱼油的研究升温源于 20 世纪 70 年代对格陵兰岛的因纽特人的流行病学调查，研究人员发现虽然因纽特人日常食用海豹肉、海豹油、海鱼等高脂肪食物，但心血管病的发病率与病死率却是世界上最低的。对当地居民的血液进行生化指标分析发现：当地居民血液中EPA和DHA含量较高。而后大量实验数据都证明 ω-3 PUFAs 特别是 EPA、DHA 对人类心血管疾病的积极作用。因此，大量商业机构开发此类补充剂作为保健品高价销售给消费者。

2. 月见草油

月见草油是从月见草种子中提炼出的油脂，因产量很少故价格昂贵，目前主要以保健品形式出售。月见草油的主要功效成分是 γ-亚麻酸，近年关于 γ-亚麻酸的研究非常活跃，特别在女性健康方面的功效使其越来越受到女性朋友的欢迎。有经期、经前期或更年期不适症状的成年女性补充月见草油后不适症状均得到了很大的改善。

3. 葡萄籽油

葡萄籽富含原花青素和葡萄多酚等生物活性物质，原花青素是目前国际上公认的清除人体内自由基最有效的天然抗氧化剂。原花青素的抗氧化能力是维生素 E 的 50 倍、维生素 C 的 20 倍，具有改善血液循环、保护视力、消除水肿、滋润皮肤等功效。葡萄籽油由于自身性能比较稳定，除了作为烹调油直接在餐桌上食用和用于制作各种食品之外，还是制作高级化妆品和药品的重要原料之一。

常用食用油中主要脂肪酸的含量如表9-3所示。

表9-3　　　　　常用食用油中主要脂肪酸的含量(g/100g)

油脂种类	饱和及单不饱和脂肪酸	ω-6 系列多不饱和脂肪酸	ω-3 系列多不饱和脂肪酸
亚麻籽油	30	22	48
橄榄油	86	12	2
油菜籽油	64	26	10

续表

油脂种类	饱和及单不饱和脂肪酸	ω-6 系列多不饱和脂肪酸	ω-3 系列多不饱和脂肪酸
芝麻油	56	10	0
玉米胚芽油	42	57	1
大豆油	38	54	8
葵花籽油	40	59	1
红花籽油	20	80	0

二、科学摄取膳食中的脂肪酸

随着国民生活的富裕，我国的疾病结构也出现了明显的变化。心脑血管疾病、糖尿病、恶性肿瘤和慢性呼吸系统疾病等慢性病已成为影响人民群众身体健康的主要因素。这可能与食物摄取不平衡有关，对不同身体状况的人来说，提供最佳的饮食搭配包括不同脂肪酸的搭配极为重要。

虽然多不饱和脂肪酸对于人体的健康很重要，但太活跃容易产生脂质过氧化反应，产生的自由基和活性氧等物质对细胞和组织造成伤害，从而引起肿瘤及癌变等一系列疾病。因此，合理的膳食各类脂肪酸也应该有适宜的构成比例，尤其是必需脂肪酸 ω-6/ω-3 要处于合理平衡，才有助于健康。各国及各专业组织关于 ω-6 和 ω-3 比例的推荐值都不尽相同：中国营养学会推荐 ω-6/ω-3＝（4～6）∶1、联合国粮农组织（FAO）和世界卫生组织（WHO）推荐 ω-6/ω-3＝（5～7）∶1、瑞典建议 ω-6/ω-3＝5∶1、日本建议 ω-6/ω-3＝（2～4）∶1。

每人每日油脂摄取量只能占每日食物总热量的 20%～30%，其中饱和脂肪酸、单不饱和脂肪酸、多不饱和脂肪酸三者的摄入量比例应控制在 1∶1∶1 左右。自然界中没有任何一种植物油能达到这个比例，因此消费食用油的品种应尽可能多元化才有利于健康。动物油、可可油、椰子油和棕榈油的主要成分是饱和脂肪酸，而多不饱和脂肪酸的含量很低。建议有心脑血管系统疾病的病人少食用含饱和脂肪酸高的动物油脂，多食用含不饱和脂肪酸高的植物油脂。橄榄油、菜籽油、玉米油、花生油的单不饱和脂肪酸含量较高，可作为这种脂肪酸的重要来源。葵花油、大豆油和海洋鱼类含的多不饱和脂肪酸高，但多不饱和脂肪酸最不稳定，在高温下，最容易被氧化产生多种有害物质。因此，多不饱和脂肪酸虽有利于健康，但吃得过量，也一样会增加得疾病的机会。联合国粮农组织专家委员会提出的报告显示，每日摄取 250～2000mg 的 EPA 与 DHA 是构成人类健康饮食的重要组成部分。报告还指出，成年男性和非孕期或哺乳期女性每天食用 250mg DHA+EPA，能够降低冠心病、中风及慢性病的风险；孕期和哺乳期女性每日摄取 DHA+EPA 300mg，是保证母亲和婴儿最佳健康发育水平的最低标准。

美国知名的营养学家西莫普勒斯博士在其著作《欧米伽膳食——长寿健康的营养计划》中提出了欧米伽膳食的七项原则包括：

（1）食用富含 ω-3（亚麻酸）的食物，如多脂鱼（鲑鱼、金枪鱼、鳟鱼、鲱鱼、鲭鱼），核桃，亚麻籽油、苏子油、深海鱼油及绿叶蔬菜。

（2）把橄榄油、山茶油、加拿大油菜籽油这类富含单不饱和脂肪酸的油类当作你的主食用油来源。

（3）每天吃 7 份以上的水果和蔬菜。

（4）多食用植物蛋白，多吃豌豆、大豆和坚果。

（5）避免食用饱和脂肪。如果吃肉，请吃瘦肉，不要吃肥肉；如果是奶制品，请尽量用低脂产品代替全脂产品。

（6）尽量减少富含 ω-6（亚油酸）的油类的摄入。

（7）尽量少吃植物油加工的起酥油、现成的酥皮点心、糕点、面包、膨化、热油煎炸的食品、快餐、套餐及冰激凌、方便食品，以减少反式脂肪酸的摄入。

健康和烹饪习惯也密切相关，低温少油烹饪有益健康。《中国居民膳食指南》建议，每人每天烹调油应控制在 30g 以内，烹饪方法多采用蒸、烤、煮、拌、涮等烹调方式，最好少用煎炸的方法。油炸食品口感好，香味足，很容易过量食用，且反复高温油炸会产生多种有害物质，对人体健康造成危害，一定要少吃。青菜尽量用沸水焯过后烹饪，不要用大火重油炒。特别是茄子，最好是清蒸后拌上芝麻酱、蒜泥、糖醋、香油等调料后拌食，千万不要油焖。炸薯条、薯片等洋快餐最好别碰。中国古代圣贤从西方接受了小麦但拒绝了面包，因为面包是高温烹制的，国人始终坚持低温烹饪的原则。我们要坚持中华民族低温烹饪的传统同时接受西方文明的精华，两者相统一摒除饮食习惯中的不健康因素，这样才能让我们的民族更健康。

◎ 思考题

1. 如何从膳食中科学摄取人体每日所需的脂肪酸？

2. 为什么饱和脂肪酸、单不饱和脂肪酸、多不饱和脂肪酸三者的摄入量比例应控制在 1∶1∶1 左右？

◎ 本章主要名词解释

多不饱和脂肪酸(polyunsaturated fatty acid，PUFA)：指含有两个或两个以上双键且碳链长度为 18～22 个碳原子的直链脂肪酸。通常分为 ω-3 和 ω-6 系列。

反式脂肪酸(trans fatty acids，TFA)：是所有含有反式双键的不饱和脂肪酸的总称，其双键上两个碳原子结合的两个氢原子分别在碳链的两侧，其空间构象呈线性。主要来源是部分氢化处理的植物油。

◎ 本章小结

脂肪酸根据化学构造的不同分为饱和脂肪酸与不饱和脂肪酸，不饱和脂肪酸又分为单不饱和脂肪酸和多不饱和脂肪酸。多不饱和脂肪酸中的 ω-3 家族已经被科学家研究证实有多种功效。ω-3 脂肪酸不仅能抑制血小板聚集防止血栓形成和降低血清总胆固醇、低密度脂蛋白和升高血清高密度脂蛋白，还能抑制癌症的产生和转移，补充 ω-3 还可以抗焦虑和抑郁等。

◎ 本章习题

1. 富含 ω-3/6 多不饱和脂肪酸的保健品适合所有人群食用吗？

2. 举例说明不同食用油的正确使用方法。

◎ 小组讨论

　　超市里食用油种类繁多，经常可看到调和油等字眼，你知道什么是调和油吗？调和油对人体健康有利还是有弊呢？为什么？

◎ 课外阅读参考文献

[1][美]Artemis P. Simopoulos，Jo Robinson 著. 欧米伽膳食——长寿健康的营养计划[M]. 张帆，译. 上海：上海科学普及出版社，2002.

[2]库宝善编著. 不饱和脂肪酸与现代文明疾病[M]. 北京：北京大学医学出版社，2013.

[3]赵霖，鲍善芬，傅红编著. 油脂营养健康[M]. 北京：人民卫生出版社，2015.

第十章　水与人体健康

【本章学习目标与要求】

　　1. 了解饮用水的分类。

　　2. 理解水与人体健康的关系。

　　3. 掌握科学的饮水方法，培养科学的饮水习惯。

　　生命起源于浩瀚的海洋，中文"海"字由人、水、母组成，从字的构成就说明了中国人对人与水的关系的认识。水在希腊语中被称为 ARCHE，原意是万物之母。万物之母"水"所生的万物，都会在时间的流逝中衰败、破坏直至消失形体，而水因为没有固定的形体，所以水能回归，这也许就是人类为什么以水为思想的根源！春秋战国时期的老子提出：水为五行之首，万物之始。东汉著名医学家张仲景说：水为何物？命脉也！明朝李时珍的《本草纲目》中水被列为各篇之首，被称为百药之王。在地球上，哪里有水，哪里就有生命。一切生命活动都起源于水。

第 一 节 　 什 么 是 水

水是最常见的物质之一，在生命演化中起到了重要作用，是所有生命生存的必要条件，也是生物体最重要的组成部分。人类很早就开始对水产生了认识，在东西方古代朴素的物质观中都把水视为一种基本的组成元素。究竟什么是水呢？本节对水的物理性质和饮用水的分类进行了归纳和总结，并探讨了水在人体内的生理功能。

一、水的结构与性质

水(H_2O)是由两个氢原子和一个氧原子组成的无机物，在常温常压下为无色、无嗅、无味的透明液体。常压下，在0~100℃范围内，水可出现固态、液态、气态的三相变化。水的沸点是100℃(海拔为0m，气压为一个标准大气压时)，凝固点是0℃。水在0~4℃范围内出现"冷胀热缩"的异常物理效应，即温度升高，体积缩小，密度增大，4℃时水的密度最大为$1.0000g/cm^3$；0℃时水的密度为$0.9999g/cm^3$，冰的密度为$0.9168g/cm^3$。在液体中，除了汞以外，水的表面张力是最大的，由此可产生毛细、润湿、吸附等一系列的界面现象。水是最重要的溶剂，在水溶液中可以进行多种化学反应，而且水本身也参与多种反应。纯水几乎不导电，当水中溶有电解质时即可导电。

二、饮用水的分类

从对人体健康的作用程度可将饮用水分为三大类：安全水、健康水、功能水。安全水是指可供人类长期生活饮用而对人体健康不产生风险的饮用水。安全水包括符合标准的自来水、净水、纯净水。健康水是指在满足人体基本生理功能和生命维持基础上，长期饮用可以改善、增进人体生理功效和增强人体健康，提高生命质量的饮用水。健康水从来源上可分为矿泉水类、深海水类和冰泉水类，其中饮用天然矿泉水是既有国家标准，又有成熟的生产工艺，饮用历史长的一种优质饮用水。功能水是指通过一定的技术处理，改变水的物理和化学性质，提升水体有益保健功能的新水种。这类水具有提高人体免疫力、增强身体体质及一定的医疗保健作用。功能水又分为使用型和饮用型两大类，其中饮用功能水一般都具有一定的治病疗效，只对一些特殊人群有效，需要在医生指导下限量饮用，如含氢功能水对某些皮肤和风湿性疾病有缓解作用，但作为正常人群的饮用水则有所限制。近年来，市场上出现的一些"概念"水，如离子水、频谱水、纳米水、太空水、富氧水、生态水、磁化水等，都属于功能水品种。其中，离子水市场所占比例最大，是目前我国最大的功能水品牌水种。

1. 自来水

自来水是最为普遍使用的、经济的初级饮用水。江河湖泊的水经过自来水厂处理后通过管道输送到居民家中。自来水不仅可直接用于生活与生产，还可作为原料水进一步加工处理成各种特殊生产用水和商品瓶装饮用水等。

2. 饮用天然矿泉水

GB8537—2018《食品安全国家标准饮用天然矿泉水》中对饮用天然矿泉水的定义是：从地下深处自然涌出的或经钻井采集的，含有一定量的矿物质、微量元素或其他成分，在一定区域未受污染并采取预防措施避免污染的水，在通常情况下，其化学成分、流量、水温等动态指标在天然周期波动范围内相对稳定。天然矿泉水是宝贵的矿产资源，它是在特定的地质构造和水文地质条件下经过漫长的地质年代，在高压、高温环境下自然净化、溶滤、离子交换富集等综合作用将周围岩石中的矿物质、微量元素转移到水中，形成的干净、无污染、富有营养的优质饮用水。科学研究表明，人体中存在着几乎地壳表层中的所有元素，这些元素的吸收主要通过食物，其次是饮水，特别是某些微量元素通过饮水可以得到良好的补充，而天然矿泉水可使这种补充更加增强和有效。

3. 纯净水

纯净水是以符合生活饮用水卫生标准的水为水源，采用蒸馏法、电渗析法、离子交换法、反渗透法及其他适当的加工方法制得的水。几乎百分之百生产纯净水的企业，均采用自来水作为水源，经过反渗透膜(RO膜)过滤工艺获得。这种工艺可以除掉自来水中的任何物质，包括有害物质和有益物质。所以纯净水优点为纯净、缺点为无任何营养。有专家认为长期大量饮用纯净水后会使体内原有的微量元素和营养物质迅速被溶于纯净水中，然后排出体外，导致人体内营养元素失衡，不利于身体健康。

4. 离子水

离子水俗称电解水，20世纪80年代由日本科学家研发出来，是碱性离子水与酸性离子水的统称。自来水经离子水电解器电解后，阴极室生成碱性离子水、阳极室生成酸性离子水。无论是碱性离子水还是酸性离子水其本质还是水，只是电子得失和物理、化学性质发生了一些较大的变化，但在使用过程中离子水会因与空气或其他物质接触被还原成普通水。因此，所谓的碱性离子水具有康复保健功效、酸性离子水具有消毒杀菌功效尚缺乏科学依据。

5. 磁化水

磁化水是一种被磁场磁化了的水，即将普通水以一定流速沿着与磁力线垂直的方向，通过一定强度的磁场，从而使水产生磁化作用，普通水就会变成磁化水。磁化水也属于功能水的一种，有资料表明早在五百年前明代大医学家李时珍就发现磁化水具有"去疮瘘、长肌肤""长饮令人有子、壮阳""宜入酒"等功效，固有"神水"或"魔水"之称。在医学上，磁化水不仅可以杀死多种细菌和病毒，还能治疗多种疾病。例如，磁化水对治疗各种结石病症(如胆结石、膀胱石、肾结石等)、胃病、高血压、糖尿病及感冒等均有疗效。对于没病的人来说，常饮磁化水还能起到防病健身的作用。但也有资料说，由于磁化后水中化学反应速度和溶解物的结晶速度可以加快，钙镁离子沉积析出，磁化能将水软化。所以饮用磁化水要看水的硬度，若原来的水硬度偏大，则饮用这种磁化水是有益的；若水的硬度偏小，再磁化时水的硬度更小，反而对人体不利。

6. 富氧水

富氧水是在纯净水的基础上添加活性氧的一种饮用水，是针对特殊人群的医疗用水，不能作为正常人群的饮用水。富氧水是美国医学界为了研究生物细胞的厌氧和好氧性用的医学研究用水，其氧浓度是普通饮料的几倍至几十倍。据报道，富氧水中含有氧分子，当人喝进胃之后，氧分子通过胃绒毛细胞膜直接进入细胞内，让细胞内线粒体分解各种营养物，产生生物能量。富氧水具有缓解体力疲劳的作用，可加速体力的恢复。但日本学者通过实验测试发现，富氧水并不能帮助人体提高氧摄取量，因此"喝富氧水"具有抗疲劳效果的说法缺乏科学依据。

三、水的生理功能

人体内的水分，占到体重的65%～70%。其中，脑髓含水75%，血液含水83%，肌肉含水76%，连坚硬的骨骼里也含水22%。没有水，食物中的养料不能被吸收，废物不能排出体外，药物不能到达起作用的部位。人体一旦缺水，后果是很严重的。缺水1%～2%，感到渴；缺水5%，口干舌燥，皮肤起皱，意识不清，甚至幻视；缺水15%，心跳急促，失忆，意识就会消失；缺水20%，晕倒，全身乏力。缺水对人的影响往往甚于饥饿，没有食物，人只能活3周，如果连水也没有，顶多只能活3天。因此，水对人的重要性，除了反映在人体组成物质的比重上，更多地反映在它对人体的生理功能上。水的生理功能主要包含以下几个方面：

1. 水参与人体内的新陈代谢

水的溶解力很强，并有较大的电离能力，可使人体内的水溶物质以溶解状态和电解质离子状态存在；又由于水具有较大的流动性能，在人体消化、吸收、循环、排泄过程中可协助加速营养物质的运送和废物的排泄，使人体内新陈代谢和生理化学反应得以顺利进行。

2. 水参与构成细胞组织和体液

生物体内的水大部分与蛋白质结合形成胶体。这种结合使组织细胞具有一定的形态、硬度和弹性。水是构成细胞胶态原生质的重要成分。失掉了水，细胞的胶态即无法维持，各种代谢就无法进行。同时，水是体液的重要组成部分之一，人体的各种腺体分泌物均为液体。如果缺水，则消化液分泌减少，食物消化受影响，食欲下降，血流减缓，体内废物积累、代谢活动降低，可导致体内脏器衰竭而致病。

3. 水能促进生化反应

人体内几乎所有的生理生化代谢反应都需要在含水的环境中进行，如细胞中含水多少不仅会影响酶活性和反应速率，还可能改变反应方向。水是生物体内生化反应的原料，又是生化反应的产物。在水解过程中，水是反应的底物；在氧化反应中，水是反应的产物。在体内的消化、吸收、分解、合成、氧化还原以及细胞呼吸等过程，都有水的参与。水还参与很多生物体内的化学反应，如水解、水合、氧化还原、有机化合物的合成和细胞的呼吸过程等。人体内所有聚合、解聚合作用都伴有水的结合或释放。

4. 水保持着人体一定的血容量，维持着体液的平衡

血液含水量约占80%，如果大量失水则使血容量减少产生低血压，从而影响人体的各种器官，特别是心、脑、肾的机能活动。水能稀释细胞内容物和体液，使物质能在细胞内、体液内和消化道内保持相对的自由运动，保持体内矿物质的离子平衡，保持物质在体内的正常代谢。此外，水还能够改善体液组织的循环，调节肌肉张力，并维持体液的渗透压和酸碱平衡。人体内部环境的稳定有助于维持器官正常的生理功能。

5. 水对调节人体体温起着重要作用

每克水升高或降低1℃，就需要1000卡热量。由于人体内含有大量的水，

代谢过程中所产生的热能为水所吸收，使体温不至于显著升高；每毫升水的蒸发散热约为579.5千卡，故人体只要蒸发少量的水即可散发大量的热，以维持人体一定的体温，如外界环境温度高，体热可随水分经皮肤蒸发散热，以维持人体体温的恒定。

6. 水有润滑滋润的功能

水的黏度小，可使体内摩擦部位润滑，减少体内脏器的摩擦，有效地防止损伤，并可以增加器官运动的灵活性。例如，泪液有利于眼球的转动和湿润；唾液和消化液有助于食物的吞咽和在胃肠内的消化；黏液有助于为吸入的气体加温加湿；人体关节之间有润滑液，可以减少器官、骨骼之间的摩擦损害。水还有滋润功能，能使身体细胞经常处于湿润状态，保持肌肤丰满柔软。定时定量补水会让皮肤特别水润、饱满、有弹性。

◎ 思考题

1. 我们常喝的饮用水有哪些类型？
2. 缺水对人体有哪些影响？

第二节　水与人体健康

水是构成人体的重要组成部分，是七大营养素之一，与人体健康有着密不可分的联系。人体内的水每5~13天更新一次，如果占人体比重70%的水是洁净的，那么人体内的细胞就有了健康清新的环境，有利于促进细胞的新陈代谢，增强人体的免疫力，人得病的概率自然就会减小。因此，水质的好坏将直接影响人体的健康。

一、水中矿物质元素与人体健康

本书第三章讲述氧、碳、氢、氮、钙、磷、钾、硫、钠、镁、氯等11种元素称为人体必需的常量元素。这些常量元素首先是从蛋白质、脂肪、糖(碳水化合物)、无机盐、维生素、水等物质来补充,以满足人体新陈代谢的需要。水中除了含有以上这些人体所需的常量元素外,还含有许多人体必需的微量元素,如铁、锌、碘、铜、硒、氟、钼、钴、铬、镍、锡、钒、锰、硅等。这些微量元素多以离子状态存在于水中,更易渗入细胞被人体吸收。食物中的微量元素由于受植物纤维的影响,吸收率多数达不到30%,有的甚至不足10%。而溶于水中的微量元素吸收率高达90%以上,而且人一天的饮水量要大于饮食量,所以不足部分必须靠饮水来补充。微量元素缺乏和超量都是对人体有害的。

二、饮水水质与疾病

人每天要饮用大量的水,所以饮水的水质与人体健康息息相关。饮用水中可能导致疾病的因素大致分为三类,一是病原微生物通过水作为媒介进行传播;二是水中矿物质的不足或超量引发各种地方病;三是进入水中的污染物包括重金属、有机物和有毒物质通过饮水进入人体引起疾病。

1. 水中微生物与疾病

水是微生物存在的天然环境,引发人类疾病的水中微生物可分为病毒、细菌、寄生虫等。当水的温度达到100℃时,绝大部分水中微生物会死亡或失去活性。因此,饮用开水的良好习惯会大大降低引发水性传染病的机会。引发水性传染病的病毒主要是肠病毒,其中脊髓灰质炎病毒,可导致脊髓灰质炎,也叫小儿麻痹症;柯萨奇病毒和埃可病毒,可导致无菌性脑膜炎;其他类型肠病毒,可导致大脑炎。此外,呼肠弧病毒和腺病毒可导致上呼吸道及肠胃病,轮状病毒和肠胃病毒可导致肠胃炎,甲型肝炎病毒可导致传染性肝炎等。目前已知出病毒引起的水性传染病有甲型肝炎、病毒性肠胃炎等。据美国的调查统计,1971—1985年水传染疾病中,甲型肝炎爆发过23次,发病人数737人;病毒性肠胃炎爆发过20次,发病人数多达6254人,小儿麻痹症爆发过1次,发病人数16人。引发水性传染病的细菌主要有:可以导致伤寒或副伤寒的伤寒沙门氏菌和副伤寒沙门氏菌；导致沙门氏菌病的沙门氏菌；导致细菌性痢疾的志贺氏菌；导致霍乱的霍乱弧菌；导致肠胃炎的大肠杆菌、小肠结肠炎耶尔森氏菌和空肠弯曲菌；导致急性呼吸道疾病军团病的嗜肺军团菌；导致结核病的结核分枝杆菌。导致肺病的其他沸点型分枝杆菌。其中的罪魁祸首就是霍乱弧菌，霍乱是最早发现的水传性疾病。通过流行病学调查和细菌学检验证明，历次的霍乱爆发、流行都与饮用水污染有关。霍乱早在古代社会就已有发生。在西方国家，18 世纪比较普遍，直到 19 世纪中期，在欧洲、美国，仍有数以万计的人死于霍乱的流行。在我国早期的医学著作和历史文献中都有对霍乱病的记载。现在由于人们的环保意识增强，有现代化的污水处理设施和先进的给水处理技术，霍乱在很多国家特别是发达国家已基本不再发生了。然而在那些不能提供足够清洁饮用水和没有足够的污水处理设施的国家，霍乱还在不断发生。进入 20 世纪 90 年代后，由于污染的不断加重，水体中寄生虫的污染逐渐引起人们的注意。目前已知的水性传染病寄生虫有卡氏棘变形虫，能引发阿米巴脑膜脑炎；结肠肠袋虫，能引发小袋虫病；隐孢子虫，能引发隐孢子虫病；痢疾内变形虫，能引发阿米巴性痢疾；蓝氏贾第鞭毛虫，能引发贾第鞭毛虫病；福氏耐格里阿米巴，能引发原发性阿米巴脑膜脑炎。隐孢子虫是一种肠道原虫，由其卵囊感染而得隐孢子虫病，它是一种人畜共患的疾病。调查研究证实，隐孢子虫的感染是由饮用水引起的。此病主要症状是：身体疼痛、腹胀、排气、呕吐、低烧和严重脱水性腹泻。病程长短不一，身体健康者一般持续发病 10~20 天，然后恢复正常，也有持续腹泻几个月的，但通常无其他症状。身体状态差，免疫系统受损者感染后，由急性发作转向慢性，而且反复发作，至长期腹泻，不能恢复正常，给身体和生活带来极大伤害。

2. 水中矿物质与疾病

当某一地区的水和土壤中某些矿物质元素缺乏或者过量时，通过食物和饮水作用于人体，使人体内的化学元素不平衡导致的疾病称为地方病。引发地方病的矿物元素主要分为重金属和非金属元素，其中许多为人体必需的微量元素，这些元素过量或不足均可导致疾病的发生。

水中重金属超标引发的疾病有：铅超标导致肾病、神经痛、麻风病等；砷超标导致神经炎、急性中毒甚至死亡；镉超标导致骨骼变形、腰背痛、中毒、红细胞病变等；磷超标导致有机磷中毒、呼吸困难等；钙超标导致结石症、痛风等；汞超标导致神经中毒症、精神紊乱、疯狂、痉挛乃至死亡；铬超标导致肾脏慢性中毒、造成肾功能紊乱、癌变等。

非金属元素引发的疾病有：我国多地区发生的因碘缺乏引起的甲状腺肿大俗称"粗脖子病"（图10-1）；我国新疆以伽师县为中心的一些地区，由于当地饮水中镁离子、硫酸根离子含量超标引起的肝大、早衰、低血钾、低血压、低血糖等症状的疾病，称"伽师病"；饮用水中硒含量偏低引起的一种以心肌病变为主的疾病，称"克山病"；水中氟含量超标引起的氟斑牙（图10-2）和氟骨病。

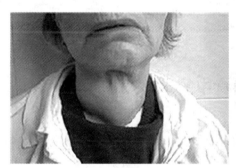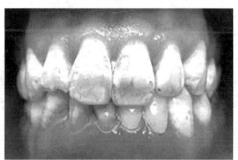

图 10-1　粗脖子病　　　　　　　　　　图 10-2　氟斑牙

3. 水中有机物与疾病

有机物是一类以碳、氢元素为主的化合物，严格来说是含碳氢键的化合物。水中有机污染物按来源可以分为两类：①天然有机物。主要是生物在自然循环过程中经腐烂分解所产生的大分子有机物，包括腐殖质、微生物分泌物、溶解的植物组织和动物的废弃物等。②人工合成有机物。主要来自化学化工、石油加工、制药、酿造、造纸等行业，农业中使用的杀虫剂、农药、肥料等也是人工合成有机物的另一个重要来源。人工合成有机物大多难以生物降解，无法通过水体的自净得到净化，供水系统处理起来也更加困难。

有机污染物是当前环境污染的主体，其种类繁多，并且每年还有上千种新物质不断增加。有机物污染对人类的危害主要体现在三个方面：①促进水中微生物滋生，引发水媒传染病。②有机物本身具有毒性可导致人体中毒。③有机物有"致癌、致畸、致突变"作用。有机物的污染会干扰人的内分泌系统，对人类生存和环境的可持续发展构成严重威胁，而且这种现象已经达到了非常普遍和严重的程度。例如，某些有机农药具有致癌作用，能引起食道癌、胃癌、肝癌、肺癌、白血病等；苯类化合物可引起造血功能障碍；酚类化合物会引起头晕、失眠、贫血、皮疹、记忆力减退等。

◎ 思考题

1. 水污染给人类健康带来了哪些安全隐患？
2. 水性传染病由哪些病毒和细菌引起？

第三节　膳食中的水

一、食物中水的供给

人体每天从食物中获得的水约为 1200mL，约占人体每天摄入水总量的 1/2。例如，米饭中含水量达到 60%，粥的含水量就更高了。蔬菜水果的含水量一般超过 70%，即便一天只吃 500g 果蔬，也能获取 300～400mL 的水分。除了主食外，蔬菜和水果是人体补充水分的重要来源。几种常见水果的营养及功效：

1. 苹果

苹果含丰富的天然抗氧化剂，能够有效消除自由基，每天吃少量的苹果能预防多种疾病。

2. 梨

梨含水分充足，富含维生素 A、B、C、D、E 和微量元素碘，能维持细胞组织的健康状态，帮助器官排毒、净化，还能软化血管，促使血液将更多的钙质运送到骨骼。

3. 香蕉

香蕉能增加大脑中使人愉悦的 5-羟色胺物质的含量，吃香蕉能帮助内心软弱、多愁善感的人驱散悲观、烦躁的情绪，保持平和、快乐的心情。

4. 葡萄

葡萄皮和葡萄籽比葡萄肉更有营养。葡萄中的葡萄籽含有丰富的增强免疫、延缓衰老物质花青色素，进入人体后有 85% 被吸收利用。因此，最健康的吃法是不剥皮、不吐籽。

5. 西瓜

西瓜饱含水分与果糖、多种维生素、矿物质及氨基酸，除了改善中暑发烧、汗多口渴、小便量少、尿色深黄外，有口腔炎、便血、酒精中毒者均适宜多吃，疗效显著。

6. 火龙果

火龙果含有一般植物少有的植物性白蛋白及花青素、丰富的维生素和水溶性膳食纤维。白蛋白是具黏性、胶质性的物质，对重金属中毒具有解毒的功效。

常见食物含水量如表 10-1 所示。

表 10-1　　　　　　　　　常见食物含水量

食物	原料重量（g）	含水量（mL）	食物	原料重量（g）	含水量（mL）
米饭	100	71	松花蛋	60	34

续表

食物	原料重量（g）	含水量（mL）	食物	原料重量（g）	含水量（mL）
大米粥	50	45	藕粉	50	210
面条	100	90	鸭蛋	100	72
馒头	50	22	馄饨	100	350
花卷	50	25	豆浆	100	90
烧饼	50	20	牛奶	250	217
油饼	100	25	蒸鸡蛋	60	260
豆沙包	50	34	牛肉	100	69
菜包	150	80	猪肉	100	29
水饺	10	20	羊肉	100	59
蛋糕	50	25	大白菜	100	96
饼干	7	2	冬瓜	100	97
油条	50	12	豆腐	100	90
鸡蛋	40	30	带鱼	100	50
西瓜	100	94	西红柿	100	90
甜瓜	100	66	樱桃	100	67
黄瓜	100	83	苹果	100	68
梨	100	71	葡萄	100	65
橘子	100	54	香蕉	100	60
柚子	100	85	菠萝	100	86
桃子	100	82	广柑	100	88

二、科学饮水

1. 日常饮用水的选择

众所周知，人们喝水就是为了健康。那么，有益健康的水到底有什么标准呢？国际最新健康饮用水的标准包括：①不含有害人体健康的物理性、化学性和生物性污染物质；②含有适量的有益于人体健康并呈离子状态的矿物质；③水的分子团小，溶解力和渗透力强；④pH 值为 7～8，呈弱碱性；⑤水中含有溶解氧，含有碳酸根离子；⑥可以迅速、有效地清除体内的酸性代谢产物和各种有害物质；⑦水的硬度适中，以 $CaCO_3$ 介于 50～200mg/L 之间。从这个标准看，饮用天然矿泉水是最符合标准的优质饮用水，但在日常生活中最方便获取、经济且品质较好的就是白开水。白开水的来源是市政自来水，自来水本身已经过多层消毒、净化处理，而煮沸后水中的微生物已经在高温中被杀死，且开水中的钙、镁离子对身体健康有益。白开水不含卡路里，不用消化就能被人体直接吸收利用。日常生活中，我们建议在水烧开后把壶盖打开烧 3 分钟左右，让水中的酸性及有害物质随蒸汽挥发掉，而且烧开的水最好当天喝，不要隔夜。

健康的饮水方式

(1)饮水的量。

生活中，大多数人存在饮水不足的问题，不少人感到口渴时才喝水，其实这是非常不正确的。口渴是人体细胞缺水的反应，经常缺水就会加速机体的衰老。一般而言，普通劳动量的成年人每天通过尿液、汗液或皮肤隐性蒸发等流失的水分是 2000～2500mL。所以人体每天至少需要补充 2500mL 左右的水分。扣除三餐中由食物摄取的 1000mL 水分，每天还需饮水 1500mL 就足够了，如果按 200mL 一杯水计算的话，每天需要饮用 7～8 杯水。但是老人、小孩和病人与正常人的饮水量的要求是不一样的，要区别对待不可一概而论。水不是喝得越多越好，一个人水喝得太多，极容易使体内电解质失去平衡，钠、钾离子大量流失，水溶性维生素如维 B 族及维 C 更容易流失。

(2)饮水的温度。

饮水温度不宜过高或过低，水温太低会引起肠胃不适，水温太高会导致口腔、咽部、食管及胃黏膜烫伤而充血，久而久之会引起炎症，而炎症往往是导致癌变的因素之一。35～38℃这一区间温度最接近人体体温，是人体最适宜接受的饮水温度。自来水、纯净水均要煮沸后饮用效果更好。但对于矿泉水来说，最好是常温下或稍加温饮用，不要煮沸饮用。因为矿泉水中含有较多的钙、镁离子，在常温下易被人体吸收，起到补钙作用。

（3）饮水的时间。

饮水讲究方法，正确的饮水方法是把一天所需补充的水量科学而有计划的分批饮用下去，在早晨、上午、下午、晚上，在三餐之外的中间时间里适当喝水。例如，起床后喝一杯温开水；餐前 30 分钟饮一杯水；上午 10 点，下午 4 点左右和晚餐后 2 小时及睡前各饮一杯水。早起饮水不仅可补充身体一夜的水分消耗还能冲洗消化道，促进消化液分泌，增加食欲；同时可以刺激胃肠蠕动有利于定时排便；清晨饮水还能降低血液黏稠度，预防"三高"（血脂、血压、胆固醇高）。睡前喝水对心、脑血管疾病患者特别是老年人十分必要。因为人体在夜间不吃不喝，并在呼吸、出汗和排尿等新陈代谢过程中消耗了大量的水分，清晨机体相对缺水，易造成血浆浓缩，血液黏稠度升高，血小板凝集能力增强从而引发血栓的形成，这是高血压、冠心病、脑血管硬化患者发生心肌梗死和中风的导火线。因此，这类患者应在睡前适当补充水分，使黏稠的血液得以稀释，促进血液的正常循环。在进行任何体力活动之前，也一定要喝一些水。这种饮水方法对老年人尤其有益，因为老年人的大脑中枢反应迟钝，对口渴不敏感，若不主动饮水就会发生缺水对身体不利。另外，空腹时饮水比吃饱后饮水对身体作用要大，因为空腹时水会直接从消化道中畅通流过较易被身体吸收。大渴时不应大量饮水，否则会增加心脏的负担，导致心慌、气短、出虚汗同时加重胃和肾脏的负担不利于水分吸收。

3. 饮水误区

（1）饮用水不是越纯净越好。

随着人们生活水平的提高及自我保健意识的加强，人们对洁净水的企盼心理越来越高，甚至形成一种下意识的感觉，认为水越纯净越好，于是有些人长期饮用纯净水，但是长期饮用纯净水并不利于健康。纯净水具有极强的溶解各种微量元素、化合物、营养物质的能力，长期大量饮用后，体内某些人体必需的营养物质会被迅速溶解而排出体外，使体内营养物质失去均衡，减弱人体免疫力并引发某些疾病。

（2）碱性水不能包治百病。

20 世纪 80 年代日本研发出用于杀菌的酸性水和用于保健的碱性水，这两种水的功效都得到了日本厚生省的认可。但是，这种碱性水 pH 值必须达到 8.5 以上才会有降低胃酸、调节肠道菌群等功能。市场上宣传的喝碱性水可以改变人体的酸性体质是不可能的，完全属于概念炒作。因为大肠杆菌等致病微生物就喜欢偏碱的内环境，多喝碱性水能让人体内环境偏碱性反而易诱发疾病。另外，胃酸的强酸性有杀死部分致病菌的作用，如果用碱性水稀释胃液会导致胃肠功能失调。

(3)喝茶不能替代饮水。

饮茶是我国人民的传统习惯。茶水中包含了从茶叶中析出的多种维生素、无机盐、蛋白质和矿物质，还有茶多酚、茶氨酸等物质，均对人体健康有益，有助于维持人体进行新陈代谢，有多方面的保健和药理作用，所以多喝茶确实是好的习惯。但是我们说"过量即为毒"，喝茶也是一样的。例如，茶中含有少量咖啡因，可提神醒脑，喝多了会对神经造成刺激，容易导致失眠；茶可利尿，过量喝茶易增加尿量，加重肾脏负担，还可能会使身体隐性脱水；茶多酚可扫除体内自由基，达到抗氧化、防衰老的效果，但对肠胃刺激较大，摄入过多会引起肠胃不适，导致胃病等。浓茶中还含有丰富的草酸物质，长期饮用浓茶易诱发肾结石。所以，千万不要以为茶汤的本质也是水，就可以只喝茶不喝水，毕竟茶中含有与水不同的成分，而这些丰富的成分大部分是需要身体释放出水分来进行代谢，才便于身体吸收的。因此长期以茶代水，尤其是常喝浓茶而不喝水的，反而更容易导致身体疾病的产生。

(4)喝饮料不能替代饮水。

饮料和水所含的成分是不同的，超量饮用，甚至完全用饮料替代饮水则可能会引起许多健康问题。因为有的饮料中含有咖啡因，大量摄入有损于人体的健康；饮料中含糖量较高，过量饮用可导致肥胖；饮料中含有的糖多属果糖和山梨醇糖，相对而言较难消化吸收，如果天天饮用，可造成小儿腹泻；据调查，大部分饮料偏酸，且含有添加的蔗糖或其他糖类，增加了患龋齿的危险性；由于过量饮料的摄入，还可影响到小儿其他必需食物的摄入量，最终会导致小儿的生长发育迟滞。因此，饮料的饮用一定要适量，在此基础上每天应饮用适量的白开水。

4. 有害身体健康的水

（1）老化水。

俗称"死水"，也就是长时间储存不动的水。常饮这种水，对未成年人来说会影响身体的生长和发育，对中老年人来说则会加速人体的衰老。老化水中的有毒物质随着水储存时间增加而增加。资料表明，长期饮用老化水易导致食道癌、胃癌的发生。

（2）蒸锅水。

所谓蒸锅水就是指蒸馒头等剩余的锅水，特别是经过多次反复使用的蒸锅水，亚硝酸盐浓度很高。常饮这种水，或用这种水熬稀饭，会引起亚硝酸盐中毒；水垢随水进入人体，还会引起消化、神经、泌尿和造血系统病变，甚至引起早衰。

（3）不开的水。

人们饮用的自来水经氯化消毒灭菌处理后可分离出 13 种有害物质，其中卤代烃、氯仿还有致癌、致畸作用。当水温达到 90℃ 时，卤代烃含量由原来的每 53μg/kg 上升到 177μg/kg，当水温达到 100℃ 时，这两种有害物质会随着蒸汽蒸发而大大减少。因此，水煮沸后继续沸腾 3 分钟，则饮用更安全。

◎ 思考题

1. 如何区分"好水"和"坏水"？
2. 科学的饮水方式包含哪些方面？

第四节　充满魔力的水

生命的起源和孕育离不开水，同样，疾病的预防和治疗也离不开水。在人体内水是一切物质交换的媒介，人体对水的需要仅次于氧气，因此水是人体内最重要的物质之一。美国医生 F. 巴特曼博士在他的《水是最好的药》一书中向大家展示了健康饮水习惯对疾病的缓解和消除作用，F. 巴特曼博士的一句名言是：你没有生病，只是渴了。它告诉我们，水是最好的药。他认为，其实有许许多多的疾病仅仅是我们的身体缺水。身体缺水造成了水代谢功能紊乱，生理紊乱又导致了诸多疾病的产生。而治疗这些疾病的简单方法就是喝足够的水。水是最好的通便剂；水能防治血栓的形成；水能帮助减肥；水能防治抑郁症；水能抑制癌细胞生长等，让人对水的疗效刮目相看。而他本人也帮助 3000 多名患者不用药只用水治愈了疾病，让人们对他的水疗理论趋之若鹜。

日本学者江本胜在《水知道答案》一书中，用拍摄的 122 张水结晶照片提示水不仅自己有喜怒哀乐，而且还能感知人类的感情。所有的这些风姿各异的水结晶照片都是在零下 5 度的冷室中以高速摄影的方式拍摄而成。在最初的观察中，他们发现城市中被漂白的自来水几乎无法形成结晶；而只要是天然水，无论出自何处，他们所展现的结晶都异常美丽。当研究员在实验用样品水两边放上音箱，让水"听"音乐。听了贝多芬《田园交响曲》的水结晶美丽工整，而听了莫扎特《第 40 号交响曲》的水结晶则展现出一种华丽的美。听了作者不喜欢的摇滚乐时，结晶就显得丑陋。研究员进而在装水的瓶壁上贴上不同的字或照片让水"看"，结果不管是哪种语言，看到"谢谢"的水结晶非常清晰地呈现出美丽的六角形；看到"混蛋"或者"烦死了"的水结晶破碎而零散。简而言之，作者认为只要水感受到了美好与善良的感情时，水结晶就显得十分美丽；当感受到丑恶与负面的情感时，水结晶就显得不规则且丑陋。

虽然上述两本书的理论观点目前还存在争议，我们对书中给出的结论也不置可否，但这两本书的确给人带来了一种新的思路、新的观念，值得大家去思考和进一步探索"上善若水"的奥秘和本质。

◎ **思考题**

结合上述两本书的内容谈谈你对水的认识。

◎ **本章主要名词解释**

安全水（safe drinking water）：是指可供人类长期生活饮用而对人体健康不

产生风险的饮用水。安全水包括符合标准的自来水、净水、纯净水。

健康水（healthy water）：是指在满足人体基本生理功能和生命维持基础上，长期饮用可以改善、增进人体生理功效和增强人体健康，提高生命质量需要的水产品。

功能水（functional water）：是指通过一定的技术处理，改变水的物理和化学性质，提升水体有益保健功能的新水种。

◎ 本章小结

民以食为天，食以水为先。对人类生存来说，水是仅次于空气的最重要的物质，是人类的"生命之源"。水在人体所有生命活动中起着媒介的作用，营养物质的消化、吸收，代谢产物的排泄，酸碱平衡的维持以及体温的调节等都需要水的参与。人类所患疾病的80%与饮水不当和缺水有关，水分"好"水和"坏"水，只有全面了解水的类型，掌握饮用好水的方式和方法，才能全面提升生命质量、提高生活品质，让生命更健康。

◎ 本章习题

1. 为什么说水是万物之源？
2. 长期喝碳酸类饮料会对人体产生哪些危害？

◎ 小组讨论

近年来，随着人们对饮水安全的关注，五花八门的净水设备应运而生，除净化过滤外，不少产品还声称对糖尿病、高血压等有疗效，甚至可以抗癌。你认为净水器能制出这些功能水吗？保健治病的"神水"是否存在呢？

◎ 课外阅读参考文献

[1] [韩]李胜男著. 这样喝水最健康[M]. 方国星译. 桂林：广西科学技术出版社，2009.

[2] 郭航远、池菊芳、沈静，等编著. 水与健康[M]. 杭州：浙江大学出版

社，2012.

［3］［美］F. 巴特曼博士著. 水是最好的药［M］. 刘晓梅译. 长春：吉林文史出
　　　版社，2008.

第十一章　情绪与自我调适

【本章学习目标与要求】

1. 了解情绪的定义。

2. 理解元素营养如何辅助调适情绪。

3. 掌握调适负面情绪的方式。

第一节　什么是情绪

　　人非草木，孰能无情？在我们的日常生活中，遇到美好的事物，令人产生喜爱之情。遭遇到不公平的对待或看到违背道德的行为，会令人感到愤怒。遇到不能顺利完成的事情，使人感到悲伤。在这大千世界中生活，不同的人和事会使我们产生不同的心理活动和反应，这就是我们常说的情绪。

一、情绪的定义

情绪是指个体对自身需要和客观事物之间关系的短暂而强烈的反应，是一种主观感受、生理反应、认知的互动，并表达出特定的行为①。情绪的构成包括三种层面：在认知层面上的主观体验，在生理层面上的生理唤醒，在表达层面上的外部行为。当情绪产生时，这三种层面共同活动，构成一个完整的情绪体验过程。

心理学家研究证明，情绪的产生包括许多生理活动，如大脑皮质活动，皮质下中枢的活动，大脑皮质的调节和制约作用。情绪是一个复杂的心理现象。当人受到外界不同事件刺激时，由于个体差异，对各种事件会产生不同反应，这种反应就是情绪的外在表现。

情绪与人的需要满足和(或)目的实现与否有直接的关系。就人类的情绪表现而言，古代人将情绪分为七种，即"喜、怒、忧、思、悲、恐、惊"，称为七情。当人的需要得到满足时，就会产生高兴、愉快的情绪，相反就会产生痛苦、悲伤的情绪。达尔文在观察不同文化、不同种族的人之后，认为喜、怒、哀、惧等基本情绪的面部表情，各种族间具有一致性。现代心理学一般认为快乐、愤怒、悲哀、恐惧四种情绪表现是人类情绪的基本形式。快乐是个人达到目标、解除紧张后的情绪体验，其程度取决于愿望满足的程度和结果出乎预料的程度；愤怒是个人目标不能实现或一再受挫而产生的情绪，其程度取决于目标受干扰的程度及违背愿望的程度，同时也受个性的影响；恐惧是个人企图摆脱或逃避某种情境的力量，缺乏认识和经验；悲哀是个人在失去所盼望的，所追求的东西或有价值的东西时所产生的情绪，其程度取决于所失去的事物的价值，失去的事物价值越大，引起的悲哀就越强烈。一般把悲哀的程度分为：遗憾、失望、难过、悲伤、悲痛。

在此基础上，每种情绪又会分化出其他情绪或与其他情绪结合形式的复合情绪，如嫉妒与厌恶、骄傲与羞耻、内疚和悔恨、爱与恨等。

---

① 朱从书. 心理学[M]. 杭州：浙江大学出版社，2015：138.

二、积极的情绪

当人处在情绪中时，随着情绪的变化，机体内外都会有一定的影响。这种作用随着情绪的形式、强度、反应时间的不同，会对人体健康产生不同程度的影响。积极的情绪使得人保持乐观向上，而不良的情绪让人消沉。

1. 积极情绪的产生①

积极情绪由可以预知的适当情境引起，并且反应的强度与情境刺激强度相适应，当情境刺激消失，情绪也逐渐恢复常态。

2. 积极情绪对人体的影响

(1)愉快积极的情绪体验使人的大脑处于最佳活动状态，俗话说"人逢喜事精神爽"，就反映了愉快积极的情绪对人体机能的影响，有研究发现正常情绪下，人的各器官活动良好，并能使体内生化物质保持平衡，提高人体免疫力。

(2)正能量的情绪也有感染性，与人更易亲近，人际关系建立更加容易。

(3)适当的负能量情绪对人体也是有益的。例如，适度的焦虑能够提高大脑神经系统的机能，有利于思维活动的提高；适度的恐惧使人小心警觉，调动机体的保护能力。

三、消极的情绪

所谓消极情绪是指那些过于强烈的情绪反应和持久性的情绪反应。负面情绪不仅使人的认识能力、活动能力降低，而且能直接导致疾病，促使病情恶化。

(一)消极情绪的产生

现代社会的疾病与心理情绪状态有着密切的关系，而心理情绪的状态也

---

① 陈达光，林大熙. 医学心理学教程[M]. 厦门：鹭江出版社，1993：323.

影响疾病的进程、转归和预后。在当今社会，高度紧张的生活节奏、千丝万缕的人际关系，每一个人都有着自身的感触，有不同的情绪变化。在竞争中求生存，人们心理适应的差异导致了情绪的不稳定。情绪是人体心理活动的一种表现，心理活动与社会稳定是相互制约、相互协调的。当人体情绪的外环境发生突如其来的事件，且超过了人体正常心理承受能力，肌体就会产生疾病。

当人在面临一定的社会环境、生活和学习所带来的影响，情感发展超出控制，体验到的情绪强度和类型过于强烈或持久，情绪则会出现相应的负面情绪。正如心理分析大师弗洛伊德所说：每个人的身体里都有一个储存负面情绪的"情绪水库"，一个人消极情绪过多，就会超过"情绪水库"的界限，出现情绪失控，如愤怒，悲伤等，一直恶化下去则会出现心理问题。不管性格、气质如何，都会有害怕、愤怒、烦恼等消极情绪，虽然人与生俱来有很多情绪情感，但是很多差别的产生在于每个人的情感发展不完全一样，体验的情绪强度和类型也有一定的差异。

(二)消极情绪的分类

当情绪无法合理管理，则会带给人们困扰，这些消极的情绪或多或少影响着人们的正常生活。

1. 焦虑

焦虑是由几种情绪混合而成的负面情绪体验，指一种对未来某种可能发生的可怕情境即时的不愉快情绪体验。因为预期到某种可怕的情境将会发生，又感到自己无法采取有效的措施加以预防和解决，从而感到害怕、提心吊胆、忧心忡忡、紧张不安、烦躁、易激惹，伴手足心出汗、坐卧不安、失眠、食欲不振、疲倦乏力等生理症状。

大学生存在过度焦虑的现象，其表现和原因是多方面的。大学生的焦虑情绪与人格特点、年龄阶段、生活事件、内心动机冲突和挫折等因素相关。大学生面临生活方式的剧烈变化带来的重新适应压力，常常因适应困难产生焦虑。大学生对所学专业的缺乏认识，学习目标不明确、学习兴趣贫乏、学习动机低落、学习成绩下滑都会造成自尊心受损，甚至有部分学生产生自卑心理，这些都不同程度地引起大学生的内心冲突和焦虑。大学生处于人生重要的成长成熟阶段，但他们对该阶段自己的目标、任务、责任并不十分明确，这也会导致大学生的焦虑。由于个性尚未完全形成，对于如何取得成功，如何解决人生的重大问题等都没有把握，大学生因此容易陷入对未来的莫名焦虑之中。青春期性的冲动与社会禁忌之间的冲突也是引起大学生焦虑的重要因素。

2. 紧张

紧张状态是人或有机体在某种环境刺激的作用下所产生的一种适应环境的反应状态。① 如果某个刺激或情境需要人做出较大的努力去进行适应，甚至超出一个人所能负担的适应能力，这时就会出现紧张状态。无论是在动机冲突、挫折情境，还是其他因素下的紧张状态，都要伴随某种情绪反应。因此，人们对于紧张状态体验所进行的描述往往把它同某种情绪状态，特别是消极情绪状态密切联系起来。这样，紧张状态从某种意义上说也是一种情绪状态。

紧张状态又称为应激。应激是人或动物对其环境刺激的一种反应。为了适应环境刺激因素，躯体会产生一系列应激反应，而能引起紧张状态的刺激都伴有一系列非特异性的生物学变化。生理上的紧张反应并不依赖于刺激源的性质，而是有机体对环境刺激的一种防御反应的普遍形式。它的作用在于保护人或动物有机体，维护其功能的完整，故紧张状态反应具有非特异性。人体对紧张刺激因素的生理反应，一般通过心理过程的中介作用而呈现，情绪是心理中介的核心环节。

人对自身生理和心理需要的认识以及对满足这些要求能力的认知是形成紧张状态的根源所在。当知觉到的要求同人对自己满足这种要求的能力之间出现了不平衡时，就意味着紧张状态的产生。例如，假若某一情境对某人要求过度，但他并不知觉到自己能力不够，这时，他行动如常。一旦认识到自己能力不足，对情境的过度要求无法应付，即认识到了要求和自己满足要求

---

① 张小远，解亚宁. 心理健康教程[M]. 广州：广东高等教育出版社，2003：70.

的能力之间的不平衡，就会体验到紧张状态，并会引起一系列复杂的生理、心理反应。如果这种变化是短暂的，不平衡状态可以很快得到调整，紧张状态就不会出现，即使出现了也会很快被消除。如果这种不平衡状态十分强烈或持续时间很长，机体对过度的要求难以应付，或预料到由于要求难以应付而可能出现不好的后果时，就不可避免地会发生紧张状态，以致造成心理或生理机能的崩溃。

3. 抑郁

抑郁是一种持续时间较长的低落消沉的情绪体验。在令人忧伤或悲痛的情境中，每个人都有过抑郁的体验，这是日常生活的一部分，正常人常以温和方式体验抑郁情绪。与一般的悲伤不同，抑郁的体验和反应比单一的负性情绪更为强烈、持久，带给人的痛苦更大。抑郁除包括悲伤外，还合并产生痛苦、愤怒、自罪感、羞愧等情绪，这种复合性是导致更强烈负性体验及长期持续的原因。大学生抑郁情绪比较常见，并且具有多种形式，有时属于一般的情绪反应，有时属于神经症类，有时则属于严重精神疾病类。

抑郁的具体表现有以下几方面：

情绪体验表现为强烈而持久的悲伤、忧虑，情绪低落，心境悲观冷漠；在自我认识评价方面表现为自我评价低，自卑，认为自己没有用处，生活毫无意义，未来没有希望，常自我责备甚至谴责，可有自罪感；在生活方面表现出对生活缺乏兴趣，没有喜欢或者主动想去做的事情，不愿与他人接近，回避社会生活，性与爱的欲求低下。抑郁还伴有躯体方面的不适感觉，食欲下降，全身无力，失眠或者早醒。从外表上看，抑郁者面容忧虑，心事重重，常叹息或哭泣，言语动作迟缓。某些抑郁情绪患者可以仅仅表现为躯体不适，由于当事人不愿与人沟通，如果不加以关注，其消极的抑郁情绪体验可以不为外人所察觉。

大学生抑郁情绪是一种比较常见的不良情绪困扰。大学生抑郁的可能诱发因素是追求某个重要目标的失败、理想不能实现、不能解决某个持续的问题、不受人喜爱欢迎、不得不以自己不喜欢的方式生活等。如学习成绩不理想、找不到工作或失业、上不了想上的大学、失恋、家庭不和等生活事件。

这些事件对大学生有获得自尊、自我同一性、社会名誉和地位、亲情、友情的意义，对大学生来说，失去它们意味着失去人生最重要的东西，所以其情绪体验极为深刻而复杂。大学生追求理想是他们的一大优点，但把事物理想化、过分追求完美也会给心理上增添许多困惑。目前，大学生普遍追求"高地位、高工资、高水平"的目标，但不少学生并不了解社会发展过程中的复杂矛盾和自己欲望的合理性和可行性，缺乏艰苦生活的磨炼。于是，由于种种主观和客观的矛盾而造成对现实的不满。入学前，对大学生活的浪漫想象与实际生活的反差，也引起大学生心理上的失落感。有些大学生自喻"看破红尘""四大皆空"，他们觉得什么都没意思，这是很危险的。

抑郁情绪的最坏结果是自杀。当事人长期受严重抑郁情绪困扰，人生态度低沉悲观，极度自卑，部分人会表露自杀意念。研究表明，抑郁症候群与自杀之间存在着明显的正相关，相当多的抑郁症患者有自杀意念，较多的严重抑郁症患者采取过自杀行为。因此，抑郁情绪是评定自杀危险性的重要指标。对于大学生长期表现出的悲观、绝望情绪，尤其是曾经表露过自杀念头或有过自杀行为者，应该予以即时的关注，并积极向专业机构和专业人员寻求帮助。

4. 愤怒

愤怒是当事物不符合自己的需要或愿望，心理受到挫折时的情绪体验。愤怒的引起决定于达到目的的障碍被当事人意识的程度。怒，依据强度，从程度上可分为不满、气恼、愤怒、暴怒、狂怒等。

有时候可能只是一件无足轻重的小事，就能让你变得气急败坏，暴跳如雷。到底是什么点燃了你心中的怒火？正如美国心理学家雅克·希拉尔说："愤怒是一种内心不快的反应，它是由感到不公和无法接受的挫折引起的。"

那么，愤怒情绪是好是坏呢？心理学家詹尼弗·莱纳说："在令人紧张害怕的情况下，愤怒是一种合适的情绪。愤怒不是坏事。事实上，愤怒比恐惧对人的健康更为有利。"很多时候，我们拒绝承受别人的愤怒，也隐忍不想表达自己的愤怒。其实，只要方法恰当，愤怒是可以适当地表达出来的。心理学家艾耶·古罗·勒内说："我们必须要倾听自己的愤怒，因为它能帮助我们保持个性的完整。"一味隐忍可能会让愤怒更加强烈地爆发，关键是找到一个平衡点，认清自己的需要，学会表达愤怒，就会和他人建立更健康的关系。

5. 自卑

自卑是由个体对自己某种生理的、心理的因素或其他原因的评价过低而导致的轻视自己的消极情绪体验。自卑通常表现为对自己评价过低，评价不符合自身实际情况，担心失去他人尊重的心理状态。在社会生活中表现出胆怯、退缩，担心不被他人尊重，对他人的评价异常敏感，为了避免受到进一步的心理伤害，尽量不与人接触，把自己封闭起来。自卑感几乎人人都有，只是程度不同而已。适度的自卑能激发人奋发努力，取得成就；过度的自卑，则会在学习、人际交往、事业和婚恋等方面对自己能力、学识、品质、相貌等评价过低而丧失自信。

部分自卑的人心理承受力脆弱，经不起较强的刺激，敏感、掩饰、过度地关注自己的生理缺陷和能力不足，自暴自弃、自我封闭、不与人交往、逆反、对他人常产生猜疑、忌妒心理，行为畏缩等。自卑的人常常轻视自己，认为自己这也不行，那也不行，没有什么能与别人相比。这种情绪一旦占据心头，忧郁、烦恼接踵而至。倘若遇到一点困难或挫折，更是长吁短叹，消沉绝望，积极、向上、美好的希望似乎都与自己绝缘了。在他们眼里，要想获得学习或事业的成功，就如登天般困难，简直不敢想象。

(三) 消极情绪对人体的影响

1. 情绪与人体生理变化

《美国国家科学院院刊》发表了芬兰科学家的研究成果，他们绘制出了一张"人体情绪地图"(body atlas)[①]，确证了情绪与人体生理变化的关系(详见图11-1)。

科学家研究了 14 种情绪与人生理的关系，选择了 6 种"基本情绪"——愤

---

① 贾玉华. 人体情绪地图[J]. 康复，2014(11)：7.

怒、恐惧、厌恶、忧伤、惊讶和快乐，以及 7 种"复合情绪"——焦虑、爱、抑郁、鄙视、骄傲、羞愧和嫉妒。受试者在体会某一特定情绪时，电脑将会记录人情绪引起的生理变化热度分布，描绘了不同情绪在人体不同部位呈现出最强烈的表征。根据身体抑制和激活程度不同，分别用浅蓝色、蓝色、黑色、红色、黄色来表示。简而言之，红色代表身体被激活，蓝色则表示被抑制。比如受试者处于中性时，是情绪稳定之时，全身呈黑色，体温没有明显波动；受试者处于幸福情绪时，全身是一种温暖的红黄色，和"红光满面"的形容不谋而合。嫉妒面部和心脏位置为红色，这就是我们所说的"炉火中烧"。而沮丧的情绪导致人体全身温度很低，"万念俱灰"便是此时最好的形容。

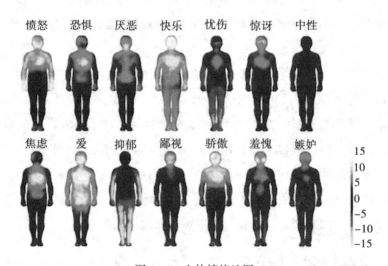

图 11-1　人体情绪地图

在身体不同部位都能感受到情绪的来袭，比如压力集中在颈部，焦虑袭击胃部，快乐或许充满了胸部，"愤怒"容易直冲身体顶端。由此可见，情绪可以引起人生理状态的各项变化，与生物系统密切相关。

2. 情绪与人体健康

一时的情绪导致人生理发生了显著变化，长期的情绪是否会影响人体健康呢？20 世纪 30 年代，加拿大心理学家汉斯·塞里（Hans Selye）提出了著名的"一般适应综合征"（general adaption syndrome，GAS）学说可对此作出解释。他把 GAS 分为三个阶段：①动员阶段，当机体受到不良情绪刺激后，机体立即动员起来进行防御，产生一系列主要是肾上腺素分泌增加引起的生理变化。此阶段也称警戒反应期。②抵御阶段，随着肾上腺皮质激素分泌增加，机体增强对付不利环境的能力，进入抵御阶段。此期内对特异性刺激的抵抗力增加，而对其他刺激的抵抗力降低。③衰竭阶段，如果不良情绪的刺激继续存在甚至加强，那么机体过强过久的反应会使适应能力耗竭而崩溃，这时机体就会被自身的防御力量所损害，造成疾病状态，产生所谓适应性疾病。塞里主张，适应性疾病常取决于个体的特异性，最常见的是心血管及消化系统方面的疾病。不良情绪对人体健康的危害主要是从两方面进行的：一是直接导致疾病的发生，二是降低机体的抵抗力。例如，心理学上，焦虑症、抑郁症、恐怖症等都与情绪调节异常相关。这类疾病的患者多由于长期处于压抑之中，缺乏合理的情绪调节，或突然出现较大的变故，情绪崩溃导致情绪调节障碍引发精神疾病，并通过边缘系统影响下丘脑和垂体，致使垂体功能失常导致内分泌紊乱。内分泌紊乱可能导致癌细胞的增长或过度分泌肾上腺素而损害胸腺和淋巴结，降低白细胞的功能，进而导致机体抵抗癌细胞的能力下降。

古人也常说"怒伤肝，喜伤心，忧伤肺，思伤脾，恐伤肾，百病皆生于气"，不同的情绪会引起不同的身体疾病。例如，恐惧、焦虑会导致腹部疼痛；批评、内疚引发关节炎；压抑导致哮喘；经常愤怒的人容易有口臭，还容易发生脓肿；恐惧会引发晕车和痛经。

首先是胃肠道。胃肠道被认为是最能表达情绪的器官，心理上的点滴波动它们都能未卜先知。在所有的心身疾病中，胃肠疾病是排名第一位的。很多人都有这样的经验：一遇到紧张焦虑的状况就会胃疼或腹泻；压力大的时候根本吃不下饭。

其次是皮肤。对很多人来说，紧张时头皮发痒、烦躁时头皮屑增加、睡不好狂掉头发，还有反复无常的荨麻疹、湿疹、痤疮，都可能是长期不良情绪带来的后果。

最后就是内分泌系统。女性的卵巢、乳腺，男性的前列腺最容易受到不良情绪的冲击。

大量临床医学研究表明，小到感冒，大到冠心病和癌症，都与情绪有着密不可分的关系。充满心理矛盾、压抑，经常感到不安全和不愉快的人，免疫力低下，经常感冒、一着急就喉咙痛；紧张的人则会头痛、血压升高，容易引发心血管疾病；经常忍气吞声的人得癌症的概率是一般人的三倍。

心理学家弗洛伊德说过，被压抑的情绪和心理冲突是导致躯体功能失调的致病诱因。长期情绪异常与心身疾病有着密切的联系，负面情绪及心理防御机制的使用习惯在心身疾病发病机制中发挥了重要作用。

◎ 思考题

1. 什么是情绪？

2. 负面情绪的分为哪几类？

3. 通过附件二和附件三，自测一个星期内是否受抑郁和焦虑的困扰，你打算如何应对？

第二节　饮食营养与情绪调节

情绪与饮食健康有着密切的关系。人逢喜事精神爽，吃饭时会胃口大开，往往和一群自己喜欢的人大吃一顿。但是如果心情和情绪不好，消化不良，吃东西也不顺利，甚至是没有胃口。

此外，食物在一定程度上也会影响人的情绪。食物对情绪的影响在于食物中的一些成分可以改变血液中某些神经递质的浓度水平，从而影响人们的情绪。

医学研究证明：在积极、愉快的情绪下，胃黏膜会充血发红，胃肠蠕动增加，消化腺分泌正常，有利于实现正常的消化功能。相反的，情绪不好，心情不佳，例如，在悲伤、焦急、恐惧、愤怒、暴躁等消极情绪下，胃肠黏膜因缺血而致胃肠道功能降低，胃黏膜分泌减少，胃内酸度下降从而影响对食物的消化吸收，对身体产生伤害，久而久之可能引发疾病。

一、情绪性进食

情绪性进食由 Bruch 于 1964 年提出，他认为情绪性进食者不能区分由不同情绪所引起的饥饿感。而后，Van Strien 等在 1986 年将"情绪性进食"定义为"以进食行为作为应对消极情绪(如焦虑、抑郁、孤独、愤怒等)"的反应。近年来，越来越多的研究表明，积极情绪同消极情绪一样，都能对进食产生显著影响。当一个人被负面情绪困扰时，心理上会不愿意接纳个人所不认同的信息，即不想听到让自己不高兴的事情。而在生理层面上，身体也会不愿意接纳外来物质，而消化吸收正是一种"接纳"的行为。所以，我们应该认识到，吃饭时吵架是非常不利于身体健康的。

二、情绪性进食的危害

(1)消化系统疾病，如慢性胃炎、胃溃疡、十二指肠溃疡、神经性呕吐等。临床发现，消化系统疾病中许多都与情绪有关。一个人如果长期处于愤怒、焦虑等不良情绪下，往往可导致胃酸分泌持续增高，破坏了对胃黏膜的保护作用，从而引起消化道溃疡等疾病。

(2)营养不良，如消瘦。长期处于消极情绪将导致营养素摄入不足、消耗过多。

(3)经典的进食障碍：通常指并不继发于躯体或精神疾病，有饮食习惯和控制体重的异常行为，明显的躯体及心理社会功能障碍。包括神经性厌食、神经性吞食、非典型性精神障碍。消极情绪进食与进食障碍倾向性之间有密切关系，个体在积极情绪下的进食则不易导致进食障碍。

三、调适"坏情绪"的营养元素

影响情绪的神经递质主要有两类：5-羟色胺类和肾上腺素类，前者主要影响情绪，后者影响动机。许多抗抑郁药物就是通过调节它们水平的高低来达到疗效的。许多食物中的元素在调节神经递质、引起脑活动及人类行为变化方面与某些药物有异曲同工之效。色氨酸是一种必需氨基酸，在体内可以转化为 5-羟色胺，5-羟色胺作为一种重要的神经递质可以起到镇痛、放松和令人平静的作用。色氨酸会提高大脑中血清素的水平。血清素是一种神经传递素，有镇定效果，在睡眠中起着重要作用。

在面对各种各样情绪问题时，可以针对性地选择一些含有特定元素的食物来缓解我们的情绪：

1. 5-羟色胺对抗忧郁

香蕉、热牛奶、面包、麦片、小米等富含 5-羟色胺。忧郁症患者，为琐事耿耿于怀的人适合吃这些食物，因为这些食物中的 5-羟色胺能改善人的情绪忧郁症状，令人精神愉快、心情舒畅。

2. 蛋白质提高警觉能力

蛋白质在体内被分解成各种氨基酸，其中酪氨酸是一种非必需氨基酸，在体内由苯丙氨酸转化而来，可以促进多巴胺和去甲肾上腺素的释放。多巴胺是一种愉悦激素，帮助缓解压力和焦虑，而去甲肾上腺素则利于头脑敏锐和警觉。提高此类神经递质的含量，能增强行事的动机，使人处于比较主动的情绪中。因此高蛋白的食物常被看成对情绪有积极作用，诸如鱼类、禽肉、蛋类、牛奶和豆类都是不错的选择。富含酪氨酸的食物，不仅能提高警觉能力，还能松弛神经、安定心情、增强记忆力。此外，酪氨酸还作为抗抑郁药在临床上广泛使用。

蛋白质中的赖氨酸也可以使人情绪亢奋，抗抑郁效果较好。鸡肉的作用尤其明显。它是高蛋白低脂肪食物，蛋白质中赖氨酸的含量比猪肉高 13%，能让人的情绪更为亢奋。

3. 脂肪酸使人烦躁

热天吃肉让人烦躁，闷热的天气很容易让人心烦，感觉躁动不安。最近一项研究表明，在热天里"吃肉多"会让人的情绪更加不好。人吃了大量肉食后，脾气会变得越来越烦躁。肉类中含有大量的饱和脂肪，过多摄入可使血管硬化，进而升高血压。血压增高是造成人情绪不稳定的一个重要原因。几乎所有的肉类，包括内脏，都会不同程度地影响人的行为和情绪，猪、牛、羊等瘦肉吃多了会让人烦躁，而鱼肉和鸡肉则不会。

4. 碳水化合物缓解压力

碳水化合物可以引发胰岛素的释放，这大大有利于色氨酸进入脑细胞。色氨酸是 5-羟色胺的前体，作为一种重要的神经递质，5-羟色胺可以起到镇痛、放松和令人平静的作用。这在一定程度上解释了为什么吃巧克力可以令人心情愉快。但几乎没有营养学家会建议人们通过吃糖果来获得好的心情，因为糖果由于吸收容易而使血糖增加得过快，很容易使人的情绪产生波动，并易于上瘾。用碳水化合物食物改善情绪的正确做法是：选择那些需要比较长时间消化吸收的谷物、麦片和水果等，它们可以使血糖长时间维持在一定的浓度上，让人们的心情稳定而愉快。

5. 维生素改善情绪

(1)维生素 A 改善烦躁。厌倦、烦躁，对周围事物提不起精神的人适合吃这些食物：豆类、猪肝、羊肝、鸡肝、杂粮。这些食物富含维生素 A，能改善因工作、家庭事务等引起的心理疲劳。

(2)B 族维生素改善低落、抑郁情绪。精神沮丧，有失败感、挫折感的人适合吃这些食物：粗面粉、谷类、豆类、坚果、动物内脏、禽蛋、芹菜、菠菜等富含 B 族维生素的食物抗抑郁。因为富含维生素 B，所以有助于改善精神沮丧或烦躁等不良症状。

(3)维生素 C 可以改善人易怒、沮丧或受到某些刺激或恐吓，或遇到紧张环境心中产生恐慌的情绪。新鲜蔬菜、柑橘、柠檬、柚子、猕猴桃等含 VC 丰富的食物使人感到放松、愉悦，缓解焦虑和紧张。特别是人在承受某些比较大的心理压力时，身体会消耗比平时多 8 倍左右的维生素 C，这时应尽可能地多摄入。

(4)叶酸抗抑郁。叶酸含量过低可以导致大脑中血清素水平下降，很多饱受抑郁折磨的人身体中的叶酸含量都很低。

6. 矿物质元素

(1)钙元素引起神经兴奋。遇到不顺心的事，性情急躁，脾气不好的人适合吃这些食物：牛奶、酸奶、小鱼干。这些食物含钙多，具有安定情绪的效果，吃后会有比较明显的疗效。

(2)镁元素对抗压力。无缘无故地唉声叹气，自怨自艾，感到压力大的人适合吃这些食物：深绿色蔬菜、紫菜、燕麦、荞麦、大麦、小米、黑米、木耳、香菇、黄豆、花生、核桃、香蕉等含镁丰富的食物。这些食物因为富含镁，它在人体细胞内液中具有许多重要特殊功能，能激活人体内多种酶，参与蛋白质合成、肌肉收缩和体温调节，抑制神经兴奋，使人心清气爽。

四、健康的饮食习惯

由于饮食可以调节人的情绪，所以平时的日常生活中我们应该养成健康的饮食习惯。长期保持清淡饮食的人，性情比较温和。美国麻省理工学院的生物学家证实，这是因为蔬菜、水果中含有大量血清素，具有让人增强睡意的能力，能降低人的攻击性。

此外在日常生活中巧妙进行饮食搭配，也可以降低食物对情绪的负面作用。蔬菜中含有丰富的碳水化合物、纤维素、铁、钙及其他营养成分，可以起到一定的败火润燥作用。在主食方面，少吃方便面和奶油蛋糕，因为里面的椰子油、棕榈油和可可油等成分含大量饱和脂肪酸，会升高胆固醇和血压，让人情绪烦躁；应多吃五谷杂粮，如燕麦、糙米和全麦面包等，它们富含可溶解性纤维，能够在肠内与脂肪结合而降低血压。此外，气温超过35℃时，出汗多致使血液黏稠度升高，也会引起人烦躁不安的情绪，多喝水可以起到让血液稀释的作用，让心情平和下来。

◎ 思考题

1. 什么是情绪性进食？

2. 归纳情绪性进食的危害。

3. 在生活中，难免会遇到不同的坏情绪，为你遇到的坏情绪列一份治愈食疗清单。

第三节 情绪调适

正如古希腊著名思想家亚里士多德所言："任何人都会生气，这没什么难的，但要能适时适所，以适当方式对适当的对象恰如其分地生气，可就难上加难。"情绪管理指的是要用最恰当的方式表达情绪。"学会控制情绪，成不了心态的主人，你就沦为情绪的奴隶"。在不能恰当地表达和处理情感的情况下，我们就会闹情绪，压抑太久后，我们会感到疲劳、痛苦、易激惹或是不安，碰到一些很细微的事或毫无关系的事情中就会大发作。情绪本性就是要被释放、消耗的。无论我们是否愿意，它们都会悄悄地出现在我们的日常生活中。所以，正确认识负面情绪，并适时调适情绪。

但是完全把自己的情绪交给食物来控制是不可行的，不良情绪来袭，自我控制也是重要的一方面。所以调适情绪的方法除了通过食物中的元素来辅助调节外，充足的睡眠、良好的人际关系、适宜的运动、适当的发泄和倾诉、客观的自我评价等对人保持情绪稳定都是十分重要。本节针对情绪管理能力的几个方面进行了如下的梳理：

一、情绪的自我觉察能力

伟大的古希腊哲学家苏格拉底说过："认识你自己"，其实是指了解自己内心的一些想法和心理倾向，以及自己所具有的自我觉察能力。即当自己某种情绪刚一出现时便能够察觉，这就是情绪的自我觉察能力，是情绪智力的核心能力。一个人所具备的、能够监控自己的情绪以及对经常变化的情绪状态的直觉，是自我理解和心理领悟力的基础。如果一个人不具有这种对情绪的自我觉察能力，或者说不认识自己的真实的情绪感受，就容易听凭自己的情绪任意摆布，以至于做出许多遗憾的事情。

二、情绪的自控能力

情绪的自控能力是指控制自己的情绪活动以及抑制情绪冲动的能力，它是建立在对情绪状态的自我觉知的基础上的，主要是指一个人如何有效地摆脱焦虑、沮丧、激动、愤怒或烦恼等因为失败或不顺利而产生的消极情绪的能力。这种能力的高低，会影响一个人的工作、学习与生活。当情绪的自我调控能力低下时，就会使自己总是处于痛苦的情绪旋涡中；反之，则可以从情感的挫折或失败中迅速调整、控制并且摆脱而重整旗鼓。

三、情绪的自我激励能力

情绪的自我激励能力是指引导或推动自己去达到预定目标的情绪倾向的能力，也就是一种自我指导能力。它是指一个人为服从自己的某种目标而产生、调动与指挥自己情绪的能力。一个人做任何事情想要成功，就要集中注意力，就要学会自我激励、自我把握，尽力发挥出自己的创造潜力，这就需要具备对情绪的自我调节与控制，能够对自己的需要延迟满足，并能够压抑自己的某种情绪冲动。

四、对他人情绪的识别能力

这种觉察他人情绪的能力指的是同理心，即能设身处地站在别人的立场，为别人设想。越具同理心的人，越容易进入他人的内心世界，也越能觉察他人的情感状态。

五、处理人际关系的能力

处理人际关系的协调能力是指善于调节与控制他人情绪反应，并能够使他人产生自己所期待反应的能力。一般来说，能否处理好人际关系是一个人是否被社会接纳与受欢迎的基础。在处理人际关系过程中，重要的是能否正确地向他人展示自己的情绪(情感)，因为一个人的情绪表现会对接受者即刻产生影响。如果你发出的情绪信息能够感染和影响对方，那么，人际交往就会顺利进行并且深入发展。

六、情绪的自我转化能力

(一)转移注意力

培养自制力，反省自己这样做是否合适。把注意力转移到其他活动中。研究表明，运动是除去烦恼和恶劣情绪的最好方法，尤其对一向没有运动习惯的人来说，会有意想不到的效果。同活力充沛的运动相比，其他常用于调整压力的方法有阅读、打牌、逛街购物、喝酒等，但其效果与运动相比效果较差。除了运动性的活动外，音乐也是调适情绪的良好方法，无论何种音乐，只要能让你心情平静下来，它便是你生活中必不可少的精神调节剂。

(二)幽默疗法

研究和经验表明，适时的幽默和微笑可以解除挫折感、减轻压力，使人生活得更健康。幽默不会伤害任何人尤其不会阻碍自己积极生活的步伐。笑和幽默是健康的源泉。平时注意培养自己的幽默感，懂得自我解嘲，不仅有助于控制情绪的训练，也有助于自身的发展。

(三)适当宣泄

1. 倾诉

可以找好朋友倾诉，也可以与自己倾诉，即自我交谈或内心对话，写日记就是一种很好的自我发泄法。当人在巨大的压力下感到焦虑时，负面的情绪和想法就会浮现。例如，"我肯定不行，我做不到，我太紧张了"之类的话，但有意识的正面交谈如："你能行，你要充满信心，你一定可以的"之类的积极自我交谈，可以与负面的情绪相对抗。这会对重新获得自信、鼓足勇气、战胜挫折提供有效的帮助。

2. 哭泣

世界上各国女性的平均寿命高于男性。更多的人认为最主要的原因是女子比男子更善于调节和宣泄不良情绪。例如，女子在不满、受挫时，爱唠叨、爱找别人倾诉、爱哭泣。哭泣时，眼泪冲刷了心中的怒气和不快，宣泄了心中的郁闷。而男子在遇到挫折时为了维护男子汉的尊严，或缄默不语，或借酒消愁，或吸烟解闷。其结果是"借酒消愁愁更愁"，非但不能减轻压力反而有害身体健康。因此，建议男子不妨也采用哭泣的方法找个僻静之处宣泄一下自己的情绪，就像有首歌里唱到的那样："男人哭吧，哭吧，不是罪。"

(四) 思维转移法

当遇到消极情绪时，由于很多人对事情的看法不同，导致有些人会始终陷入消极情绪之中，终日郁郁寡欢。举个例子，两个在沙漠中精疲力竭的旅行人得到了上帝给予的半杯水，A 失望地说："只有半杯水，最终还是要渴死的。"B 却说："感谢上帝，有了半杯水，可以坚持好一段时间了！"为什么完全相同的情境，两个人的想法如此截然不同？人之所以不快乐是因为事件本身吗？其实，心理症状的根源是人的思想存在"不合理"或"非理性"。因此，一旦出现消极情绪的恶循环，需要理性驳斥自己的不合理思维。然后跟自己建立全新的"自我谈话"。正如一位失恋的女生老纠结于"我对他很好，为什么不喜欢我了"，情绪低落、精神不振，甚至想放弃自己的生命。为何不换一种思维方式："被拒绝我确实很难过，需要平静的时间，但这并不表示一切都完了，他不爱我，只是说明在这段爱情上我不成功，并不能说明我一无是处，也许我们确实不合适，正是因为与不合适的他告别，不远的将来我才能与真正合适的他相遇……"

(五) 情绪放松方法

压力专家推荐，每天做 1~2 次，每次 10~20 分钟的松弛练习会产生精神清爽的感觉。在恐惧、紧张、生气和大怒开始发作的时候，这种情绪放松方法的实施对于缓解恶劣情绪显得尤为有效，其中，有两种简便易行的方法你不妨一试。

1. 渐进式放松法

一个接一个地对上身个别肌肉部分如上臂、下臂、前额、脸颊、嘴、腭、颈背、胸部、肩膀和服肌、大腿、小腿以及足部，短时间地紧绷然后马上放松。这种方法是最有效而又最简单的放松方法。

2. 冥想练习法

冥想可以将身体或情绪带向深入的松弛状态，获得精神的增长和内心的平静。方法很简单，即将注意力集中于单调而重复的事情上，像呼吸、念经、数字、语音、概念等。冥想对压力治疗，克服负面情绪有意想不到的效果，而且其效果已经被医学界、心理学界和心理治疗学界所证实。

除此之外，气功、太极、韵律操都是很好的情绪放松方法。

◎ 思考题

1. 情绪管理的能力有哪几个方面？
2. 举例说明自己如何管理负面情绪。

附件一　情绪稳定度自测表

1. 有能力克服各种困难。
　　A. 是　　　　　　B. 不一定　　　　　C. 不是
2. 猛兽即使是关在铁笼里，你见了也会惴惴不安。
　　A. 是　　　　　　B. 不一定　　　　　C. 不是
3. 如果能到一个新环境，你要＿＿＿＿＿＿＿＿。

A. 把生活安排得和从前不一样　　B. 不一定　　C. 和从前相仿

4. 整个一生中，你一直觉得自己能达到所预期的目标。

A. 是　　　　　　B. 不一定　　　　　C. 不是

5. 在小学时敬佩的老师，到现在仍然令你敬佩。

A. 是　　　　　　B. 不一定　　　　　C. 不是

6. 不知道为什么，有些人总是回避你或冷淡你。

A. 是　　　　　　B. 不一定　　　　　C. 不是

7. 你虽善意待人，却常常得不到好报。

A. 是　　　　　　B. 不一定　　　　　C. 不是

8. 在大街上，你常常避开自己不愿意打招呼的人。

A. 极少如此　　　B. 偶然如此　　　　C. 有时如此

9. 聚精会神的欣赏音乐时，如果有人在旁高谈阔论，你＿＿＿＿＿＿＿＿＿＿。

A. 仍能专心听音乐 B. 介于中间　　　C. 不能专心并感到愤怒

10. 不论到什么地方，都能清楚地辨别方向。

A. 是　　　　　　B. 不一定　　　　　C. 不是

11. 你热爱所学专业和所从事工作。

A. 是　　　　　　B. 不一定　　　　　C. 不是

12. 生动的梦境，常常干扰你的睡眠。

A. 经常如此　　　B. 偶然如此　　　　C. 从不如此

13. 季节气候的变化一般不影响你的情绪。

A. 是　　　　　　B. 介于之间　　　　C. 不是

请根据下表将您的选择换算成得分，并计算出总分，然后查看测试答案。

题号	01	02	03	04	05	06	07	08	09	10	11	12	13
A	2	0	0	2	2	0	0	2	2	2	2	0	2
B	1	1	1	1	1	1	1	1	1	1	1	1	1
C	0	2	2	0	0	2	2	0	0	0	0	2	0

0~12分评价：情绪波动，容易产生烦恼。通常不容易应付生活中遇到的

各种烦恼和挫折，容易受环境支配而心神动摇，不能面对现实，常常急躁不安，身心疲乏，甚至失眠等。要注意控制和调节自己的心境，使自己的情绪保持稳定。

13~16 分评价：情绪有变化，但不大。能沉着应付现实中出现的一般性问题，然而在大事面前，有时会急躁不安，不免受环境支配。

17~26 分评价：情绪稳定，性格成熟，能面对现实。通常能以沉着的态度应付现实中出现的各种问题，行动充满魅力，能振作勇气。有维护团结的精神。有时，也可能出于不能彻底解决生活的一些难题而强自宽解。

附件二　伯恩斯抑郁症清单（BDC）

以下表格中列出了有些人可能有的症状或问题，请仔细阅读每一条，然后根据该句话与您自己的实际情况相符合的程度（最近一个星期或现在），选择一个适当的数字填写在后面的答案框中：

伯恩斯抑郁症清单（BDC）

美国新一代心理治疗专家、宾夕法尼亚大学的 David D·Burns 博士设计出一套抑郁症的自我诊断表"伯恩斯抑郁症清单（BDC）"，这个自我诊断表可帮助你快速诊断出你是否存在着抑郁症。

请在符合你过去一周内（包括今天）情绪的项上打分：没有 0，轻度 1，中度 2，严重 3。

---

1. 悲伤：你是否一直感到伤心或悲哀？	0 1 2 3
2. 泄气：你是否感到前景渺茫？	0 1 2 3
3. 缺乏自尊：你是否觉得自己没有价值或自以为是一个失败者？	0 1 2 3
4. 自卑：你是否觉得力不从心或自叹比不上别人？	0 1 2 3
5. 内疚：你是否对任何事都自责？	0 1 2 3
6. 犹豫：你是否在做决定时犹豫不决？	0 1 2 3

7. 焦躁不安：这段时间你是否一直处于愤怒和不满状态？　　　　　0 1 2 3

8. 对生活丧失兴趣：你对事业、家庭、爱好或朋友是否丧失了兴趣？　0 1 2 3

9. 丧失动机：你是否感到一蹶不振做事情毫无动力？　　　　　　　0 1 2 3

10. 自我印象可怜：你是否以为自己已衰老或失去魅力？　　　　　　0 1 2 3

11. 食欲变化：你是否感到食欲不振或情不自禁地暴饮暴食？　　　　0 1 2 3

12. 睡眠变化：你是否患有失眠症或整天感到体力不支、昏昏欲睡？　0 1 2 3

13. 丧失性欲：你是否丧失了对性的兴趣？　　　　　　　　　　　　0 1 2 3

14. 臆想症：你是否经常担心自己的健康？　　　　　　　　　　　　0 1 2 3

15. 自杀冲动：你是否认为生存没有价值，或生不如死？　　　　　　0 1 2 3

测试后，请算出你的总分并评出你的抑郁程度。

0~4分，没有抑郁症；

5~10分，偶尔有抑郁情绪；

11~20分，有轻度抑郁症；

21~30分，有中度抑郁症；

31~45分，有严重抑郁症。

中度和严重抑郁症要立即到心理专科诊治。

人们在做量表评估的过程中，会不由自主地有所夸大，测出来的程度可能偏重。如果结果确实比较严重，可以找医生咨询。

提供给大家权威的抑郁自评量表。请注意，这些量表仅仅用于抑郁症的自评提示，并不能作为诊断依据。

附件三　焦虑自评量表 SAS

下面有二十条文字，请仔细阅读每一条，把意思弄明白，然后根据您近一星期的实际情况在适当的方格里划"√"，每一条文字后有四个格，表示：

A 没有或很少时间；B 表示小部分时间；C 表示相当多时间；D 绝大部分或全部时间。

1. 我觉得比平时容易紧张或着急(焦虑)	A B C D
2. 我无缘无故地感到害怕(害怕)	A B C D
3. 我容易心里烦乱或感到惊恐(惊恐)	A B C D
4. 我觉得我可能将要发疯(发疯感)	A B C D
5. 我觉得一切都很好，也不会发生什么不幸(不幸预感)(反向问题)	A B C D
6. 我手脚发抖打战(手足颤抖)	A B C D
7. 我因为头疼、颈痛或背痛而苦恼(头疼)	A B C D
8. 我觉得容易衰弱或疲乏(乏力)	A B C D
9. 我觉得心平气和，并且容易安静坐着(静坐不能)(反向问题)	A B C D
10. 我觉得心跳的很快(心悸)	A B C D
11. 我因为一阵阵头晕而苦恼(头晕)	A B C D
12. 我有晕倒发作，或觉得要晕倒似的(晕厥感)	A B C D
13. 我吸气呼气都感到很容易(呼吸困难)(反向问题)	A B C D
14. 我的手脚麻木和刺痛(手足刺痛)	A B C D
15. 我因为胃痛和消化不良而苦恼(胃痛和消化不良)	A B C D
16. 我常常要小便(尿意频数)	A B C D
17. 我的手脚常常是干燥温暖的(多汗)(反向问题)	A B C D
18. 我脸红发热(面部潮红)	A B C D
19. 我容易入睡并且一夜睡得很好(睡眠障碍)(反向问题)	A B C D
20. 我做恶梦(恶梦)	A B C D

作为一种自评量表，在自评者评定之前，一定要让他把整个量表的填写方法及每个问题的含义都弄明白，然后作出独立的、不受他人影响的自我评定。评定时须根据最近一星期的实际情况来回答。否则，测验的结果不可信。

计分：正向计分题按 1、2、3、4 分计；反向计分题按 4、3、2、1 计分，反向计分题号：5、9、13、17、19

评定采用 1~4 制记分，评定时间为过去一周内。统计方法是把各题的得分相加为总分，总分乘以 1.25，取整数即得到标准分。分值越小越好，临界值为 50，分值越高，焦虑倾向越明显。其中 50~59 分为轻度焦虑，60~69 分为中度焦虑，70 分以上为重度焦虑。

◎ 本章主要名词概念

情绪(Emotion)：个体对本身需要和客观事物之间关系的短暂而强烈的反应，是一种主观感受、生理反应、认知的互动，并表达出特定的行为。

负面情绪(Negative Emotion)：是指那些过于强烈的情绪反应和持久性的情绪反应(尤指消极情绪)

抑郁(Depression)：是一种持续时间较长的低落消沉的情绪体验。

◎ 本章小结

人生活在世界中，成长经历、环境和领悟能力，对待同一件事情，不同的人有不同的心理活动和反应，也就是产生了情绪。情绪有积极的情绪，也有负面的情绪。积极的情绪让我们自信满满，斗志昂扬，对世界充满爱。而负面情绪让我们感到紧张、沮丧、失落和自暴自弃。如何让自己始终保持健康的心理，笑对人生，用积极的心态面对困难？小元素可以辅助我们调适负面情绪，但更多的是通过自我控制的方式来调适好自己的情绪，这样我们的生活将充满阳光。

◎ 本章习题

1. 小李考试挂科，每天沉迷打游戏。很少与同学交流，常常怨天尤人。如果你作为一名心理师，你打算如何开导他？

2. 通过附件一进行自测，了解自己的情绪稳定度，你打算如何应对自己的不稳定的情绪？

◎ 小组讨论

分享自己在遇到负面情绪时如何采取积极的应对方式。

◎ **课外阅读参考文献**

[1]祈莫昕主编. 破译心灵密码：实用心理学一本通［M］. 长春：吉林出版集
团有限公司，2011.

[2]郭海涛著. 激荡的心灵：走出抑郁·远离焦虑［M］. 北京：中国中医药出
版社，2010.

[3]豆宏建，傅涛，王成德主编. 心理学［M］. 兰州：兰州大学出版社，2011.

第十二章　慢性病与元素营养

【本章学习目标与要求】

1. 了解慢性病的概念及其特点。

2. 理解慢性病的主要影响因素及慢性病与营养元素之间的关系。

3. 掌握慢性病的饮食疗法。

《2016 年世界卫生统计报告》显示，日本女性及瑞士男性最长寿，平均寿命分别为 86.8 岁及 81.3 岁；中国男女平均寿命也分别提高至 74.6 岁及 77.6 岁。但当前科学推算的人类年龄可达 100~125 岁，人类平均寿命与推算寿命之间还有相当的差距。我们的生命被谁偷走了？答案是一类当前全球发病率较高的疾病——慢性病。研究显示慢性病主要由不良生活方式导致，包括不健康饮食习惯、吸烟和缺乏运动等；这些危险因素可以影响人体元素营养状况，甚至直接导致慢性病的发生发展。人们通过适当摄入有益的营养元素，减少摄入有害的元素，或排出有害的或过多的元素可以预防、延缓慢性病的发生发展，增进健康、延长寿命。

第一节　慢性病与元素营养

一、什么是慢性病

世界卫生组织（WHO）在分析导致人类死亡的疾病时，将其分为三类：第一类包括传染病、营养不良性疾病与孕产期疾病，第二类包括非传染性疾病，第三类包括各种伤害。其中，第二类的非传染性疾病往往起病隐匿，病程长，病因复杂，难以治愈，因此也被称为慢性非传染性疾病、慢性病。

目前对于慢性病没有明确的定义，美国疾病预防与控制中心初步定义为：进行性的、不能自然痊愈及很少能够完全治愈的疾病。慢性病包括心脑血管疾病（如高血压、冠心病、脑卒中等）、慢性阻塞性肺疾病、恶性肿瘤、代谢性异常（如糖尿病、肥胖等）、遗传性疾病、慢性职业病、精神异常和精神病等。这些疾病均具有以下八个方面的特点，因此它被归为一类疾病。

（1）不是传染性疾病。

（2）流行面广，受累人数多。

（3）致病因素多，发病机理复杂。

（4）起病缓慢，人在危险因素中暴露很长时间后才会发生。

（5）发病日期不确切，确诊时往往已存在机体形态结构的改变。

（6）病程长，且一般不会自愈。

（7）预后差，易复发，并伴有严重并发症，致残、致死率高。

（8）造成人们沉重地精神上和物质上的社会负担。

随着人类物质生活水平的不断提高和环境的改变，慢性病的发生率越来越高。这类疾病不仅在城市中发生率高，在农村的发生率也越来越高。自20世纪60年代起，在北京、上海等大城市中慢性病已取代传染性疾病成为主要导致居民死亡的原因。最新调查报告表明，慢性病导致的死亡占我国人群死因构成已达到 86.6%，即使在贫困地区也已达 60%。18 岁及以上成人中，心血管病、癌症和慢性呼吸系统疾病等三类疾病导致的死亡占总死亡人数的79.4%。因此预防和控制慢性病是我国卫生保健工作的重要内容。

二、慢性病与元素营养

慢性病与不良生活方式关系密切，而营养失衡又是主要问题之所在。蛋白质、脂类、碳水化合物、矿物质元素、维生素、膳食纤维和水等人体必需的七大营养元素均与慢性病关系密切。慢性病的前十位危险因素依次为饮酒、高血压、吸烟、低体重、肥胖、高胆固醇、水果和蔬菜摄入量低、固体燃料引起的室内烟气污染、铁缺乏、不安全饮用水和卫生问题，由此可见元素营养的缺乏或过剩在慢性病发生发展中起重要作用。通过对与慢性病有相关性的元素营养进行探讨，对于预防、诊断和治疗具有重大意义。

1. 心脑血管疾病与元素营养

随着社会经济的发展，国民生活方式的变化，心脑血管疾病的发病率呈明显上升趋势。最新调查报告指出目前我国 18 岁及以上成人，有心血管疾病患者 2.9 亿。其中，高血压患者 2.7 亿，卒中患者至少 700 万，其他心脏病患者约 1300 万。心血管病导致的死亡占城乡居民总死亡的 44.8%，明显高于肿瘤等其他慢性病。

导致死亡的常见心脑血管疾病主要有高血压、冠心病、脑卒中等。高血压是指患者收缩压高于 140mmHg 和（或）舒张压高于 90mmHg。高血压本身是一种心血管疾病，同时还是其他常见心血管疾病的主要危险因素之一。高血压的发病原因和机制不明，主要危险因素中遗传因素占 45% 左右，其余由生活方式因素和环境因素导致。脑卒中俗称脑中风，凡因脑血管阻塞或破裂引起的脑血流循环障碍和脑组织功能或结构损害的疾病都可称为脑卒中。冠心病是冠状动脉粥样硬化性心脏病的简称，是指因冠状动脉狭窄、供血不足而引起的心肌功能障碍和（或）器质性病变。吸烟、血脂异常、糖尿病、超重肥胖、体力活动不足、不合理膳食等是诱发心脑血管疾病的主要因素。

钠元素的摄入量与心脑血管疾病的发生发展密切相关。钠元素在维持血液渗透压和细胞功能中发挥重要作用，人们主要从食盐中获得。1984年进行的一项国际合作研究课题显示钠盐摄入量与血压呈正相关，与钾盐摄入量负相关。经过几十年的健康宣教，2012年我国居民人均每日食盐摄入量已由1980年的16g降到10.5g，但仍旧明显高于WHO推荐的6g。同时，我国居民钾盐摄入水平却非常低。镁对心脑血管具有明显的保护作用。低镁血症容易发生冠心病和动脉粥样硬化。所以，补镁作为抗高血压病药物治疗的辅助疗法。钙是心血管活动所必需的元素，钙离子和钾离子共同作用于动脉血管。血清钙过低还与一些预示猝死的心电图异常同时存在。

微量元素在体内虽含量极微，但近年来对于微量元素与心脑血管疾病的相关性研究日益受到广泛重视。一项国际合作研究项目的研究显示，维生素和微量元素膳食评分高者，发生心血管疾病的风险较小。机体必需的微量元素在体内缺乏或过多都不利心血管健康。锌元素是人体中"生命的元素"。锌在机体内参300余种酶的催化作用，可通过调节血管紧张素转化酶等的活性调节血压。如果人体中缺乏锌元素，血管紧张素就能够使小动脉平滑肌收缩而引起血压升高。高血压患者红细胞锌水平高于正常对照组，这可作为高血压病动态观察的简便手段之一。缺锌还可导致味觉降低，摄入钠增多，升高血压。锌还能对抗铅、镉的毒性作用。血液中锌含量过高也会影响健康。高锌可致血脂紊乱，血中胆固醇含量增高。铜与体内代谢的催化过程有关，影响去甲肾上腺素的合成从而影响血压的调节，抑制血管硬化。如果人体内铜元素含量下降会引起体内脂蛋白酶活性的降低，也可干扰胆固醇代谢，而促进动脉硬化，诱发高血压。钴引起血管扩张和血压降低，血清钴浓度较低的人群，血压明显高于血清钴浓度较高的人群。锗有明显的持续性降压作用，临床观察有机锗能有效地降低收缩压和舒张压，改善高血压的临床症状。硒有保护心血管的作用。美国缺硒地区的冠心病死亡率比富硒地区要高3倍。低硒地区的心脏病比富硒地区高7倍。心肌梗死死亡率最高的国家(如芬兰和新西兰)恰恰是世界上土壤中硒含量最低的地区。在我国，东北三省、山东、山西、陕西、甘肃、四川和云南等省市自治区都有许多缺硒地区，恰恰也是心血管病的多发地区。钼对心脏作用的机制是人体内缩醛磷脂的变化，缩醛磷脂是维持动脉壁弹性的必需物质之一。处于低钼化学环境态的人群，其心脏很可能缺乏防御能力而易损伤，易导致动脉粥样硬化，心跳过速、呼吸急促等现象，诱发心肌病或其他心血管病。铬（Ⅲ）还能增加胆固醇的分解和排泄，缺铬可使脂肪代谢紊乱，出现高脂血症，特别是高胆固醇血症，因而容易诱发动脉粥样硬化，而动脉粥样硬化是产生冠心病、高血压、脑血管疾病的根源，因此有人认为缺铬是冠心病的易感因素和危险因素，也是冠心病的预测指标。缺锰会引起葡萄糖耐量降低及脂质代谢异常。锰与铬的缺乏均与长期进食精制的碳水化合物有关（如小麦磨成精粉可能丢失 86%，精制米可丢失 75%，精制糖可丢失 89%的锰）。

部分微量元素对机体有毒性，在体内蓄积导致心血管疾病的发生。镉导致钠滞留平滑肌收缩，干扰锌的吸收和利用，影响多种酶的活性，影响心排血量。大气中的镉污染程度与血压正相关。铅可以影响多个器官系统的功能代谢状态，引起高血压，蓄积于肝脏和肾脏，引起肾动脉硬化和肾功能改变，导致高血压。

维生素的缺乏也是心血管病的危险因素。维生素 B_6 缺乏时，蛋氨酸在代谢的过程中有可能产生较多的同型半胱氨酸（Hcy）。Hcy 可引起动脉壁的细胞坏死和脱落。中国高血压患者中，大约 75%伴有 Hcy 升高；中国高血压患者的死亡率也因此明显高于其他国家。补充叶酸能够使 Hcy 下降超过 20%，进而使脑卒中风险显著下降 25%。因此对于伴有 Hcy 升高的高血压病人，需同时考虑控制血压和 Hcy 水平。维生素"D_3"具有抗炎、抗动脉粥样硬化和保护血管的作用。受生活方式的影响，维生素 D 的缺乏累及人群非常广泛。维生素 E 可以清除自由基，保护血管。这些维生素的缺乏也与心血管疾病相关。

2. 慢性阻塞性肺疾病与元素营养

慢性阻塞性肺疾病（简称慢阻肺）是一组常见的以持续气体进出肺脏受限为特征的疾病。40 岁以上人群慢阻肺疾病的患病率为 9.9%。但目前的治疗仅能改善患者的生活质量，且需要终身治疗。慢阻肺疾病最主要的致病因素是吸烟、大气污染以及接触职业粉尘等，这些因素不仅可以直接损伤肺脏，还能导致有害元素进入体内并不断蓄积，继而损伤肺脏，同时还会消耗有益的元素，降低机体对于疾病的抵抗能力。研究显示慢阻肺疾病的患者血液中锌、硒、钙和铁元素的含量显著下降，锌/铜比值明显降低，维生素 A、E、C 的浓度明显降低。其中锌元素影响多种酶的活性，缺锌导致核酸和蛋白质的合成、能量代谢及氧化还原过程的障碍和免疫系统的功能障碍；缺硒影响机体抗氧化和清除氧自由基的功能；缺钙和缺铁使得机体免疫功能低下；维生素缺乏也降低了机体的免疫力和抗氧化能力。慢阻肺患者血液中铜浓度增高，并与氧化应激正相关。补充多维元素后，患者血清锌、铁浓度升高，并与患者肺功能改善正相关①。

3. 恶性肿瘤与元素营养

当前我国癌症死亡率不断增高，发病率前五位的癌症分别是肺癌、肝癌、胃癌、食道癌、结直肠癌；癌症导致的死亡占我国居民总死亡的比例已排在第二位，仅次于心血管疾病导致的死亡。

癌症的发生非常复杂，与其他慢性病一样也具有多种危险因素。80% 以上的癌症与环境因素和生活方式密切相关。据初步估计癌症的发生，约 1/3 与吸烟相关，1/3 与膳食和营养因素相关，1/3 与感染、职业暴露、环境污染等相关。目前认为在这些因素中，化学物质是最重要的致癌因素，如煤焦油和香烟中的 3，4-苯并芘以及偶氮染料、亚硝胺等有机化合物是人们熟知的致癌物质。微量元素与癌症有着密切的关系，有的具有抗癌作用，有的却促进癌症的发生。

目前已经发现一些微量元素可能具有致癌作用，如砷、镉、铅、镍、铍和铬以及它们生成的一些化合物。高水平的砷暴露明显增加皮肤癌、前列腺癌、肺癌、膀胱癌的发生率，并有剂量-效应关系。镉暴露可导致激素相关癌症、前列腺癌、膀胱癌、头颈部癌、胰腺癌、肺癌和肾细胞癌。铍可诱发肺癌。暴露于镉和镍及其化合物可导致鼻和鼻窦癌。铬酸盐可引起肺癌。卷烟中重金属等有害物质通过烟雾进入人体，可引起肺癌、口腔癌、食道癌、鼻

---

① 王学彧，朱宝玉. 慢性阻塞性肺疾病缓解期患者血清微量元素变化及意义[J]. 现代中西医结合杂志，2006，15(7)：853-856.

咽癌、喉癌等，且长期大量吸烟对男性生育有不良影响。另外，空气污染、水源污染所致的食物污染等均可增加人体内致癌物质的含量，诱发癌症。

许多微量元素有抗癌或抑癌作用，例如研究显示多种癌症的死亡率与当地食物硒摄入量呈负相关。即土壤、谷物的硒水平越低，癌症的死亡率就越高。硒对许多致癌化学物质有拮抗作用。补硒能降低肝癌、结肠癌、乳腺癌、皮肤癌发病率，明显减少肿瘤动物的肿瘤数目。锌可降低动物肿瘤体积，有一定的抗癌作用；钼可中断亚硝胺类致癌物在体内的生成、提高免疫力抑制肿瘤发生；锗对胃癌、肺癌、子宫癌、乳腺癌、前列腺癌及多发性骨髓瘤等均取得较好疗效。钴、铜、锑、锰、钒等元素的抗癌作用也在研究中。

4. 代谢性异常与元素营养

代谢性异常是指因机体代谢功能失调而导致的糖、脂肪、蛋白质、嘌呤等代谢紊乱所引起的疾病，常见疾病为超重、肥胖、糖尿病等。

糖尿病是一组病因不同的内分泌代谢疾病，可引起糖、蛋白质、脂肪的代谢紊乱，以高血糖为其主要标志。主要临床表现为"三多一少"症状，多尿、多饮、多食，体重下降。目前我国18岁及以上成人，糖尿病患病率为9.7%。超重和肥胖是全球引起死亡的第五大风险因素。在我国44%的糖尿病负担，23%的特定癌症负担均可归因于超重和肥胖。我国成人超重率、肥胖率分别达到30.6%和12%。中心性肥胖患病率(男性腰围>85cm、女性腰围>80cm)达到45.3%。超重和肥胖作为一项重大风险因素可以导致多种慢性病。随着超重和肥胖的严重程度升高，慢性病的患病风险也随之提高。

糖尿病与微量元素之间具有高度相关性，高糖血症可引起微量元素的改变，而微量元素又可直接影响血糖的平衡。铬(III)具有稳定蛋白质四级结构的作用，可以增强胰岛素的活性；而胰岛素是糖代谢的核心物质，因此铬(III)在生物体内的糖代谢中具有重要作用。动物实验和临床试验均表明补铬(III)能改善糖尿病人的糖耐量，降低高血糖。镍可能是胰岛素分子中一个组成成分，相当于胰岛素的辅酶。镍可影响胰岛素释放或通过影响垂体激素，间接影响胰岛素的分泌。镍对血糖的影响与剂量有关，小剂量镍使血糖下降，镍剂量增加超过一定值，血糖反而升高。微量元素钨及钼也有类胰岛素样作用。钼酸盐及过钨酸盐对大鼠脂肪细胞有胰岛素样作用并可使链脲菌素糖尿病模型大鼠的血糖水平正常。硼能影响糖和脂代谢，缺硼时血清葡萄糖浓度显著升高，补充硼可使血糖和甘油三酯水平显著降低。锌与SOD活性正相关，缺锌时有活性的胰岛素减少；血铜高者，其对治疗反应差，且是糖尿病并发症的危险因素。铜/锌比值被认为是糖尿病治疗、转归、预后及复发的重要指标。缺镁时胰腺细胞的结构不良及细胞颗粒减少，亦可致细胞对糖的敏感性下降，导致胰岛素的合成和分泌不足。因此镁含量的降低同样会影响胰岛素的分泌代谢。钒与铬的作用相似，也有降血糖作用。

超重和肥胖是摄入卡路里大于消耗卡路里导致过量脂肪累积的结果，血脂紊乱是临床表现之一。微量元素对血脂健康有非常重要的作用，如镁可降低胆固醇含量；缺钙可引起血胆固醇升高；缺锌可引起血脂代谢异常；维生素C和维生素E对血脂代谢有明显影响。由于儿童的饮食结构不合理，微量元素和维生素缺乏在儿童中是普遍现象，也促进了超重和肥胖的发生发展。

◎ 思考题

　1. 慢性病有哪些特点？
　2. 哪些疾病属于慢性病？

第二节　不良生活方式与元素失衡

目前认为影响人们健康长寿的各种因素中生活方式的作用占60%，即人们的生活方式是健康的首要影响因素。生活方式是指人们个体或群体日常生活的习惯行为，包括饮食习惯、作息习惯、运动习惯、嗜好等等。WHO提供资料表明，当人类的寿命延长，全球死亡率降低到15‰以下时，与生活方式有关的疾病就出现了，这种不良生活方式导致的疾病已成为影响全世界人们健康的大敌。WHO归纳出慢性病的主要危险因素是：吸烟、缺乏体力活动和不健康饮食等3种不良生活方式。这3个危险因素引起的慢性病包括心血管疾病、2型糖尿病、慢阻肺疾病和部分肿瘤，它们导致的死亡占总死亡的50%[①]。

一、不健康饮食行为与元素失衡

饮食作为生活方式的重要组成部分与健康密切相关。科学的发展使得人们对于健康饮食的认识也在不断深入。WHO和多个国家均发布了膳食指南。我国于2019年最新出版《中国居民膳食指南》推荐了适合我国居民的膳食标准。对于健康饮食，指导原则是"合理膳食"和"戒烟限酒"。

随着我国社会经济的发展，大部分地区的人们已经能够比较容易获得丰富多样的食物。但丰富多样的食物只是健康饮食的基础，人们对于饮食的认识和选择更为关键。食物并没有所谓的"好""坏"之分，但是不健康的饮食行为对健康是有害的。研究显示选择健康的饮食可以促进身体生长、提高学习工作表现、预防多种疾病和辅助治疗疾病；而不健康的饮食往往起到相反的作用。WHO的《全球饮食和体力活动策略》指出不健康饮食主要包括：摄入过多高热量食物（高脂、高糖食物）、饱和脂肪（主要为动物性脂肪）和食盐；摄入较少复杂碳水化合物（如全谷类食物）、膳食纤维、蔬菜和水果。另外，饮食不规律，如不吃早餐和暴饮暴食，酗酒等都是不健康饮食的表现。

二、饮食不均衡与元素失衡

均衡饮食是指饮食中各种营养素种类齐全，数量合适，比例恰当。卫健委通告的更为具体的饮食原则：食物多样，谷类为主；多吃蔬菜水果；常吃奶类、豆类制品；经常吃适量的鱼、禽、蛋、瘦肉，少吃肥肉和荤菜；掌握自己的饭量，保持适宜的体重；吃清淡、少盐的食品。但我国居民整体处于饮食不均衡的状态：碳水化合物供能比减少，脂肪供能比呈明显上升趋势，膳食胆固醇的摄入量明显增加；水果和蔬菜摄入量增加，但平均摄入量也仅

---

① Oxford health alliance.3four50(EB/OL). http：//www.3four50.com/，2008-05-07.

仅达到推荐量的一半左右。

　　长期饮食不均衡会影响人类各个年龄阶段的健康。母亲孕期和生命前期的营养不仅提供营养成分，还能参与基因表达的调控，其中比较重要的是影响到与脑发育相关的基因表达和肥胖相关的基因表达。儿童和青少年时期是体智发展的关键时期，饮食不均衡阻碍正常的生长发育。长期营养不均衡可导致营养不良、肥胖、缺铁性贫血等生理异常和智力发育迟缓、注意力集中障碍、多动症等心理异常。许多血脂高的孩子在饮食习惯上都有相似之处，如经常性地进食高脂肪、高热量、高蛋白食物，爱吃快餐、甜食、零食和油炸食物，不爱吃蔬菜和水果。研究显示成年后心血管疾病、肿瘤等慢性病的发病也与儿童时期的饮食不均衡相关，并提出"成人疾病的胎儿期起源假说"。可见均衡饮食是保证身体健康的关键。

　　大学阶段是生长和代谢的旺盛时期，需要均衡饮食。但大学生离开父母，生活自理，饮食随意性大；大部分学生根据自己的爱好与口味进行食物的选择，没有根据身体发育所需选择食物，容易发生膳食不均衡。目前高校学生膳食以谷类及其制品为主，占总摄入量的一半以上；蔬菜、水果、鱼虾类、乳类摄入均未达到要求，甚至有 10% 以上的学生几乎不食用水产品和粗杂粮。女生的蛋白质摄入量不足，应增加动物性、豆类、谷类等食物的摄入。各种微量元素和维生素除了烟酸之外，摄入量均不足；例如，粗粮摄入不足可导致硫胺素、锰缺乏，新鲜果蔬摄入不足可导致维生素 C 和 E 的缺乏，水产品摄入不足可引起锌不足，奶制品和豆类摄入不足可发生钙离子摄入不足。长期不均衡膳食对大学生的生长、发育及学业有着巨大的影响。

　　成人饮食不均衡也会影响健康状况。营养不均衡能影响免疫系统，减弱机体抵抗力，容易发生细菌病毒感染；能引起血脂紊乱、超重、肥胖等。营养不均衡还会加重病情，延迟康复。以脂肪肝为例，脂肪肝是营养不均衡造成的，如长期大量饮酒损害了肝功能；热量过剩，缺乏运动，常吃垃圾食品或不重视蔬菜、水果和其他营养的均衡，影响了肝脏的正常代谢；饮食中长期缺乏蛋白质，使得维持肝脏正常工作的维生素、蛋白质等原料不够，无法正常维持肝内脂肪等能量的代谢，造成脂肪堆积。如果营养不均衡持续存在，脂肪肝会逐渐加重，导致肝硬化，继而还会促进多种常见代谢性疾病的发生发展。

均衡饮食不仅是健康的保证，还是恢复健康的基础。均衡饮食可以预防心血管疾病，能改善微量元素紊乱，辅助消除脂肪肝，辅助治疗糖尿病，缓解身心疾病，提高工作和学习能力。

1. 素食与元素失衡

素食是一种表现出回归自然、回归健康和保护地球生态环境的返璞归真的文化理念。它不仅被赋予了环保和时尚的标签，还被认为是一种健康生活方式。素食对于健康既有利的一面，也有不利的一面。

素食者可以通过蔬菜、豆类、水果和坚果等植物性食物获得大量的营养元素，有利于身体健康。同时，素食者摄入的饱和脂肪含量很低，可明显降低血压和胆固醇含量。偶尔吃肉的素食者，得心脏病的概率是一般人的三分之一，癌症的罹患率是一般人的一半。另外，植物性食物在体内代谢产生碱性物质，有利于保持体内物质酸碱平衡，维持机体内环境稳定。

素食者容易缺乏蛋白质、钙、铁、锌、维生素等营养元素。植物性食物含有蛋白质，但是植物中蛋白的质量不如动物性蛋白，必需氨基酸的种类和含量也不如动物性蛋白，因此素食者容易发生蛋白质缺乏。素食者摄入的脂肪较低，可影响脂溶性维生素的吸收。由于维生素 B_{12} 几乎只存在于动物性食物中，因此素食者明显缺乏维生素 B_{12}，发生巨幼红细胞性贫血。由于植物性食物中锌的生物利用率低，所以素食者容易缺锌，出现味觉减退、食欲不振、发育迟缓、伤口不易愈合、免疫功能降低而易发感染等问题。尽管植物性食物中铁含量较高，但植物性食物中铁的生物利用率低，所以素食者容易缺铁，儿童和妇女容易出现贫血。素食者摄入的蔬菜中含有草酸，会降低钙的吸收；如禁食奶制品则摄入的维生素 D 和钙更少；因此素食者缺钙，容易发生骨质疏松。另外，植物性食物热量较低，容易引起生长发育障碍、甚至导致女性雌性激素分泌不足，严重的可导致不孕。

此外，与普通人相比，素食者必须非常注意食物的种类和搭配，才可能获得比较全面的营养，而这是很多人做不到的，因此素食者营养缺乏的可能性比一般人更大。

2. 荤食与元素失衡

荤食者食物以肉类为主，主食和蔬菜水果摄入不足。因此荤食者摄入的蛋白质和脂肪显著高于素食者，摄入的碳水化合物明显低于素食者。这些差异使得荤食者体内营养元素失衡，并引发多种疾病。

荤食主要成分是动物脂肪和动物蛋白质，荤食者摄入过多的脂肪，血中游离脂肪酸释放增多，血脂合成增多而清除减少使得脂肪物质逐步在体内堆积，导致高脂血症。高脂血症是动脉粥样硬化的重要因素，可导致一系列的心脑血管疾病。研究显示荤食与冠心病、高脂血症、高血压等疾病的患病率之间有着明显正相关关系。长期摄入过多的脂肪会导致胰岛素分泌不足，从而引起糖、脂肪、蛋白质代谢紊乱而影响了葡萄糖的利用导致糖尿病。高脂肪高蛋白食物在胃肠道停留时间较长，还会增加胺和亚硝基化合物的形成，增加患癌的危险性。高脂还可影响血浆维生素 C、维生素 E 的含量，降低机体抗氧化能力。

同时，荤食者摄入的蔬菜水果不足，因此植物中含有的纤维素、维生素 C、β-胡萝卜素等摄入不足。

3. 快餐与元素失衡

随着现代都市生活节奏的加快，快餐应运而生，并迅速成为现代人生活中不可缺少的重要部分。快餐特点是高油脂、高盐分、高糖分。快餐诱人食欲，使人吃得快，吃得多。尽管快餐销售者也在不断改进食物配方以符合均衡饮食的需要，但仍旧存在以下问题。①热量供应过量，快餐含有较多油脂及单糖类，油脂又以饱和脂肪为主。因此与传统食物相比，通过快餐获得的热量很高。②快餐仍以肉类、糖类及油脂类为主，缺乏蔬菜水果所含有的矿物质、维生素和纤维素等营养元素。③快餐含盐量过高，长期食用有损健康。

另外，还存在挑食、厌食、食物缺乏等情况，这些也可导致元素营养的失衡。

三、饮食不规律与元素失衡

1. 不吃早餐与元素失衡

早餐是一天之中最重要的一餐，科学的早餐能为人提供充足的营养，开始一天的工作和学习。《中国居民膳食指南》建议，早餐提供的能量应占全天总能量的 25%～30%。早餐的质量也很重要，科学的早餐应是低热能的和营养均衡的，包含碳水化合物、脂肪、蛋白质、维生素、矿物质、膳食纤维和水等各种营养元素。科学的早餐应包括 4 类食物。但是调查统计发现在各个年龄阶段不吃早餐的现象很常见。

不吃早餐使得人体不能及时补充各种营养元素。有人认为需要的营养元素可以通过中餐和晚餐获得，但是短期来看，不吃早餐会影响上午的能量代谢和新陈代谢所需；长期来看，会影响生长发育。

不吃早餐最快出现的营养元素缺乏表现为低血糖。从前一天晚餐到第二天早晨往往有十多个小时，机体消耗了储存的能量，如果不及时补充或进食低质量的早餐，会出现低血糖，降低大脑功能，导致学习工作效率低下。长期不吃早餐可出现蛋白质、维生素和纤维素的缺乏，并由此引起生长发育障碍、便秘、胆结石等多种疾病。不吃早餐引起的饥饿感使得中餐和晚餐摄入过量的食物，反而容易发胖。另外，不吃早餐，分泌的胃液刺激胃肠道黏膜，容易导致胃肠道炎症和溃疡，影响营养元素的吸收。

儿童青少年不吃早餐的现象在各国都很普遍，人数在 4%～20% 之间。尽管我国城市中儿童青少年吃早餐的比率超过 90%，但每周吃 7 次早餐的比例，小学生、初中生和高中生分别占 76.9%、55.2% 和 58.2%。除了早餐的次数，早餐的营养状况也不容乐观。早餐食用了 4 类食物则评为早餐营养充足，食用了其中 3 类食物评为早餐营养良好；营养良好的分别只有 10.9%、13.6% 和 13.7%；营养充足的仅有 4.5%、5.9% 和 4.4%；其中蛋白质和蔬菜水果的摄入量不足是主要问题。不规律的早餐或者不吃早餐不仅有损健康，还可使儿童青少年的身体耐力差、注意力不集中、学习成绩分数较低，损害短期记忆、解决问题的能力、创造想象力和智力。

在校大学生早餐摄入情况更不乐观。每天都吃早餐的大学生约占 64.9%，女生吃早餐的比例高于男生。只有 6.2% 的大学生的早餐包含肉类、面食类、谷物类、奶制品类和蛋类中的 3 到 4 种。医学生作为一个学习健康与预防疾病的群体，其早餐状况与其他学科大学生的早餐状况接近，这提示早餐营养健康教育十分必要。大学生不吃早餐的原因主要为睡懒觉而没有时间；早餐质量较差，品种较单调。大学生早餐蛋白质和总能量的摄入量均低于中国居民膳食营养素推荐摄入量。

在工作的人群中，不吃早餐的比例也很高，不吃早餐的原因主要为没有时间、不想吃、习惯不吃和觉得没有必要吃。

这些数据显示我国公民对于早餐的意义认识不足，不知道不吃早餐和早餐营养不全损害健康，影响学习、工作和生活。有必要开展相关的宣传教育与培训，提高人们对于早餐重要性的认识，改善人们健康水平。

2. 暴饮暴食与元素失衡

在进化过程中，人们的消化系统习惯了定时定量的摄入食物的习惯。但许多人特别是青年人在聚餐的时候，常常出现暴饮暴食的现象，认为饥一顿饱一顿没有什么关系。

暴饮暴食会引起胃肠功能紊乱。大量油腻食物停留在胃肠内，不能及时消化，会产生气体和其他有害物质，刺激胃肠道而引发急性胃肠炎，出现腹痛、腹胀、恶心、呕吐、腹泻等症状。这些直接影响矿物质元素、维生素等营养元素的吸收。

暴食暴饮可阻碍胆汁和胰液的正常引流，发生急性胰腺炎或急性胆囊炎。暴饮暴食后胃在短时间内需要大量消化液消化食物，加重胰腺的负担，使胰腺分泌功能与胃、十二指肠的消化活动之间的协调受到破坏，从而引起胰腺分泌过盛，胰酶消化胰腺本身而引起的急性炎症。急性胰腺炎好发于青壮年，典型表现为上腹正中部或偏右侧持续性刀割样痛，有时疼痛可向左侧腰背或右肩脚下区放射；常伴有频繁的恶心、呕吐，以及发烧等。吃得过饱及吃了大量的脂肪后数小时内可引起急性胆囊炎，因为脂肪类食物可促进胆囊的活动而增强胆囊的收缩，使胆道口括约肌不能及时弛缓使胆汁流出而使症状加剧。主要表现为中上腹或右上腹部持续性钝痛，以后逐渐加重至剧痛，疼痛可放射到右肩部。病人常坐卧不安、弯腰、打滚，俗称胆绞痛。

研究还发现，暴饮暴食后心脏病急性发作的危险明显增加。暴饮暴食后胃体膨大和腹胀可抬高横膈，影响心脏活动。因此，在日常生活中要养成良好饮食习惯，定时定量，节制饮食，在美食、美酒面前不要放纵自己，预防多种疾病的发生。

3. 过量饮酒与元素失衡

世界卫生组织的报告显示，有害使用酒类饮料在造成过早死亡和残疾的主要危险因素中排第五位。我国居民 18 岁以上成人的人均年酒精摄入量为 3L，饮酒者中有害饮酒率到达 9.3%。除了成人酗酒问题严重外，大学生酗酒现象也日益严重。我国大学生多以失恋、找工作、朋友聚会等为理由故意酗酒。对大学生来说，酗酒除了危害健康，还会使思维迟缓记忆力下降，学习效率下降。

短期过量饮酒可以导致急性酒精中毒，损害多个组织器官。大量酒精快速进入消化系统，破坏黏膜屏障，可出现恶心、呕吐等症状，发生消化道出血、急性糜烂性胃炎、胃出血、十二指肠球部溃疡、胃溃疡等消化系统疾病。体内过多的酒精还可进入脑组织，直接抑制中枢神经系统的大脑皮质；神经系统可出现记忆力下降、语无伦次、共济失调、兴奋、抑制，严重者可发生抽搐、昏迷。酒精还可损害肺脏和心脏。

长期过量饮酒是指有长期饮酒史超过 5 年，折合酒精量男性 ≥40g/d，或者 2 周内有大量饮酒折合酒精量 >80g/d[酒精量(g)= 饮酒量(mL)×酒精含量(%)×0.8g/mL]。长期过量饮酒可对组织器官造成持续性损伤，造成器质性损伤。酗酒是国内胃癌发生的重要危险因素。酗酒者心血管系统疾病的危险性比一般人高 3~4 倍。酗酒者可发生酒精性肝病，并加速肝炎、肝硬化、肝癌的发生。酗酒者还可发生肺炎、骨质疏松症、不孕不育、吸收功能障碍等。

酗酒可以引起体内锌或锌/铜比值降低，影响超氧化物还原酶的作用，减弱机体清除氧自由基的作用。酗酒导致铁在体内沉积，引起相关疾病。酗酒通过影响骨骼矿物质(Ca^{2+}、P、Mg^{2+})沉积，影响骨骼健康。酗酒可以降低小肠对脂类、维生素等营养物质的吸收，患者往往营养不良。酗酒影响肠道对B族维生素的吸收，大多数习惯性饮酒者因此存在 B 族维生素的缺乏(详见维生素与营养元素)，易引起心血管疾病和脑部疾病。

四、吸烟与元素失衡

数据显示，我国是全球烟草消费最多的国家，15 岁以上烟民达到 3 亿，成人吸烟率为 28.1%，其中男性为 52.9%，女性为 2.6%；青少年吸烟率为5.5%。与直接吸烟(一手烟)相比，我国被动吸烟(二手烟)的居民人数多，危害也很大。《中国居民营养与慢性病状况报告》指出，非吸烟者中暴露于二手烟的比例为 72.4%，人数达 7.38 亿。被动吸烟人群的癌症发病率明显高于无被动吸烟人群，且存在量效关系。另外"三手烟"的危害也很大。三手烟是指烟民"吞云吐雾"后残留在衣服、墙壁、地毯、家具甚至头发和皮肤等表面的固体残留物，此外还包括物体表面的烟草残留物与空气污染物发生化学反应所产生的第二代污染物。三手烟污染持续时间比一手烟和二手烟更长，甚至几个月都不消失，会通过呼吸道、消化道吸收及皮肤接触等方式危害人类。其中，处于爬行阶段的婴幼儿比成人更易接触物体表面，是接触三手烟的高危人群。

烟在燃烧的过程中，可以生成上千种化学物质，大多数对人体有害。烟草烟雾中含有 60 多种已知的致癌物，危害最大的是尼古丁、一氧化氮和烟焦油，它们是吸烟引起慢性阻塞性肺疾病的首要危险因素，是冠心病主要的、独立的危险因子，也是多种癌症的首要危险因素。

烟中含有多种重金属元素，包括锌、铜、铁、锰、铬、镍、钾、钙、镉、砷等；这与产烟区的环境(包括大气、降水、土壤中的重金属含量)、加工过程中的污染以及吸入过程相关。另外，还与重金属本身的特性相关。香烟燃烧时铅挥发性较小，烟头及过滤嘴的吸附较多，对主动吸烟者及被动吸烟者造成危害较小；而镉的挥发性较大，烟头及过滤嘴吸附量较小，对主动吸烟者及被动吸烟者均可能造成危害。因此吸烟者血液铅、镉浓度比不吸烟者明显增高，且与吸烟量呈正相关。1支烟可使血镉增加0.1ng/mL，如每天吸20支烟，吸烟者可从香烟中吸收镉14~16μg，而不吸烟者每天通过呼吸吸收的镉仅为0.02~0.2μg。另外，各种重金属在人体内降解转化的能力各有不同，一些重金属间还存在拮抗作用和加成作用，这些特性都会影响重金属对人体的作用。例如，镉干扰肠道中锌的吸收，从而降低机体免疫力，加速衰老；铅使维生素C形成溶解度降低的抗坏血酸铅盐，从而干扰铁的吸收和利用，造成缺铁性贫血等疾病；通过吸烟摄入的铅和镉的毒性以及它们导致的微量元素的紊乱导致和促进了疾病的发生发展。香烟中含有的人体必需的金属元素也可通过吸烟进入体内，但这些元素过量也能造成机体损伤。吸烟还能降低体内维生素A、维生素C、维生素E、叶酸等维生素的含量(见维生素与人体健康一章)。

尽管人们可以不断减轻香烟生产和制造过程中的重金属污染、加强过滤嘴对重金属的滤过作用，但是目前仍旧无法避免吸烟引起的有害重金属在体内的聚集。吸烟是可防可控的危险因素，对于吸烟患者，要进行健康宣传教育，坚定患者戒烟的决心，提高患者戒烟成功率。

五、缺乏体力活动与元素失衡

WHO推荐每天至少进行30min中等强度的体力活动，但在全球有60%的人达不到该标准。中国慢性病监测项目表明，成年人经常参加体育锻炼率仅为18.7%，青壮年人群(25~44岁)参加体育锻炼的比例低于其他年龄组。

随着科学技术的加速发展，机械自动化广泛应用到生活的各个方面，改变了人们的生活方式，但与此同时也显著减少身体活动程度。大量的研究证实，缺乏体力活动会加速各种慢性病的发生发展。体力活动缺乏不仅会引起生理上的疾病，还会引起焦虑、抑郁等心理疾病。因此，在享受科技发展带来的舒适和便利的同时，如何增进健康是当前社会和个人必须认真对待的首要问题。

缺乏体力活动对儿童和青少年影响也十分明显。最近，运动缺乏症(exercise deficit disorder, EDD)这一术语被引入医学文献，用来描述儿童和青少年中，过低水平的"中等到较高强度体力活动（moderate-to-vigorous physical activity，MVPA）"的状态。儿童和青少年步行上学、体育课、课外游戏、体育竞技和娱乐活动等中等强度到较高强度体力活动逐渐减少，取而代之的是静坐和少动的生活方式。体力活动缺乏会影响他们的心理和认知发展，干扰心理健康。

缺乏体力活动减弱机体对脂肪代谢的调节能力。研究显示体力活动水平越高，体脂肪量越低。规律的体力活动或运动还能促进脂肪氧化能力和肌肉储存脂肪的能力，改善动脉硬化患者的血脂紊乱。体力活动还能增加安静状态下脂肪供能比例，减少脂肪在体内的堆积。

缺乏体力活动使骨内矿物质含量异常。骨骼矿物质含量是判断骨密度的指标，是骨骼强度的一个重要指标。骨密度降低代表骨骼矿物质的流失。体力活动缺乏，特别是长期卧床的患者会出现骨骼矿物质的流失，骨密度降低。增加体力活动使骨形成增加。运动员，尤其是进行力量训练者的骨密度比非训练者高。据报道，体力活动（运动）激活成骨细胞的活动，减弱破骨细胞的活动，调节矿物质元素钙、磷的含量和分布；长期运动可增加骨骼矿物质含量。

缺乏体力活动导致维生素 D 缺乏。缺乏体力活动的人群，往往多选择静坐的生活方式，户外活动时间越来越少，接受的阳光照射越来越少。另外，空气污染、雾霾等不良气候，也降低了日光照射的效果，影响维生素 D 的产生，导致骨骼系统、心血管系统的问题的发生。

缺乏体力活动还会影响其他矿物质元素、维生素的代谢状态，但目前相关实验数据存在差异，其发生发展的机制和意义也不确定，还需要进一步研究。但适度的体力活动能影响机体能量代谢、改变体内营养元素的含量；适度的体力活动增进健康这一现象不容置疑。将体力活动作为二级预防医疗管理的一部分时，能预防和延缓慢性病的发生发展，提高慢性疾病患者的生活质量和寿命。

◎ 思考题

1. 导致慢性病的不良生活方式有哪些？

2. 不良生活方式可以引起元素营养的失衡吗?

第三节 慢性病预防与食疗

哈佛大学公共卫生学院疾病预防中心的研究表明,通过有效地改善生活方式,80%的心脏病与糖尿病,中风以及50%的癌症是可以避免的。生活方式的选择完全是由自己决定的,即预防疾病的主动性掌握在自己手里,健康需要自我管理。因此从均衡饮食、适度少食和适度喝茶等方面入手可以预防慢性病的发生发展。

一、均衡饮食

1. 心血管病患者如何补充元素营养

心血管疾病与不合理膳食密切相关,同时血脂异常、超重肥胖也是主要危险因素,因此,心血管疾病患者需要均衡饮食,减少危险因素的发生。

心血管病患者首先应该减少钠盐摄入,以降低血压。除控制钠盐摄入以外,还要减少含钠的调味品(酱油、味精等)及盐腌制品的摄入量;同时增加钾盐摄入量以降低血压。保证足够蔬菜水果摄入量,不仅可以提供充足的钾盐,还可以提供膳食纤维。膳食纤维能够吸附肠道中过量的钠离子、减少钠离子的吸收,从而降低血液中的钠离子浓度,起到降血压的作用。补充富含硒、钙、锌等的食物可以帮助排出体内的有害元素铅和镉,降低有害元素对心血管系统的损伤。补充镁、铬可以帮助调节糖、脂类和碳水化合物的代谢、降低血脂,防治心血管疾病。

心血管病患者需要控制蛋白质、脂肪和胆固醇的摄入。适量进食动物性食物能提供优质的蛋白质、脂溶性维生素和矿物质。过量的蛋白质摄入反而不利于心脏病患者的康复。同时要控制脂肪(特别是饱和脂肪酸)和胆固醇的摄入量。膳食纤维也可与胆酸结合,而使胆酸迅速排出体外,降低了胆固醇水平，预防和治疗冠心病。

心血管病患者补充维生素 D。虽然维生素 D 补充剂有益心血管健康的证据仍然缺乏，建议提高天然维生素 D 摄入以预防心血管疾病。适度的阳光照射是最安全的补充维生素 D 的方法。注意由于维生素 D 是脂溶性，大剂量补充能引起中毒症状。

另外，心血管病患者需要保持每日食物的多样性、戒烟限酒和适量运动。

2. 慢性阻塞性肺疾病如何补充元素营养

慢性阻塞性肺疾病的患者存在体内营养元素的失衡，在常规治疗的同时，适当补充维生素、微量元素、电解质，同时再配合饮食疗法能明显缩短住院时间、降低死亡率、控制感染，具有较好的疗效。

慢性阻塞性肺疾病的患者可补充多种矿物质元素，尤以锌、铁、硒、钙等缺乏明显的元素需要补充。

慢性阻塞性肺疾病的患者长期处于用力呼吸、长期缺氧、感染和焦虑等状态下，机体处于过度消耗状态，血液中氨基酸浓度明显降低。因此患者还需适当补充蛋白质和氨基酸以改善蛋白质缺乏，适当补充脂肪乳剂以帮助机体合成肺泡表面活性物质，改善患者呼吸功能。

慢性阻塞性肺疾病的患者还需要补充维生素 A、E、C，以加强患者抗氧化的能力和提高免疫力。

3. 糖尿病患者如何补充元素营养

糖尿病患者由于病情未控制好，营养元素失衡，如血糖与钙、磷、镁、铜、钒、铬、锌、锂和维生素 C 均呈负相关。糖尿病患者为了控制病情，饮食中的钙、锌、镁等含量均未达到中国营养学会所推荐的每日供给量。但微量元素对胰岛素的合成、分泌、储存、活性以及能量等代谢起着重要作用，而胰岛素分泌的绝对或相对不足也影响微量元素的体内平衡。影响胰岛素活性和糖代谢的微量元素主要有：铬、锌、铁、硒、硼、锗、锂、铜、镍和某些稀土元素。因此糖尿病患者需要补充这些元素。

（1）糖尿病患者需要补充铬。铬是人体必需的微量元素，特别是碳水化合物的代谢起着重要作用。研究表明，铬是胰岛素的辅助因子，可增加胰岛素的效能，促进机体利用葡萄糖，还可以影响氨基酸在体内的转运。

（2）糖尿病患者需要补充 α-硫辛酸，用于治疗糖尿病周围神经病变引起的感觉异常。α-硫辛酸是一种存在于线粒体的辅酶，能消除导致加速老化与致病的自由基。

（3）糖尿病患者需要补充硒，常食富硒的食物。补硒后可以增加胰腺清除氧自由基的能力，防止脂质过氧化反应，保护胰岛 β 细胞，有利于胰岛素的合成和分泌。

（4）糖尿病患者需要补充钙，多吃富钙的食物。由于人体胰岛 β 细胞需要在钙离子作用下才能分泌胰岛素，缺钙就势必促使糖尿病患者病情加重。且由于糖尿病患者多尿，钙的排出量增多，体内缺钙现象更趋于严重。

（5）糖尿病患者需要补充镁。镁元素是胰岛素的第二信使，缺镁会阻断胰岛素各种效应的发挥，干扰细胞代谢的正常进行。

（6）糖尿病患者需要补充维生素。例如维生素 C 是调理人体生理功能不可缺少的营养素。我们平时经常吃的蔬菜，特别是绿色叶菜和红、黄色的蔬菜，是矿物质和维生素很好的来源。只要胃肠道功能耐受，每天进食 500g 蔬菜也是必需的，最好种类多样。

在遵循医生的药物和一般饮食指导的同时，科学的、合理的补充微量元素和维生素能帮助患者缓解症状、减少并发症的严重程度、改善生活质量。

4. 肥胖患者如何补充元素营养

人们一般认为肥胖患者是严重营养过剩，但实际上是营养失衡；因此肥胖患者需要恰当的补充营养物质，包括矿物质元素和维生素，如补维生素 B_6、B_{12}、维生素 A 及钙、铁、锌等微量元素，这些都是脂肪的代谢必不可缺少的。因此，肥胖者应该在日常饮食过程中，适当多吃富含维生素及钙、铁、锌的食物，如新鲜的水果、蔬菜、麦片等，必要时在医生指导下服用一些微量元素的保健品制剂，以恢复肥胖者的正常能量代谢。

膳食纤维素也能帮助肥胖患者调节血糖水平、排出致癌物质、促进肠道蠕动．减少脂肪吸收、增加饱腹感并抑制食欲。另外，肥胖者还要给予适量补充水分、保证适当的睡眠时间和加强有氧运动，多种干预方法同时进行才能降低血脂，减少脂肪，避免相关疾病的发生。

5. 癌症患者如何补充元素营养

暴露于癌症危险因素下的人群和癌症患者可以适当补充抗癌物质以预防癌症的发生发展。硒和锗等是目前确认的具有抗癌作用的微量元素。

硒的重要生化功能就是它的抗氧化性，这种作用比维生素要高上百倍。硒的抗氧化作用在生物膜脂质过氧化过程中，使有害的过氧化物还原为酸，脂肪则按正常氧化渠道进行下去，从而保护生物膜免受过氧化物引起的氧化损伤，起到保护细胞的作用。此外硒与维生素 E 在抗氧化中具有重要的协同作用。硒还可以帮助排出有害元素铅和镉，从而减缓癌症的发生发展。含硒较高的食物主要是肉类，动物的肝、肾，海生动物如牡蛎、虾、比目鱼等，某些谷类如糙米、全麦面粉、大麦等含硒量也很高。水果和蔬菜中一般含硒量较低，但芦笋和大蒜中硒含量较高。此外，我国传统的中草药如人参、黄芪、党参、五加皮、地龙、生地等含硒量也较高。

有机锗化合物可诱导机体产生干扰素，激活巨噬细胞和天然杀伤性细胞，以及受损免疫反应的修复，从而起到抗癌的作用。如中药常用的补药——人参中含有较多的锗，可防治抗癌药物引起的白细胞减少及有效地治疗胃癌、胰腺癌；此外，铂与氨、氯元素合成的"顺铂"和硅的有机化合物，已试用于临床，治疗白血病、肠癌、骨癌、肺癌及前列腺癌，取得了一定的疗效。

另外，补充锌、钙、锰、钴等元素，调节镁、铁、铜等元素在体内的平衡均可提高人体的抗癌能力。

二、少吃多动

减少食物摄入量可以延缓衰老的说法在我国正逐渐成为共识。俗语说"吃饭只吃八分饱"，就是说不能吃的太多了。动物实验显示，一定程度的限制饮食或热量摄入能增加动物寿命，并能增加动物的活力。

其可能的机制包括：饱食会使大脑代谢紊乱；饱食导致体内活性氧增多，

能导致细胞损伤、动脉血管硬化、催人衰老；长期饱食使人肥胖并引起动脉硬化、冠心病、糖尿病、癌症等疾病。特别是饱食后长期久坐不动的"静态"生活方式，能引起多种慢性病的发生发展。反之，适度少吃能减少这些损伤的发生。

三、多饮绿茶

茶叶冲泡后得到的茶汤含有多种营养元素，对人体有较好的保健作用，在降脂减肥、降压、调节糖代谢、抗动脉粥样硬化等方面具有一定的作用。

茶叶的有效成分是茶多酚（tea polyphenol）又称茶鞣质，是茶叶中多酚类物质的总称，占茶叶干重的 15%~30%，也是茶叶中有药理和保健功能的主要成分之一。茶多酚为三十多种酚类化合物的总称，主要可分为 6 类：黄酮醇类、酚酸类、黄烷醇类、黄酮类、花色苷类、4-羟基黄烷醇类。茶多酚具有抗氧化、抗炎、抗肿瘤、抗辐射、抗高血脂、延缓衰老等药理和保健作用。

茶叶中富含多种矿物质元素，是人们补充矿物质元素的重要来源。茶叶含有人体所需的微量元素，不同产地的茶叶矿物质含量也不同。研究显示，茶叶中含有丰富的钾元素，饮茶补充钾元素有助于治疗高血压、糖尿病等慢性病。茶汤中还含有丰富的锰、锌、镁、铜、钴、镍、铬、锶、氟等人体所必需的微量元素。

茶叶中还含有维生素 A、β-胡萝卜素、维生素 C、维生素 P、维生素 B_1、B_2、维生素 E、K 等多种维生素，具有预防心血管病、抗癌、抗氧化、抗辐射、增强免疫力等保健功能。

◎ 思考题

1. 从社会层面如何减少慢性病的发病率？
2. 如何加强慢性病的宣传和增加人们对慢性病的认识？

◎ 本章主要名词概念

慢性病（Chronic diseases）：是当前危害我国居民健康的主要疾病，它是心脑血管疾病、癌症、呼吸系统疾病、代谢疾病等一组疾病的总称。

◎ 本章小结

慢性病具有发病时间长、不能自愈和难以治愈的特点。慢性病的发生发展主要受到饮食不均衡、缺乏体力活动和吸烟等不良生活方式的影响，进行生活方式的调整能显著改善身体状况。慢性病与元素营养密切相关，有的元素营养能导致慢性病的发生发展，有的元素营养能纺织慢性病。改变饮食（饮食疗法）是延缓慢性病发生发展的重要手段。

◎ 本章习题

1. 如何从饮食的角度预防和辅助治疗慢性病？
2. 分析自己是否存在影响健康并能导致慢性病的生活方式。

◎ 小组讨论

1. 当前大学生中不良生活方式对健康的影响。
2. 吸烟的危害，如何控烟？
3. 根据国人的早餐类型，为你的父母和你本人设计均衡健康的营养早餐食谱。

◎ 课外阅读参考文献

[1] WHO. WHO preventing chronic diseases：a vital investment. Geneva：WHO. 2005：21-23.

[2]胡盛寿，高润霖，刘力生，等.《中国心血管病报告 2018》概要[J]. 中国循环杂志，2019，34(3)：209-220.

[3]国家卫生和计划生育委员会. 2015 中国居民营养与慢性病状况报告[M]. 北京：人民卫生出版社，2015.

第十三章　选 择 健 康

【本章学习目标与要求】

　　1. 了解亚健康对人体造成的各种危害。

　　2. 理解健康的"投资"与"消费"的内在意义及其相关性。

　　3. 掌握健康长寿的秘诀及常见的健康养生食谱的制作方法。

　　健康是一个最紧密依附于生命的选题，如果从生命的意义和价值角度进行体验，那么选择健康就是选择生命的意义和价值，或者说健康就是有意义和价值的生命。健康是人类发展的大趋势。自 20 世纪以来，科学的发展和社会的进步大大改善了人类的生活方式和生存质量。目前全球人均寿命比 20 世纪初增加了 30 多岁，但与此同时，我们不能不看到，在全球化的过程中，21 世纪的人类健康与社会发展正面临着前所未有的挑战：气候恶化、生态失衡、环境污染、资源短缺、疾病变异、药物滥用等等，意味着这个世界正在变得更加脆弱。

人的生命只有一次，健康和长寿是我们每个人的愿望，也是每个人都要面对的问题。健康是什么？疾病是什么？没有疾病是否就是健康？健康的标准是什么？怎样才能拥有健康？我们应该如何健康地生活？健康就是身体上、精神上与社会适应上的完好状态，而不仅仅是没有疾病和虚弱。我们的身体除了健康和疾病之外，还有一个灰色地带叫亚健康状态，即介于疾病与健康之间的中间过渡状态。世界卫生组织（WHO）对全球做了一个调查：世界上真正正常的人或健康的人只有 5%，病人占 20%，剩下 75% 的人处于亚健康状态。

俗话说身体是革命的本钱，健康的生活方式能促进我们身体的安康，防止疾病的发生，健康的心理是我们生活的精神基础，一个没有心理健康的人不能称作是健康的人，只有拥有健康的心理才能以健康、积极、乐观的精神面貌投入到我们的学习、工作和生活中去。选择健康的生活方式需要懂得健康知识，知识是不断调整自己行为的指南针。在当今新知识层出不穷的时代，健康知识也在不断更新，只有注意不断学习新的健康知识，抵制迷信和各种错误信息的影响，才能使自己的生活方式更健康。亲近健康，远离疾病或亚健康，是我们的共同目标。

第一节　投资健康是最明智的选择

古人云：上医治未病。意思是说，医术最高明的医生并不是擅长治病的人，而是擅长防病的人。医学技术越来越进步，医生队伍越来越庞大，而病人却越来越多，这是当今社会医生的悲哀，也是医学教育的失败。毫无疑问，我们的健康主动权就掌握在我们自己的手中，身体状况的好坏取决于我们自己，预防疾病保健养生是新时代必然的产物。我们不能把健康完全寄托在医生手里，如果按医生认为的该切的切、该换的换，钱花完了命也没了。因此从现在开始，当你身强力壮时就应该多关心自己永久的健康。

一、健康的"投资"与"消费"

现实告诉我们只有靠预防为主、保健养生，才能从根本上解决亿万人的健康问题，绝不能靠吃药打针。现在什么都昂贵了，唯有你的生命越来越便宜，不信你自己看！花 500 万元买栋房子觉得正常；花 50 万元买辆好车觉得正常；花 5 万元买个包包也觉得正常；花 5000 元买个智能手机觉得正常；花 1000 元买件衣服也觉得正常，但是让我们花 2 万元投资健康保险，我们却摇头，说："太贵了""没钱买保险"，房子愿意花几十万甚至几百万去装修，车子愿意经常去保养。你想过没有？我们最宝贵的身体为什么不去保健保养呢，而且一旦身体的零件坏了，更换起来很昂贵，而且这个零件很难配！

一个健康的身体本来就是无价的。没有健康就没有生存的尊严！一个家庭如果爷爷奶奶懂得保健养生，爸爸妈妈不会耗尽家财去给他们治病；如果爸爸妈妈懂得保健养生，我们就不用担心父母的医疗费用；如果我们懂得保健养生，我们将来就不会给孩子增添负担。说到底保健养生，就是一种前瞻性的规划！一种超前的健康投资！

现在的都市人群普遍有一种想法，认为目前自己身体没病没痛，是处于一种健康的状态，从而忽视健康的维持，直到自己身体"亮起了红灯"进了医院、进了病房的时候，才拿出大笔的钱看病诊疗。但是如果您平时就为自己的健康"投资"使健康增值，那又何须等到疾病来临的时候才为健康大笔的"消费"呢？

首先我们要理解健康的"投资"与"消费"是什么？当人们处于相对健康的时候，为健康而进行的支出，则是一种健康投资。而在发生疾病时为了改善病症、恢复健康而所花费的开销，称为健康消费。可以说人们在一生中或多或少地都在为健康进行投资和消费，只是往往没有意识到而已。

对健康进行投资实际上是为了减少对健康的消费。譬如为了维护人体健康状态时选择服用的健康产品，以及为保持健康状态而进行的持续运动所付出的费用支出，在个体层面上产生了消费行为，但由于其结果是促进健康，所以实质上是一种健康投资行为。因为这是一种费用支出，人们往往就想当然地认为这只是一种单纯的消费，而忽略了其回报的也是健康，实际上是一种为健康买单的投资。

健康消费则是在疾病发生后，为恢复健康而产生的费用支出。这种消费是一次性的，在恢复健康后就不再进行。这种消费会因为造成疾病的原因不同而支出不同，其差别很大。其中的某些疾病(一般是慢性疾病、恶性疾病)的支出是巨大的，通常是预防这些疾病而进行的健康投资费用的100倍左右。

健康投资与健康消费都是必需的。在日常生活中进行的健康投资，是一种持续性的行为，缺乏持续的健康投资，是没有意义的。而健康消费是一种被迫性的行为，无论您是否愿意，在疾病的面前你必须进行健康消费用以恢复健康。所以对健康持有的正确观念应该是：健康投资要加大，健康消费要缩减，这样才能获得健康的身体！花费更少的费用，获得事半功倍的效果。

二、如何投资健康

如何有效地进行健康投资呢？以下几种方式可以帮助你在健康的状态下更好的维持……

(1)长期关注健康资讯，比如订阅某种健康期刊，轻松开启健康生活。

健康投资可以从阅读一本有关健康的杂志开始。当今社会重视健康相关知识的人越来越多，供给人们了解健康资讯的途径也越来越多，无论是网络资源、电视节目还是报纸杂志，您只需要利用闲暇的时间，从中了解更加全面的健康知识，都能帮助您构筑健康的体质来添砖加瓦。让身体保持健康的状态，将潜在的疾病危机逐步化解，也能提升自身的健康素养。

(2)选择健康食品，好的健康是吃出来的，让健康更加有保障。

一个人身体所需的各类营养元素，最好的获取途径便是从营养丰富的健康食品中摄取。选择优质的健康食品(有机食品或绿色食品)是健康投资的一项明智的选择。

(3)健康源于适量运动，寻找适合自己的某项运动，放松身体和心情。

其实你每天有许多时间可以运动，譬如学习或工作之余打打羽毛球、乒乓球或篮球；抽出一点靠在沙发上看电视的时间外出散步半小时；或抽出一点在电脑前面玩游戏的时间，带着自家的小狗去散步半小时；哪怕只是在客厅跳绳一百下，或者给自己办一张健身卡、买一台跑步机。只要持之以恒，能都为您的健康加分，生命在于平衡运动，坚持运动能防止许多疾病的发生，你所做的一切为健康运动所花费的投资都是值得的。

◎ **思考题**

   1. 什么是亚健康？

   2. 什么是健康投资？如何进行科学的健康投资？

第二节　健康长寿的秘诀

人人都想长寿，但长寿不是一朝一夕的事。保持健康的生活方式，并在细节上多用心，才有可能更长寿。自然界基本规律的关键在于我们注重什么，我们拼命努力要治愈疾病，最后却病得更厉害；我们注重保持健康，最终会收获好的结局。追求健康，我们要改变自己对健康和疾病的看法和感觉，从正确的方向入手，人们解决健康问题总是本末倒置，认为清除一个又一个障碍而不去注重整体观念就能解决健康问题，因此要把健康作为着眼点，把人看作整体，包括身体、心理、社会等所有方面。无论何时何地，我们所需要了解的就是在通往健康或疾病的每一条渠道之中，我们正在走向何方，是迈向健康还是趋近疾病，并有意识地调整自己的方向，确保走向正道。只在一条或两条渠道中做出选择并期望达到最佳健康是不可能的，很多健康计划不太全面，其中很多做法都是对的，但往往没有顾及全局，只有在所有渠道中都做出有利于健康的选择，我们才能有最佳的健康状态。

一、合理饮食

有荤有素，有粗有细，不甜不咸，多吃时令（应时）蔬菜、水果和五谷杂粮。世界长寿地区居民食谱具有鲜明的特点，按照现代营养学的分析总结，长寿人群的膳食搭配科学合理，主要摄入的是大量的蔬菜水果，并以粗粮谷物为主食，食谱杂而广。

1. 科学搭配

一个人每天应该吃多少粮食、蔬菜、水果、鱼、虾、肉才合适呢？按照人类各种牙齿的比例，我们的标准膳食结构为谷豆类、蔬菜水果类与动物类食物之比约为 5∶2∶1，即全部植物性食物和动物性食物之比应为 7∶1（也有学者建议两者的摄入之比为 4∶1）。这个比值的减少或增大，都会给人的健康带来一定的危害。如何定量摄入不同品种的食物，建议参考《中国居民膳食指南（2016）》。食物的搭配要多、远、杂。"多"就是食物品种越多越好，最好每天吃 25 种左右的食物。"远"就是一天内所吃食物的种属越远越好，要广泛。"杂"就是多种食物一起吃。

2. 营养平衡

（1）主食与副食要平衡：有人主张多食肉少食粮，这显然不合养生之道；有人要减肥，只吃主食，那么主食中多余淀粉在体内会分解成葡萄糖，转化为脂肪储存起来，这样也不利于健康。

（2）呈酸性食物与呈碱性食物要平衡：如果把酸碱食物搭配平衡，即使吃高胆固醇食物，也不会危害健康。

（3）饥饿与饱食的平衡：太饥伤肠，太饱伤胃，日子久了就会得消化道疾病。

（4）精细与粗粮的平衡：长期吃精米精面，会导致 B 族维生素的缺乏，诱发疾病，因此要搭配五谷杂粮，使营养更全面。

（5）寒与热的平衡：夏天炎热喝碗绿豆汤，冬天寒冷喝碗红豆汤，吃涮肉，要搭配凉性的白菜、粉丝、豆腐等等。

（6）干与稀的平衡：干食影响肠胃吸收，容易形成便秘，稀食易造成维生素缺乏，干稀搭配易消化吸收。

（7）摄入与排出的平衡：吃进去饭菜的总热量，要与活动消耗的热量相等。

(8)动与静的平衡：食前忌动，食后忌静。

(9)情绪与食欲的平衡：要保持愉快的心情，使食欲旺盛，分泌较多的唾液，以利于消化吸收。

(10)进食的快慢与品味的平衡：饮食的口味需要品出来，狼吞虎咽不利于消化吸收。

二、适量运动

劳动一生，运动一生。研究表明，每天坚持做科学的有氧运动是健康长寿的关键。琉球人几乎都是农夫和渔夫，每天做大量的户外劳动，耕种农作物、出海打鱼，不经意间就做了大量的运动。亚平宁半岛上的凯姆波帝迈勒人则是通过收割农作物和伐木等运动保证自己获得足够的运动量。中国的长寿地区广西的巴马四面环绕大山，这里的人每天要翻山越岭去耕作庄稼，每天劳作至少 8 个小时，能够保证充足的有氧运动。生活方式和工作方式的改变，使人们的健康受到了很大威胁，缺乏运动使人体的新陈代谢功能下降，患肥胖症、糖尿病、高血压、心脏病的可能性要比坚持合理运动的人高出 5~8 倍。常年采用静坐体位生活和工作的人其死亡率明显高于保持运动的人。现代社会应将体育运动生活化，生命在于平衡运动，有氧运动不仅锻炼肌肉、骨骼、内脏，还可以提高智力，陶冶心境。运动要讲平衡，只要平衡地运动才有利健康，这包括：有量有度、有规有律、有节有禁、适合自己、量力而行、循序渐进、适应气候、适应环境、安全有序。你想健康就运动吧，动与静保持平衡有了健康就有了一切。

三、心理平衡

乐观的生活态度及充满爱心。美国科学家公布了一项长达三年的科学研究结果，他们对 700 名 100 岁以上的健康寿星的研究解开了他们长寿的秘密：性格开朗，很少发愁，基本不发火，一辈子心平气和。性格决定命运，养生与性格息息相关，人有七情皆可致病，养生没有什么灵丹妙药，重要的是保持乐观的心态和情趣。读书、音乐、书画、运动等，培养人愉快的情绪和豁达的心境，增添生活情趣，提高文化修养。社会发展到今天，人们对于生命和生活质量的要求越来越高，各种养生之道越来越多，像食疗、药疗、气功、坐禅、健身运动等等，使我们的生活多姿多彩，也的确起到了很好的防病强身的作用。然而，健身锻炼也好，食疗药疗也好，期望它们取得良好效果，必须是在心理健康、心理和谐、精神愉快的前提下才能获得。一个整天心浮气躁、焦虑不安、悲悲戚戚的人，无论服用何种"灵丹妙药"，无论用何种办法滋补，是绝对无法实现"精神焕发、体魄健壮"的。

养生必须先养心，养身要与养心相结合，才能达到满意的效果。养生即是通过各种怡情养性的手段，努力使自己保持心理健康，精神愉悦，保持昂扬向上的思想意志。真正的健康，必须是心理健康与生理健康的完满结合，必须具备良好的社会适应能力。心理养生和生理养生要相互协调，共同保健，才能达到健康长寿的目的，而养心更具有主导的作用，这就是"养生必须先养心"的道理。

四、戒烟限酒

吸烟百害无一利，是人类健康的最大元凶。1962 年英国皇家科学院发表了一篇著名的研究报告，提出吸烟是导致肺癌的主要原因，引起了全世界的震惊。此后，各国的科学家对吸烟的危害普遍予以关注，进行了一系列调查与科学研究，证实了吸烟是危害健康的行为。2017 年 8 月英国《柳叶刀·呼吸医学》杂志公布的一份报告表明：两种最常见的慢性呼吸疾病在 2015 年导致全球 360 万人死亡。大约有 320 万人死于慢性阻塞性肺病（包括严重的慢性支气管炎和肺气肿，简称慢阻肺），导致该病的主要原因是长期吸烟和空气污染，还有 40 万人死于哮喘。世界卫生组织指出，慢阻肺是 2015 年第四大死亡病因，排在心脏病、中风和下呼吸道感染之后。吸烟之所以危害健康，首先，香烟中的尼古丁具有强烈的成瘾作用，燃烟产生的一氧化碳可夺取血液中血红蛋白里的氧气分子，造成一氧化碳窒息中毒；香烟中的芳香族化合物可干扰身体中的酶系统活动，增加芳烃羟化酶的活性，改变药物在体内的代谢，引起维生素缺乏，骨质疏松；烟内含近 70 种致癌化合物，可增加几十种癌症的危险性。其次，香烟燃烧时烟雾的影响（俗称二手烟）会污染小环境，危害周围人的健康。例如，父亲吸烟的家庭，其子女肺功能的 6 项指标均比不吸烟家庭要低，因此，吸烟不仅仅是自杀，也是他杀，是危害他人健康的行为。

饮酒已成为人们日常生活中的重要组成部分，适量饮酒是有益于健康的，因为少量的酒可以扩张血管、促进血液循环，有利于人体的新陈代谢，增强免疫力。奥地利格拉茨大学的研究人员认为，酒能助饮酒者打破条条框框，跳出既定思维，进行更多创造性思考。研究发现，一杯红酒或啤酒也许是释放思维活力的关键。不过，酒虽然能提高创造力，但它也可能降低"执行能力"，所以很可能会妨碍需要运动技能的艺术活动，如绘画和舞蹈。值得注意的是只有非常适度的饮酒才可能带来积极效果，而过度饮酒或酗酒通常会削弱创造力。① 过量的酒精进入血液，会引起急性和慢性酒精中毒，引起肝脏、心脏与内分泌系统及其他组织的营养不良，机体的代谢过程出现明显的紊乱；还会损害脑器官，出现智力衰退，意识涣散、记忆力和判断力下降等。

酗酒还会导致若干社会问题，引起非健康的社会行为，甚至产生犯罪行为，例如，酒驾或醉驾造成严重的交通事故和人员伤亡。

五、和谐的自然环境

良好的气候因素构成了风景优美，气候宜人，空气清新，物产较为丰富的特定条件，从而直接或间接地对人体寿命的延长起到积极的促进作用。

负氧离子含量高，抗氧化能力强。科学家研究后得出结论：良好的生活环境，可以使人的寿命增加 10~20 年。葱郁的草木、良好的气候、清新的空气、充足的氧气、无污染的水源、向阳通风的居所等都是长寿的因素。再观长寿老人们的居所，人野相近，心远地偏，背山临水，气候高爽，土地良沃，

---

① 英国《每日电讯报》网站报道，适度饮酒可激发创造力，2017 年 8 月 8 日。

泉水清美，让人与居所相忘于自然，实现居所与山水的和谐共生，生命在如此的浸润中更加鲜活持久。事实上，人类的生存、发展、繁衍是离不开自然地理环境的，然而在人们用繁杂的医学技术去维持人们寿命延长的今天，却忽略了大自然赋予人类的神奇力量。随着人类社会的发展和进步，人们对自身寿命延长的需求也在日益增长。据人类学家指出，人类的寿命极限为150~180岁，但是，由于科学技术水平和生活环境所限，人类的平均年龄只是其应有年龄的一半，即75~90岁，并且目前全球百岁老人平均不到总人口的10/百万。这说明在生命科学中关于长寿的问题还有许多谜团，需要我们不懈地去破译。百岁老人之所以长寿是多种因素共同作用的结果，除了自然地理环境的影响之外，还包括社会地理环境要素、遗传基因、饮食习惯、生活规律、心理因素、受教育程度、烟酒习惯、医疗状况、经济保障等多种因素的影响。在这些多因素共同作用的前提下，人们才得以长寿。

◎ **思考题**

1. 从健康长寿的要素来讲营养平衡应包括哪十个方面的平衡？
2. 为什么一定要严格戒烟但可以适量饮酒？

第三节　健康养生食疗

春季大地回春，万象更新，生机益然，是一年中最好的季节。俗话说，一年之计在于春。春季要早起晚睡觉，当然晚睡最晚也不能超过23点以后。多到室外走走，放松放松自己。但是不要急于"晚睡早起"，要有一个逐渐适应的过程。人体应顺应自然环境的变化而逐步转变自己的睡眠习惯。春季，天气乍暖还寒，冷暖气团交替活动频繁，气温忽高忽低，人最容易着凉感冒，还易导致引发其他疾病，所以要做好"春捂"。初春养生应以养肝护肝为先。肝脏具有调节气血，帮助脾胃消化食物、吸收营养的功能。

从饮食营养科学的观点来看，春季强调蛋白质、碳水化合物、维生素、矿物质要保持相对比例，防止饮食过量、暴饮暴食，避免引起肝功能障碍和胆汁分泌异常。

按中医观点，春季养阳重在养肝。在五行学说中，肝属木，与春相应，主升发，在春季萌发、生长。因此，患有高血压、冠心病的人更应注意在春季养阳。且春季是细菌、病毒繁殖滋生的旺季，肝脏具有解毒、排毒的功能，负担最重，而且由于人们肝气升发，也会引起旧病复发，如春季肝火上升，会使虚弱的肺阴更虚，故肺炎、肺结核病会乘虚而入。中医认为，春在人体主肝，而肝气自然旺于春季。如果春季养生不当，便易伤肝气。为适应季节气候的变化，保持人体健康，在饮食调理上应当注意养肝为先。春季养肝护肝做得好，身体一整年就会健健康康。

一、春季养生食谱

1. 红枣炒木耳

材料：红枣 15 枚，白木耳 15 克，黑木耳 15 克，盐、香油，葱、姜适量，清水 100 毫升。

做法：

(1)将黑、白木耳洗净浸泡后，切成条状备用；

(2)大枣洗净(剖开)备用；

(3)姜入油锅爆香后，放入准备好的黑、白木耳翻炒几下后，再加入洗净好的大枣，加水盖上锅盖稍焖 5 分钟后再快速翻炒，收汤后加入调味料即可食用。

功效：红枣富含各类维生素，可说是维生素的宝库。而木耳性味甘平，有清肺热、养胃肝阴、滋肾燥之功效。木耳中含有一种胶质成分及丰富的钙元素，可增强人体的免疫力。

2. 当归炖鸡

材料：母鸡 500 克，当归 6 克，姜一小块。红枣 8 枚，枸杞子 20 粒，百合一小把，盐少许，胡椒粉少许。

做法：

(1)将鸡肉切成块状(整鸡也可以，也可用半只)。

(2)当归称量好，红枣、百合、枸杞子洗净，姜切片或者拍破。

(3)鸡肉在开水中焯去血水。

(4)鸡块冲洗干净后放入锅内，加清水没过鸡肉(用电饭煲的话，想喝几碗汤就加几碗水)。

(5)倒入当归、红枣、百合等配料。

(6)大火煮开后改小火炖1.5~2小时，调入少许盐和胡椒粉提味。

功效：当归具有很好的补血活血的作用，而鸡汤又是非常好的滋补佳品，针对女性月经不调、痛经等症状有很好的作用。可以缓解浑身无力、头晕眼花、耳鸣心悸等症状；如果是健康人的话，经常的喝一些这样的汤，可以起到延年益寿的作用。

3. 干贝芦笋

材料：干贝85克、芦笋200克、文蛤300克。盐少许、香油适量、葱花少许。

做法：

(1)芦笋去皮，切段。文蛤吐沙，洗净，用沸水烫熟后去壳取肉备用。

(2)锅内倒香油烧热，放入葱花爆香，先放入干贝、芦笋拌炒，再放入文蛤用大火略炒，加盐即可。

功效：芦笋脆爽，口味鲜香，富含多种氨基酸、蛋白质和维生素，其含量均高于一般水果和蔬菜，特别是芦笋中的天冬酰胺和微量元素硒、钼、铬、锰等，具有调节机体代谢，提高身体免疫力的功效。干贝芦笋有补血养阴、滋补肝肾的功效。值得提醒的是干贝与香肠不能同食，痛风患者忌食。

4. 参芪粥

材料：黄芪15克，炒扁豆15克，党参15克，炒薏米60克，红枣2个，大米100克。

做法：

（1）先将薏米、扁豆炒至微黄，红枣去核。

（2）用清水洗净黄芪、党参并放入砂锅内，加水煎汁。

（3）直至药汁熬好，去除药渣，将炒薏米、炒扁豆、红枣肉、大米一同放进药汁中煮沸，后用文火煮成粥。

功效：黄芪、党参可以健脾益气，而薏米、扁豆能够祛湿，做成能够养胃的粥，具有补中益气，健脾祛湿的功效。

5. 赤小豆、冬瓜煲财鱼汤

材料：活鲜财鱼一条500克、宰杀洗净，冬瓜（连皮）500克，葱头5个，赤小豆60克。

做法：将所有材料一起煲汤，无须加盐。

功效：具有补脾、利水、消肿的功效，可以为补脾而不留邪，利水而不伤正气。

二、夏季养生食谱

炎热的夏季，是人体消耗最大的季节。在高温环境生活和工作，人体的生理和营养代谢必然会受到一定的影响。人们必须重视夏天的饮食调养，这是因为当人在炎热的环境中劳动时，体温调节，水盐代谢以及循环、消化、神经、内分泌和泌尿系统发生了显著的变化，而这些变化，最终导致人体代谢增强、营养素消耗增加。不仅如此，夏天人们的食欲减低和消化吸收不良又限制了营养素的正常摄取，所有这些均有可能导致机体营养素代谢的紊乱，甚至引起相应的营养缺乏症或其他疾病。心是人体生命活动的主宰，为五脏六腑之大王，其他腑脏都是在心的统一领导下，进行分工合作而产生整体活动功能的。心主夏，所以夏季应注意养心。

要补充足够的蛋白质，以鱼、肉、蛋、奶和豆类为好；要补充维生素，新鲜蔬果如西红柿、西瓜、杨梅、甜瓜、桃、李等，含维生素C尤为丰富；维生素B类，在谷类、豆类、动物肝脏、瘦肉、蛋类中含量较多。要补充水和无机盐：可食用含钾高的食物，如水果、蔬菜、豆类或豆制品、海带、蛋类等。多吃些清热利湿的食物：如西瓜、苦瓜、桃、乌梅、草莓、西红柿、黄瓜、绿豆。

到了夏天，天气炎热，雨水也逐渐地增多，闷热潮湿是此时的气候特点，如此天气对身体健康极为不利，许多人在胃口不好，食欲不振，同时还会引起消化功能的降低，并且容易出现浑身乏力疲倦之感，甚至有的人还容易发生胃肠道疾病。所以，在炎炎夏日我们必须讲究饮食的调节，采取行之有效的措施。夏天养生要注意清热解毒，适宜吃一些去火清热、消暑解毒的食物。那么夏季吃什么开胃呢？下面推荐几款食谱。

1. 海鲜冬瓜汤

材料：鲜虾 5 只、海虹 5 只、花蛤 5 只、冬瓜 400 克、葱姜、香菜、盐、鸡精、香油等少许。

做法：

(1)所有材料洗净。冬瓜去皮去籽切成块。葱、香菜切段，姜切丝；

(2)锅里放入清水、葱段、姜丝烧开，分别下海虹、花蛤汆至开口捞出；

(3)再将鲜虾入锅汆至虾身弯曲，虾壳变红后捞出；

(4)将锅中的汤汁过滤后再重新放入锅中，加入冬瓜块炖煮约 10 分钟左右至冬瓜酥软；

(5)将汆烫过的鲜虾、海虹、花蛤放入冬瓜汤里，调入盐和鸡精；

(6)煮开后滴入香油，撒上香菜段即可。

功效：冬瓜最大优点是很好的减肥食材，而且还有抗衰老的作用，久食可保持皮肤洁白如玉，润泽光滑。

2. 红枣绿豆炖排骨

材料：排骨 350 克，红枣 50 克，绿豆 50 克，清水 1200 克，盐 5 克，鸡精 3 克，糖 1 克，姜 10 克。

做法：

(1)将排骨斩件汆水，红枣洗净，姜切片，绿豆洗净待用。

(2)洗净锅上火，放入清水、排骨、姜片、绿豆、红枣，大火烧开转中火煲45分钟调味即成。

功效：绿豆有丰富的球蛋白、色氨酸、钾、硫氨酸以及多种维生素和矿物质，有降血脂、兴奋神经、清热解毒益气、增进食欲之功效。红枣含糖类、蛋白质以及多种维生素，可抑制肿瘤细胞生长和急慢性肝炎引起的转氨酶升高，还具有养心安神之功效。

3. 冬瓜蒸鸡

材料：鸡腿 2 只、冬瓜 250 克、姜、食盐、鸡精、料酒、蚝油、胡椒少许。

做法：

(1)用刀在鸡腿底部划一圈，再沿着骨头方向切开，顺着用刀将骨头上的肉踢下来；

(2)将鸡腿肉切成大小适中的块，加盐，胡椒，料酒，鸡精，姜和蚝油；

(3)搅拌均匀腌制十分钟；

(4)将切成方块的冬瓜码放好，撒点盐；

(5)将腌好的鸡肉平铺在冬瓜上；

(6)放在开水锅上蒸十分钟；

(7)美味低脂的"冬瓜蒸鸡"就做好了。

功效：冬瓜性凉，具有清热解暑，润肺生津的作用，夏季肝火旺，容易上火，适当吃些凉性的东西可达到清热去火的作用，冬瓜就是不错的选择，口味清淡，富含粗纤维有很好的润肠排毒作用。鸡肉肉质鲜嫩，有温中补气的作用，饮食要顺应季节的变化，适当吃一些滋补的食物，可达到补益气血的作用。

4. 番茄毛豆炒鸡蛋

材料：番茄 2 个、毛豆 300 克、鸡蛋 2 只、盐、白糖、鸡精等少许。

做法：

(1)番茄洗净，切块，备用；

（2）买来的是剥好的毛豆，用水冲一下，倒入沸水中，煮熟，捞出沥干水分，备用；

（3）鸡蛋于碗中搅打均匀，备用；

（4）起油锅，放入鸡蛋翻炒，待定型，捣碎，下入番茄，大火翻炒几分钟，加入毛豆，调入精盐、白糖，继续翻炒，临出锅前调入鸡精即可。

功效：毛豆是鲜食豆类蔬菜，含有丰富的植物蛋白、多种有益的矿物质、维生素及膳食纤维。其中蛋白质不但含量高，且品质优，可以与肉、蛋中的蛋白质相媲美，易于被人体吸收利用。毛豆中的脂肪含量明显高于其他种类的蔬菜，但其中多以不饱和脂肪酸为主，如人体必需的亚油酸和亚麻酸，可以改善脂肪代谢，有助于降低人体中甘油三酯和胆固醇。毛豆中的卵磷脂是大脑发育不可缺少的营养素之一，有助于改善大脑的记忆力和智力水平。毛豆中还含有丰富的膳食纤维，不仅能改善便秘，还有利于血压和胆固醇的降低。毛豆中的铁易于吸收，可以作为儿童补充铁的食物之一。毛豆中还含有微量功能性成分黄酮类化合物，特别是大豆异黄酮，被称为天然植物雌激素，在人体内具有雌激素作用，可以改善妇女更年期的不适，防治骨质疏松。

5. 蒜茸丝瓜鲜虾盅

材料：丝瓜1根、基围虾7个、红剁椒1匙、蒜4瓣、李锦记蒸鱼豉油1匙、糖1/2小匙、油1匙。

做法：

（1）丝瓜切成小段，用小刀挖掉一部分瓤，做成丝瓜盅；

（2）将基围虾剪去头挑去沙线，剥去虾身上的壳并保留尾部末端那一小节，再将背部剪开一个洞，将虾尾塞入洞中露出尾部做成虾球；

（3）将做好的虾球塞在挖好的丝瓜盅里；

（4）剁椒里加入捣好的蒜泥和1匙蒸鱼豉油，再加小半匙糖，最后倒入一点油拌匀；

（5）蒸锅里水沸腾后，将丝瓜虾盅和调味料一同上锅蒸，大火3~5分钟关火，再焖1分钟出锅，最后将蒸好的调料淋在丝瓜虾盅上即可。

功效：丝瓜有通调乳房气血，催乳和开胃化痰的功效。丝瓜汁有"美容水"之誉,具有保持皮肤弹性的特殊功能,能美容去皱。它含有防止皮肤老化的 B 族维生素,增白皮肤的维生素 C 等成分,能保护皮肤、消除斑块,使皮肤洁白、细嫩。虾的营养价值极高,富含优质蛋白和锌,能增强人体的免疫力和性功能,补肾壮阳,抗早衰。

三、秋季养生食谱

秋季,随着天气转冷,气温开始降低,雨量减少,空气湿度相对降低,气候偏于干燥。秋气应肺,而秋季干燥的气候极易伤损肺阴,从而产生口干咽燥,干咳少痰,皮肤干燥,便秘等症状,重者还会咳嗽痰中带血,所以秋季养生要防燥。

干燥的秋冬季每天通过皮肤蒸发的水分在 600 毫升以上,因此补水必不可少。一个成年人每天喝水的最低限度为 1500 毫升,而在秋天喝 2000 毫升才能保证肺和呼吸道的润滑。

入秋后会经常觉得口渴,光喝白开水,不能抵御秋燥。人体水分,很快会被蒸发或排泄出体外,所以,应该"朝朝盐水,晚晚蜜汤"。就是白天喝点盐水,晚上则喝点蜜水,这既是补充人体水分的好方法,又是秋季养生、抗拒衰老的饮食良方,同时还可以防止因秋燥而引起的便秘,一举三得。

盐有清热、凉血、解毒的作用,清晨起床后空腹喝一杯淡盐水,有利于降火益肾,保持大便通畅,改善肠胃的消化吸收等。蜂蜜有补中、润燥、止痛、解毒的作用。每天睡觉之前取蜂蜜 10~20 毫升,用温开水调服,不仅可以健脾和胃、补益气血,还有镇静、安神、除烦躁的作用。此外,盐水和蜂蜜水还有防止血压升高的效果。盐中含有大量的钠,可能会引起血压升高,而蜂蜜中钾含量较高,有助于排出体内多余的钠。

多吃一些清润、温润为主的食物,如芝麻、核桃、糯米等。还可适当多吃一些辛味、酸味、甘润或具有降肺气功效的果蔬,特别是白萝卜、胡萝卜。秋分养生虽然以多吃"辛酸"果蔬为主,但也不可吃得太饱太撑,以免造成肠胃积滞。值得提醒的是,秋分后寒凉气氛日渐浓郁,如果本身脾胃不好、经常腹泻的人,水果吃多了容易诱发或加重疾病。

秋季养生贵在养阴防燥。秋季是人体阳消阴长的过渡时期。所以，顺应秋季的自然特性来养生，即保肺，可起到事半功倍的效果。

1. 莲藕排骨汤

材料：排骨 300 克，莲藕 300 克，香葱 2 棵，生姜 1 块，料酒 1 大匙，胡椒粉 1 小匙，精盐 2 小匙，味精 1 小匙。

做法：

(1)排骨洗净，砍成 3 厘米长的节，刮尽莲藕表面的粗皮，切成块，洗净，生姜洗净切成两半，锅内放适量水，放入半块生姜、香葱、料酒，烧沸后，下入排骨，氽水后捞出待用；

(2)炒锅置火上，加水，下入排骨、半块生姜、香葱，用大火烧沸，去尽浮沫后改用小火，炖约 20 分钟，把莲藕、排骨及汤汁一起倒进砂锅，再炖 30 分钟，拣出生姜、香葱不用，放精盐、胡椒、味精即可。

功效：莲藕排骨汤清热消痰、补血养颜，凡贫血、心慌失眠者皆可食用。湿热痰滞内蕴者慎服，血脂较高者不宜多食。

2. 枸杞木耳炒山药

材料：山药 200 克、荷兰豆 50 克、黑木耳 3 朵、枸杞 10 克、盐 1 茶勺、油 20 克。

做法：

(1)黑木耳用冷水泡发后洗尽泥沙，剪去根部撕成小朵；荷兰豆撕去两边的筋洗净，枸杞泡发洗清；山药洗净去皮切片，浸入加入白醋的清水里防止氧化变黑；

(2)炒锅烧热加油至七成热，放入山药和木耳翻炒；然后放入荷兰豆，加 2 大勺清水翻炒 2 分钟，最后加盐和枸杞炒匀即可。

功效：这道枸杞木耳炒山药是一道很适合节后吃的养胃菜，木耳是大家公认的清道夫，山药有健脾益胃，助消化的作用、里面还点缀了一点可以温和补肾的枸杞，过节后吃吃这道菜可以有助于调节暴饮暴食后的身体。

3. 西芹南瓜炒百合

材料：南瓜 300 克、百合 30 克、西芹 100 克、盐、鸡精、植物油少许。

做法：

(1)西芹洗净削皮，去掉老筋后切段，南瓜去皮去瓤，切薄片。锅内烧开水，放入南瓜焯水，水开后捞出，将焯好水的南瓜滤干水分。

(2)锅内放油，放入西芹翻炒，西芹炒至断生后加入南瓜一起翻炒。南瓜西芹炒熟时放入百合，加入盐和鸡精调味，翻炒均匀后出锅。

功效：西芹具有降血压、镇静、健胃、利尿等功效。百合是秋季润肺去燥、止咳化痰的佳品。南瓜健脾养胃，不仅是护肝、预防胃炎，治夜盲症的理想食材，还有中和致癌物质，使皮肤变得细嫩，预防和缓解糖尿病的作用。

4. 番茄土豆炖牛肉

材料：牛肉(肥瘦)500 克，番茄 500 克，土豆(黄皮)500 克，洋葱(白皮)100 克，盐 5 克，姜 5 克，植物油 25 克。

做法：

(1)牛肉洗净后切成 3 厘米的块，随冷水入锅烧经沸，去除浮沫，捞出再用清水洗净血污待用；

(2)土豆削皮后切 3 厘米大小的块；洋葱分成 3 厘米左右的片；西红柿经开水烫后，去皮，用手撕成小块；

(3)锅内入油烧热至六七成热时，放生姜片爆香炒一会儿；入牛肉和土豆翻炒数十次后，加西红柿和清汤；烧沸后再改用中火炖至牛肉松软，土豆散裂，加入洋葱片和精盐；再改大火蒸烧沸 1 至 2 分钟即可。

功效：番茄、土豆和牛肉是十分常见的食材搭配，但别小看这三样东西，料理后的成品不但酸甜味美，而且荤素搭配合理，营养互补，有补血抗衰、益气强身之效，是适宜四季常食的美味佳肴。

5. 豆腐鲫鱼汤

材料：河鲫鱼 3 条，玉兰片 200 克，盒装豆腐 2 盒，鲜蘑菇 200 克。精制油50克，姜5克，蒜5克，葱5克，泡红椒3克，味精5克，鸡精10克，胡椒粉3克，料酒20克。

做法：

（1）玉兰片切成菱形，盒装豆腐，一分为七，鲜蘑菇一分为二，洗净，装入砂锅待用。姜蒜切片，葱，泡红椒切成"马耳朵"形；

（2）河鲫鱼去鳞，鳃和内脏，入油锅炸至双面金黄色取出；

（3）炒锅置火上，下油加热，放姜蒜片，葱，泡红椒，炒香。掺白汤，放河鲫鱼，味精，鸡精，料酒，胡椒粉，烧沸，去尽浮沫，倒入砂锅内，上台煮开10至15分钟即可。

功效：豆腐鲫鱼汤既能消暑退热，清热养阴，又能健脾养胃。对于秋季出现热气较重、口苦口干口渴、咽喉痰多，甚或口舌糜烂者尤为适宜。

四、冬季养生食谱

随着时间进入冬季，阳光直射地面的时间在不断地减少，黑夜的时间也越来越长。冬天对于人体进补的重要意义不言而喻。冬季，人体阳气收藏，气血趋向于里，皮肤致密，水湿不易从体表外泄，而经肾、膀胱的气化，少部分变为津液散布周身，大部分化为水，下注膀胱成为尿液，无形中就加重了肾脏的负担，易导致肾炎、遗尿、尿失禁、水肿等疾病。气候寒冷，寒气凝滞收引，易导致人体气机、血运不畅，而使许多旧病复发或加重。特别是那些严重威胁生命的疾病，如中风、脑出血、心肌梗死等，不仅发病率明显增高，而且死亡率亦急剧上升。

冬季养生的重要原则是"养肾防寒"。冬季食疗，关键是提升免疫力。饮食以滋阴潜阳、增加热量为主。肾是人体生命的原动力，是人体的"先天之本"，肾气旺，生命力强，机体才可以适应严冬的变化，而保证肾气旺的关键就是预防寒冷气候的侵袭。冬季，人体阳气内敛，人体的生理活动也有所收敛。此时，肾既要为维持冬季热量支出准备足够的能量，又要为来年贮存一定的能量，所以此时养肾至关重要。饮食上就要时刻关注肾的调养，注意热量的补充，适宜增加富含优质蛋白质的食物，要多吃些动物性食品和豆类，补充维生素和无机盐。狗肉、羊肉、鹅肉、鸭肉、大豆、核桃、栗子、木耳、芝麻、红薯、萝卜等均是冬季适宜食物。充足的蛋白质有助于提高机体免疫力、耐寒等，黑色食物具有补肝益肾作用，冬季常吃有利于提高抗寒能力。

1. 羊肉炖萝卜

材料：羊肉500克、白萝卜500克、料酒、生姜、食盐少许。

做法：

(1)将白萝卜和羊肉洗干净，最后切块备用；

(2)将羊肉放入开水中焯五分钟左右，然后去除浮沫取出羊肉；

(3)将羊肉、料酒还有生姜一起放入锅中，炖煮到大约六分熟的时候放入准备好的白萝卜；

(4)待全熟之后加入食盐就可以食用了。

功效：这道食谱具有很好的补中益气的作用，特别适合一些体虚、腰膝酸软以及肾虚还有脾胃虚汗的患者服用。在冬天服用一些羊肉炖排骨，能够很好地温暖身体。

2. 清蒸牛膝蹄筋

材料：牛膝200克、猪蹄筋300克、蘑菇50克、火腿、鸡肉、辣椒、黄酒、生姜、葱、食盐少许。

做法：

(1)将牛膝清洗干净之后切斜刀口片备用；

(2)将猪蹄筋放入碗中，加入适量的清水蒸煮大约四个小时，待酥软之后就可以放到冷水中浸泡两个小时，去除外膜洗干净取出沥干水分备用；

(3)将火腿切丝、蘑菇切丝、葱姜切丝备用，鸡肉切丁；

(4)将猪蹄筋还有鸡肉放到蒸碗的最底层，随后放入牛膝，上面一层放火腿以及蘑菇，最上面则放上葱姜，最后加上各种调味品和水就可以进行蒸煮了，大约三个小时之后就可以了。

功效：这道食谱对于肝、肾具有很好的补益作用，服用之后能够起到祛风湿以及强健筋骨的作用。

3. 莲藕猪脊髓汤

材料：莲藕 500 克、猪脊髓 500 克、葱姜、料酒、食盐少许。

做法：

(1)将莲藕清洗干净之后去皮，切厚片备用；将猪脊髓清洗干净之后放入开水中焯一遍，沥干水分；

(2)将准备好的莲藕以及猪脊髓一起放入砂锅中，加入调味品以及清水，慢炖大约两个半小时就可以了；

(3)起锅之后去除葱姜，加入食盐就可以直接服用。

功效：如果是一些由于腰肌劳损导致的腰痛、腰膝酸软或者是四肢无力的情况，那么在冬天休息的时候服用这道莲藕猪脊髓汤，能够很好地辅助身体恢复健康。

4. 牛肉红枣汤

材料：红枣 6 枚、牛肉 500 克、料酒、姜片、食盐少许。

做法：

(1)将牛肉清洗之后切小块，红枣去除果核洗干净；

(2)将牛肉和红枣一起放入锅中，加清水、料酒、姜片进行炖煮；

(3)等到牛肉软烂之后加入食盐就可以了。

功效：这道食谱就是冬季养生食谱中一个非常不错的选择，服用之后具有很好的补中益气的效果。

5. 山药鱼片

材料：鱼肉片 300 克、山药 200 克、葱姜、胡椒粉、淀粉、食盐少许。

做法：

(1)将山药去皮之后切成细末备用；

(2)鱼肉片中加入适量的淀粉以及食盐，加入一个鸡蛋搅拌之后腌制二十分钟；

(3)将腌制好的鱼肉放入油锅中炸制金黄色；

(4)留下少量的油爆炒葱姜，最后放水；

(5)烧开之后放入准备好的山药、鱼肉以及萝卜丝还有食盐，小火炖煮二十分钟，加入胡椒粉就可以气过了。

功效：这道食谱具有很好的预防性功能衰退的作用，非常适合各类人群服用。

◎ 思考题

1. 养生食谱和药膳的营养价值有何异同？

2. 进入秋季人体容易困乏，如何设计并选择养生食谱？

3. 冬季如何进行进补养生？

◎ 本章主要名词概念

食谱(recipe)：食谱是烹调厨师利用各种食物原料、通过各种烹调技法创作出的某一菜肴品的烧菜制作方法。

药膳(medicated diet)：是以中药材和食物为原料，经过烹饪加工制成的一种具有食疗作用的膳食。它是中国传统的医药知识与烹调经验相结合的产物。药膳既是营养丰富的美味菜肴，又具有滋补养生的作用。

健康长寿秘诀(health and longevity formula)：维持"四大"平衡即营养平衡、动静平衡、心理平衡和环境平衡，特别注重合理膳食、适量运动、戒烟限酒和心理平衡。

◎ 本章小结

生活环境、生活方式和饮食习惯都影响我们的健康状况，正确选择健康的生活方式会使我们终生获益。开启健康长寿大门的金钥匙是合理膳食、适量运动、戒烟限酒和心理平衡。

◎ 本章习题

1. 健康长寿的秘诀是什么？

　2. 如何设计一个成年人一日三餐的食谱？

　3. 健康养生与中医药膳的设计原理是怎样的？

◎ 小组讨论

　　主题：食谱设计与饮食营养

　　目的：针对不同季节的生活特点与亚健康问题，设计健康养生食谱。

　　要求：结合不同季节的特点，从食物品种、食物来源和数量的选择、烹饪加工制作方法等方面进行健康养生食谱设计。

◎ 课外阅读参考文献

[1]雷蒙德·弗朗西斯，凯斯特·科顿著. 选择健康[M]. 许育琳译. 北京：电子工业出版社，2005.

[2]夏国美主编. 中国健康大趋势[M]. 上海：上海社会科学院出版社，2008.

第十四章　提升自愈力　病能自己愈

【本章学习目标与要求】

1. 理解自愈力的含义
2. 掌握常见突发疾病的预防及应急处置措施
3. 了解新型冠状病毒感染诊断与防治指南

世界上千变万化的疾病归根结底就是一种病，叫细胞故障病或疾病。所有的疾病，本质上都是一种信号的传递，用来提醒你，身体内存在某种伤害细胞的力量，不管你身体的症状多么让人痛苦和难受，它的作用都是积极的。它在用一种足以引起你重视的方式告诉你，向你报警你目前使用身体的方式出现了错误。忠言逆耳，若没有这逆耳的忠言，你如何能及时发现，并改正自己的生活方式出现的错误。最好的医生是自己！在治病的过程中，自愈力不仅无处不在，而且非常强大。小病可以自愈，大病同样可以自愈。小病，普通的自愈力就可以对付；大病，需要更强大的自愈力，这就需要帮助。但药物并不能帮助提高自愈力，真正能提高自愈力的，只有营养均衡、适量运动、平衡心态、呼吸顺畅、及时排毒和睡眠充足。2019年12月初在武汉爆发的新型冠状病毒感染肺炎给人民的生命带来了极大的威胁。由于这种新型冠状病毒传染病至今还没有特效药，所以我们基本上都是靠机体自身免疫力在与病毒作战。假如你和新冠病毒感染确诊者一起吃过饭，你有没有被感染，取决于你的免疫力能不能把病毒在呼吸道门口堵住、消灭。如果你感染了，能不能康复，取决于你的免疫力能不能打败病毒大军。免疫力差的，结局就比较悲惨。因此，健康才是王道。

现代人体力劳动少，不是在家坐着，就是在办公室坐着，加上生活方式不健康，睡得太晚，吃得太多，压力太大，导致体质越来越差，免疫力越来越低，一点风吹草动都扛不住。因此等疫情之后，我们真的要好好反思关注自己的健康了，开开心心，好好吃饭，好好睡觉，好好运动。

自2020年1月中旬以来中国在抗击新冠疫情的过程中已有四千六百多人失去了宝贵的生命，他(她)们中既有普通的老百姓，也有医生护士，还有学者和院士，每一位遇难者都在用生命提醒我们：健康是人类一切创造性活动和事业的根基，如果健康没了，真的就啥都没了。本章首先介绍自愈力与免疫力之间的内在联系，然后介绍日常突发疾病的应急处置措施及应对策略。

第一节　什么是自愈力

顾名思义，自愈力源自我们身体的内部——只有自我修复能力强大才能使我们走向真正的健康。《黄帝内经》讲："正气存内，邪不可干；邪之所凑，其气必虚。"这里所讲的正气，其实就是目前我们所讲的自愈力，自愈力强了人就会很快恢复健康；自愈力弱了，人就会久病不愈。

一、自愈力的定义和属性

1. 定义

自愈力就是生物依靠自身的内在生命力，修复肢体缺损和摆脱疾病与亚健康状态的一种依靠遗传获得的维持生命健康的能力。

现代医学研究表明，人体具有以免疫系统、神经系统和内分泌系统为主的人体自愈系统，人类生命就是靠这种自然自愈力，才能在千变万化的大自然中得以生存和繁衍。

2. 属性

自愈力相对于他愈力而存在，包含三个核心属性：遗传性、非依赖性、可变性。自愈力的强弱受生物自身生命指征强弱的直接影响，同时受到外在环境的影响以及生命体与环境物质和信息交换状况的影响，可以通过"四大平衡"(营养平衡、动静平衡、环境平衡和心理平衡)向正反两个方向变化。当人体的这种自然自愈力下降时，就出现了疾病和衰老，所以增加人体自然自愈力是修复疾病的关键。负氧离子正是通过增强人体自愈力，激发人体自身的修复能力，从而帮助人体战胜疾病。自愈力如同大树的根，根壮叶就茂。只要树根强壮了，全树冠所有枯黄的叶子都会一齐变绿。自愈力增强了，全身所有的病都会一齐得到治疗。这也是负氧离子作用范围广的原因。长期生活在高浓度负氧离子自然环境中的居民都能获得健康长寿，这是因为负氧离子对人体健康的改善是通过修复人体自然治愈力来完成的，而自愈力的修复是一个长期的过程。

随着现代医学的发展，人们越来越多地依赖于"药物"代替身体器官的抗病能力，但是药三分毒！随着药物日积月累的摄入，人体内的化学外源物累积产生的生物毒性越来越大，从而使人体自身的自愈力受到了削弱，逐渐丧失了本应属于自己的健康。预防医学界的专家们认为，现代医学理念的"疾病治疗"主要是依靠各类药物的作用，而各类药物在发挥作用的同时，又是以损坏患者部分机体功能并加速其衰老为代价，来寻求患者病灶部位暂时的平衡，这就是其副作用。即使非常先进的现代医学，也并不能从真正意义上治好疾病，其结果往往是药物的副作用加速了生命体细胞组织的老化。世界卫生组织(WHO)呼吁，要摆脱"对药物的依赖"，拥有真正的健康就应从增强人体自身自愈力着手。修缮人体各器官功能，帮助机体维持并恢复自主健康的能力。这是人类命运的呼唤，也将成为未来医学个性化医疗发展的趋势。

二、影响人体自愈力的要素

1. 细胞营养不良

美国两次诺贝尔奖获得者刘易斯·鲍林教授研究发现，当正常细胞经常缺乏一定的营养元素时，就容易患上各种疾病。如蛋白质经常摄入不足导致免疫力下降，使人容易感冒和得癌症；缺乏多不饱和脂肪酸容易产生心脑血管疾病；缺乏维生素 A 会产生眼干燥症；缺钙会得骨质疏松，等等。他创立了正分子医学(也称为细胞分子矫正学)，该理论认为：当病变的细胞获取到各种均衡的营养素后，病变的细胞便可逐步恢复正常。而现代营养学的原理也说明，组织细胞的正常新陈代谢除了需要充分的氧气以外，还需要人体必需的七大营养素，即蛋白质、脂肪、碳水化合物、维生素、矿物质、纤维素和水达到均衡。

2. 细胞组织缺氧

德国著名医学家、1931 年诺贝尔生理学或医学奖获得者奥托·海因里希·瓦博格教授发现，当人体组织细胞中的氧含量低于正常值的 65% 时，缺氧的组织细胞就容易癌变，从而创立了缺氧致病(癌)学。

通常情况下人体所需要能量的 70% 左右是由糖提供的。在氧供应不充足的情况下，葡萄糖经无氧糖酵解，分解为乳酸和 ATP(即三磷酸腺苷)，ATP 是人体储存和释放能量的物质。1 个物质的量(摩尔)分子的葡萄糖，经过无氧糖酵解，在生成乳酸的同时，可合成 2 个分子 ATP，共释放能量为 52 千卡热能，但是，在供氧充足的情况下，1 个物质的量(摩尔)分子的葡萄糖，在生成二氧化碳和水的同时，可合成 38 个分子 ATP，共释放能量为 686 千卡热能。同样是 1 个摩尔分子葡萄糖，在有氧氧化条件下产生的能量是无氧糖酵解生成能量的 19 倍，差异如此之大。因为在无氧条件下，葡萄糖没有得到彻底的氧化分解，其碳氢键尚未完全打开，所蕴藏的能量仅释放出 1/19，所以，我们提倡每天进行有氧运动。

由上述事实可见，只有进行糖的有氧氧化，才能为人体提供大量的能量，以满足肌肉的收缩、神经兴奋的传导、各种腺体的分泌、体温的维持和细胞的生长、分裂等生命活动所需要的能量。如果葡萄糖(或者其他营养物质，如脂肪、蛋白质等)有氧氧化过程中供氧不足，上述生理活动得不到足够的能量，必然会出现人体各系统和器官功能障碍，导致各种疾病的发生。例如，当人体内葡萄糖的氧化分解发生故障时，血糖浓度升高，血糖、尿糖浓度超过正常值，就会发生糖尿病等各种慢性疾病。

3. 组织细胞被毒素侵袭而中毒

研究发现，人体许多传染性疾病不单是细菌和病毒入侵的结果，更重要的是由于人体内的毒素破坏了人的免疫系统，使得人体免疫力下降而导致人体感染生病，所以健康养生专家认为健康的第一要务就是及时排出人体肠道、血液、淋巴、皮肤等系统中的毒素，这样才能提高人体自身免疫力和各系统脏器的功能，防止各种疾病的发生和发展。

人体主要的排毒通道有肠道、尿道、气道、皮肤汗腺等。大多数人的问题是大便不畅通，宿便没清除，皮肤不出汗，饮水少小便少，加上不良生活方式和严重的饮食污染、环境污染，使得人体肠道、血液、淋巴、皮肤等各系统各脏器中的毒素远高于人体能够承受和清除的能力和范围，这就是现在各种癌症、糖尿病、痛风、皮肤病、类风湿关节炎等发病率越来越高的主要原因。所以对现代人来说，掌握和运用有效的人体排毒方法对保证身体健康是非常重要的。

4. 组织细胞缺水

水是生命之源，没有水就没有生命。由于组织细胞的一切新陈代谢都离不开水，组织细胞经常缺水，就会使组织细胞不能获得充分的营养和及时排出细胞代谢废物和毒素，从而导致组织细胞病因引起的各种疾病，因此中国伟大的医学家和药理学家李时珍在《本草纲目》中说："药补不如食补，食补不如水补，水是百药之王。"

正常人体的新陈代谢活动每天需要约 2500mL 的水量(如表 14-1)，而现在许多人一天的饮水量不足 1000mL，甚至更少。所以养成好的饮水习惯是人体健康的重要保证。

表 14-1　　　　　　　　维持人体水平衡每天所需要的水量

每天消耗的水		每天摄入的水	
皮肤蒸发	500mL	食物	800mL
呼吸带走	400mL	饮水	1200mL
大便排出	100mL	饮料	250mL
尿液排出	1500mL	食物消化	250mL
合计消耗	2500ml	合计摄入	2500ml

需要指出的是水的每天补充摄入量也不能太过量，摄入过多的水会导致水中毒。

5. 微循环拥堵不畅通

现代医学研究发现，微循环不畅通导致局部组织细胞缺氧、缺水、缺营养，代谢产物和毒素不能及时排除，使组织细胞病变而产生各种慢性病。微循环不畅通的原因主要有高血糖、高血脂等引起血黏度高、心脏功能下降、微血管病变；另外缺乏运动、饮水量不足等，如糖尿病高血糖引起肾小球微血管病变而导致肾小球病变产生蛋白尿，最后是肾功能衰竭。中医所谓"通则不痛，痛则不通"也表述了微循环原理。

◎ 思考题

1. 什么是自愈力？
2. 影响人体自愈力变化的要素有哪些？
3. 为什么说水是百药之王？

第二节 免疫力就是竞争力

当今社会随着新生活方式对旧生活方式的加速替代，之前，人们只顾埋头赚钱，为了钱牺牲了个人的健康，我们倡导 996 的作息时间表，但是经过2020 年春天这场突如其来的新冠病毒感染肺炎传播的生死考验，人们的认知发生了彻底改变。人只有在两种情况面前才能不把钱当回事，第一是健康，第二是自由。而现在当这"两种情况"同时摆在我们面前时，大家终于发现免疫力才是一个人最大的竞争力。身心健康，将是未来检验一个人价值的关键指标，人们或许从此懂得如何开始健康的生活方式了。

一、什么是免疫力

免疫力是指人体自身的防御机制系统，是人体识别和消灭外来侵入的任何异物(病毒、细菌等病原微生物)。处理衰老、损伤、死亡、变性的自身细胞以及识别和处理体内突变细胞和病毒感染细胞的能力。

免疫力又叫抵抗力，指的是在中枢神经系统的控制下，人体的各个组织器官系统分工合作，密切配合，保证了人体生命活动的正常进行。其中免疫系统是一个非常重要的组成部分。免疫系统的主要功能是防御外界病原微生物的侵入，预防由外源毒物侵入引起的各种疾病。实际上，人体的这种防御能力就是抵抗力。

二、自身免疫力源自哪里

现代免疫学认为，提高免疫力是人体识别和排除"异己"的生理反应。人体内执行这一功能的是免疫系统，有多种方法可以增强免疫力，例如：饮食调理，多食用有益健康食品，补充足量的维生素和微量元素等，如果没有办法补充足够食物，可能需要外源性的保健来进行补充，特别是小孩和青少年儿童，更需多注意自身免疫力的增强。

人体存在特有的免疫器官，主要包括胸腺、脾脏及淋巴结等。它们的功能各有不同，分为体液免疫系统(B 细胞系统)、细胞免疫系统(T 细胞系统)、吞噬系统及补体系统并通过以下方式实现人体的免疫防御功能。

1. 体液免疫系统的功能

体液免疫系统的功能主要是通过免疫球蛋白(Ig)来完成。Ig 为血液中具有抗体活性的蛋白质，共有 IgM、IgG、IgA、IgD 及 IgE 等 5 类，其中以 IgG 最为重要，占 Ig 总量的 75%。IgG 具有中和细菌毒素及病毒粒子的作用；还能抑制病原微生物的繁殖，从而减少造成感染的可能性。

2. 细胞免疫系统的功能

细胞免疫系统的功能是由不同类型的 T 淋巴细胞组成。T 淋巴细胞在入侵病原微生物的刺激下可转化为致敏 T 淋巴细胞，分泌称为淋巴因子的物质，参与对病原微生物，特别是病毒的战斗。此外，T 细胞中的杀伤性 T 细胞还可与 NK 胞及 K 细胞一起共同承担消灭病毒感染细胞的作用。

3. 吞噬系统的功能

吞噬系统的功能是由不同类型的吞噬细胞组成。当病原微生物进入人体时，巨噬细胞首先出击，识别入侵之敌，同时向其他免疫伙伴发出信息。中性粒细胞接到信息后，立即向细菌入侵的部位移动，随后伸出伪足将细菌吞入并将其杀灭。

4. 补体系统的功能

补体系统的功能是一种特殊的蛋白质，存在于新鲜血液中，这种物质不但具有直接溶解某种细菌的作用；还可促进中性白细胞对细菌的吞噬及杀菌过程。补体在血液中的含量虽然极少，却起着加强、补充及协助抗体免疫的作用。

以上人体免疫系统的四大子系统在抗御病原微生物的过程中，责任分明，既可独立作战又须紧密配合，从而使人体能适应复杂而多变的外界环境。免疫系统的这四大"金刚"，通过多方面的综合作用形成了人体的抵抗力。

三、如何增强自身免疫力

(1)要按时按量喝水：每天饮水应在晨起、两餐之间或课间休息和睡觉前，每日需补充 1500~2000mL 水。

(2)要多吃些新鲜蔬菜和水果：各种蔬菜和水果要调换品种多样吃。

(3)牛奶、酸奶及豆浆要天天喝、交替喝：豆浆及奶类是饮品里的极品，既能补钙又能强身。

(4)坚持参加户外有氧运动：有氧运动是防病强身的灵丹妙药，可使人保持年轻、防衰长寿。但要坚持做到每周至少运动三次以上；每次至少运动 0.5h；每次运动都要出点汗，也就是说要有一定的力度和强度，否则效果会很不理想。

(5)要戒烟限酒：吸烟既危害自己又伤害别人，必须戒掉；酒喝多了既伤身又误事，一定要限量少喝，最好是喝红葡萄酒。

(6)葱、姜、蒜、醋要天天吃：既可调味，更能杀菌，但不可多食。其中，大蒜有百利，唯有一害，就是多食伤眼；晚上不要吃姜！

(7)不可多食甜食和糖：多食甜食和糖会诱发肥胖等多种疾病，并加速人的衰老进程。

(8)要保证优质睡眠：每天夜间睡 6.5~7h；中午午休睡 0.5~1h，总计睡眠时间每日为 7~8h。

(9)要常吃富含维生素 E、维生素 C、硒、多酚类的食物：它们的最重要的功能是可清除人体内加速人体衰老的自由基，并能抵制老年斑的生成和使人健康长寿。其中富含维生素 E 的食物有：植物油、大豆、芝麻、花生、核桃、瓜子仁、动物肝脏、谷米等，其中的豆油含量最高；富含维生素 C 的食物有：红枣、柑橘、辣椒、番茄、猕猴桃等；富含硒的食物有：动物肝、胰、肾、海产品及谷类、豆类等；含多酚类的食物有：红葡萄酒、绿茶、芝麻等。

(10)要常吃排毒食物：体内毒素需常排。常吃猪血、黑木耳、新鲜水果汁、绿豆及海藻等五种食物，可让你百毒不侵。

（11）要远离垃圾食品：如烧烤、油炸、腌制、快餐等食品。

最后有三点提示：第一，实践证明运动是增强自身免疫力和抵抗力的最有效方法。在选择运动项目时应因人而异，健步走（疾走）和慢跑应是首选。其中，健步走是最安全的锻炼方式；而慢跑是"有氧代谢运动之王"，具有减肥、增强心肺功能、促进血液循环等功效。另外，运动要有一定的强度，运动强度过小，则收效甚微；而运动过量，也会使机体免疫功能受损，影响健康。第二，增强自身免疫力和抵抗力的另一个有效方法，就是要始终坚持健康的生活方式。第三，不可以乱用药物去提升自身的免疫力和抵抗力，以避免不良效果的发生。

◎ 思考题

　　1. 什么是免疫力？

　　2. 如何增强自身免疫力？

第三节　常见突发疾病及应急处置措施

突发疾病是指突然发生的，没有预先预料的疾病，或者是在原有原发性病的基础之上，因某种重大的打击或者剧烈创伤，而导致的原发疾病突发增强，或者在非正常的情况下意外而导致的灾难性伤害。常见的疾病和突发疾病有很多种类和体征表现，如气体中毒、食物中毒、药物中毒都属于突发的疾病。本节介绍一些最常见的疾病或突发疾病应急处置措施。

一、夏季中暑

（1）立即将病人移到通风、阴凉，干燥的地方；

（2）让病人仰卧，解开衣扣，脱去或松开衣服；

（3）尽快冷却体温，降至38℃以下；

（4）可饮服绿豆汤、淡盐水等解暑；

（5）还可服用人丹和藿香正气水；

（6）对于重症中暑病人，要立即拨打"120"急救电话。

二、急性心肌梗死

遇到这种病人首先应就地抢救，让病人平躺，保持室内安静，不可经常翻动病人，并注意病人的保暖和防暑。应给病人口含硝酸甘油或其他扩张血管的药，等病情稳定后再设法送医院治疗。

三、心绞痛

心绞痛的反应症状为胸闷、胸痛。家属应让病人静卧，若家里备有速效救心丸，可限量服用，还可服用一些扩张血管的药，有氧气袋的也可吸氧。这样处置后，有些人能自行缓解，对无法自行缓解的患者，及时拨打"120"急救电话。

四、高血压

急救者应让病人取半卧位，可舌下含服心痛定1片或复方降压片2片，如果病人烦躁不安，可另加安定2片，必要时吸氧。对已昏迷病人应注意保持其呼吸道畅通。病人取平卧位，用"仰头举颏法"使病人的气道打开，如图14-1所示。经以上处理后，病人病情仍不见缓解，应迅速送病人入院治疗。途中力求行车平稳，避免颠簸。

五、突发性脑出血

出现脑出血家属莫乱动，病人周围环境应保持安静避光，减少声音的刺

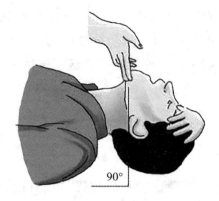

一手置于患者前额使其头部后仰，另一手食指与中指置于下颌骨近下颏或下颌角处，抬起下颏(颌)，以开放气道。

图 14-1　仰头举颏法示意图

激。病人取平卧位，头偏向一侧。脑后不放枕头。将病人领口解开，用纱布包住病人舌头拉出，及时清除口腔内的黏液、分泌物和呕吐物，以保持气道通畅。用冰袋或冷水毛巾敷在病人前额，以利止血压和降低颅内压；搬运病人动作要轻。途中仍需不断清除病人口腔内分泌物、痰液和其他异物，注意保持气道通畅。

六、脑卒中或中风

(1)先让患者卧床休息，保持安静，尽快与急救中心联系。

(2)中风可分为出血性中风和缺血性中风，在诊断不明时，切不要随便用药，因为不同类型的中风用药各异。

(3)掌握正确的搬运方法：不要急于把病人从地上扶坐起，应二三人同时把病人平托到床上，头部略高，但不要抬得太高，否则会使呼吸道狭窄而引起呼吸困难；转送病人时要用手轻轻托住患者头部，避免头部颠簸。

七、哮喘或季节性过敏

病人发作时，应取端坐位或靠在沙发上，头向后仰，充分通畅呼吸道；及时清除口鼻腔内的分泌物、黏液及其他异物；同时鼓励病人多喝温开水，急救者可用手掌不断拍击其背部，促使痰液松动易于咳出。适当服用祛痰和抗过敏药物，如顺尔宁、必嗽平、川贝枇杷露、息斯敏等。一般不宜服用带有麻醉性的镇咳药。经上述处理，病情仍无好转，则应迅速送病人去医院急救。

八、脑震荡

若病人处于昏迷状态，要轻轻地为其翻身，使其成侧卧位，并记录时间。不可让病人受震动或使病人颈部前屈而尽量保持后仰位置。安静地转送至脑神经外科医生处。

九、胃穿孔

(1)不要捂着肚子乱打滚，应朝左侧卧于床；

(2)如果医护人员无法及时到达，但现场又有些简单医疗设备，病人可自行安插胃管。

十、急性胰腺炎

如病人在餐后 1~2h 内，出现剧烈而又持续的腹痛，并向左腰背部放射，伴有恶心、呕吐等可考虑患急性胰腺炎症。急救的要领是要求病人完全禁食，并急送医院急救中心。

十一、糖尿病

节假日控制进食和饮酒。千万不要擅自改变药物的服用量，药量不当很容易引起低血糖。如果因漏服，出现了恶心、呕吐等症状，要及时去医院问诊。

十二、脑血管疾病

解开病人衣领，立刻服药，不要盲目移动，不让病人头位过高，最好平卧，头偏向一侧，用冰或冷水毛巾敷病人额头，并立即送医院。

十三、异物卡住喉咙

如被鱼刺、鸡骨卡住食管，应立即停止进食。异物卡在显眼处可用镊子取去。如位置较深，应立即到医院处理。

十四、酒精中毒

对饮酒过量，导致狂躁症状者，不能使用镇静剂，也不要用手指刺激咽部催吐，因为这样会使腹内压增高，导致肠内溶物逆流而引起急性胰腺炎。不要轻易搬动病人，若有心脏病史要马上服药、送医院，同时可视情况给病人胸部按压。

十五、病毒感染

2020 年初，武汉暴发新冠肺炎疫情。通过抗击新冠肺炎疫情，人们了解病毒的传播途径，一种是通过近距离的肢体接触进行传播，因此当病毒感染出现时我们一定要尽量地待在家里，不要出门，可以避免接触陌生人群或者密集人群，这是一个有效的应对举措。另一种是以飞沫或气溶胶为载体在空气中进行传播，出门要佩戴好口罩，避免飞沫的传播，减少被感染的机会。在做好上述防护措施的同时，新冠病毒不易感染下列 3 类人群：第一类是具有健康生活习惯的人群，在新型冠状病毒出现的时候，有的人容易被病毒入侵，而有些人却安然无恙，这是因为这一部分人身体免疫力比较强，可以抵挡病毒，所以保持一个健康的体魄是相当重要的。要想保持一个强健的体魄，在生活中也要注意适当地搞点有氧体育活动，俗话说"生命在于平衡与运动"，万事万物只要不断地运动才能永葆活力。除了适当地锻炼之外，还要保持一个健康的生活习惯，做到早睡早起，尽量不熬夜、不吸烟酗酒，同时保证一个充足的睡眠，只要拥有健康的生活习惯，就能增强免疫力。第二类是具有良好饮食习惯的人，常言道"病从口入"，任何疾病的发生都与我们的生活有着千丝万缕的关系，因此在保证健康的作息之外，也要保持良好的饮食习惯。在饮食上也要做到应季而食，尽量多吃一些当季的新鲜瓜果蔬菜，少吃那些反季节蔬菜或转基因食品。春季天气相对寒冷，肠胃功能比较弱，应该尽量少吃寒凉、油腻的食物，以免给肠胃增加负担。第三类人群是安全意识高的人，在疫情期间，除了保持健康的饮食习惯和生活习惯之外，一定要增强自己的安全意识，出门一定记得佩戴口罩，不去人流量密集的地方，防止交叉感染。也不要参加各类亲友聚餐活动，因为在推杯换盏之间，难免会有近距离的肢体接触，所以为了防止交叉感染，应该杜绝这种社交行为。

如果你是上述三类中的一类，那么你非常幸运，希望能够继续保持！平常在生活中也要做到这些，为了自己和家人的健康，保持良好的生活习惯，增强安全意识，远离病毒。

十六、感冒

(1)感冒的成因：主要是由滤过性病毒所引起，或因进出冷气房过于频繁，使体温变化过大，或是由于过度疲劳等所造成。而感冒发生的部位以上呼吸道为主，并以空气、飞沫，或面对面接触已感冒者的喷沫为主要感染途径。通常在被传染后，3d内会逐渐出现症状，包含头痛、发烧、咳嗽、打喷嚏、喉咙痛、全身无力等。且各种年龄层都可能被感染，尤其是幼儿与老人。此外，也可能产生如肺炎、支气管炎等后遗症。因此感冒时若体温超过38.9℃、并达3d以上，或下颚与颈部的淋巴结肿大、呼吸不顺畅时，就应特别注意，以免并发其他病症。

(2)应对感冒的措施：感冒时只要补充大量的水分，将有害废物排出，并注意均衡摄取营养、多休息、保持心情愉快以强化免疫系统，便可加速痊愈。

此外，也可多补充一些维生素，并多注意居家环境及个人卫生，以免再传染给别人。

（3）需补充的微量营养元素

①维生素 A：维生素 A 有助于强化鼻及咽部黏膜。具有促进分泌黏液、阻止病毒侵入的作用。同时，维生素 A 还可逐渐增强体质，有助于预防感冒，特别是针对感冒初期的症状配合治疗效果更好。感冒患者可服用维生素 A 胶囊，每次 1 丸，每日 3 次，以配合治疗；可同时服用复合维生素 B。

②维生素 C：90%以上感冒的发生，都是身体受到病毒的感染所致。维生素 C 可促进体内抗毒素增加，用以抵抗病毒感染，具有预防及治疗效果。如果患了感冒，发生了咽喉痛、流鼻等感冒状，可以每隔 1h 服用 500mg 的维生素 C，直至症状消失。

③微量元素锌：由于微量元素锌能有效对抗病毒感染，因此能够预防感冒；可和维生素 C 合并服用。

◎ 思考题

1. 如何预防和应对感冒？

2. 如何预防病毒感染？

◎ 本章主要名词概念

自愈力（self-healing）：就是生物依靠自身的内在生命力，修复肢体缺损和摆脱疾病与亚健康状态的一种依靠遗传获得的维持生命健康的能力。

免疫力（immunity）：是指人体自身的防御机制系统，是人体识别和消灭外来侵入的任何异物（病毒、细菌等病原微生物）。处理衰老、损伤、死亡、变性的自身细胞以及识别和处理体内突变细胞和病毒感染细胞的能力。

免疫球蛋白（immunoglobulin，Ig）：血液中具有抗体活性的蛋白质，共有 IgM、IgG、IgA、IgD 及 IgE 等 5 类，其中以 IgG 最为重要，占 Ig 总量的 75%。IgG 具有中和细菌毒素及病毒粒子的作用；还能抑制病原微生物的繁殖，从而减少造成感染的可能性。

◎ **本章小结**

　　由于人体许多传染性疾病不单是细菌和病毒入侵的结果，更重要的是由于人体内的毒素破坏了人的免疫系统，使得人体免疫力下降而导致人体感染生病，因此健康养生专家认为健康的第一要务就是及时排出人体肠道、血液、淋巴、皮肤等系统中的毒素，这样才能提高人体自身免疫力和各系统脏器的功能，防止各种疾病的发生和发展。

◎ **本章习题**

　　1. 健康的生活方式是什么？

　　2. 如何衡量评价一个人的健康水平？

　　3. 人的心理健康水平或程度如何测量？

◎ **小组讨论**

　　主题：哪些人是新冠病毒最容易感染的易感人群。

　　目的：针对 2020 年春季爆发的新型冠状病毒感染典型病例，讨论哪些因素影响新型冠状病毒的传播。

　　要求：从饮食行为、食物来源、基础病史、生活方式等方面进行分析。

◎ **课外阅读参考文献**

[1]（日）筱原佳年著. 病能自己愈[M]. 王华心译. 北京：中国人民大学出版社，2008.

[2] 新型冠状病毒肺炎诊疗方案（试行第七版），中华人民共和国国家卫生健康委、国家中医药管理局联合发布，2020. 3. 3.

后　记

　　农历庚子年腊月二十九这一天是武汉人永世难忘的"封城之日"，一场突如其来的新冠肺炎疫情席卷了江城的大江南北，武汉三镇迫不得已按下了"暂停键"。七十六天的严密封城隔离给一千多万市民的物质生活和精神生活造成了难以想象的巨大困难和心理压力。

　　长时间的封城坚守、严卡社区进出口、关门闭户居家隔离，做到"一不出门、二勤洗手、三戴口罩"和中西医结合联防联治已成为抗疫自保的三剂良方或中国战疫成功之策。为与时俱进应对新冠肺炎疫情防控常态化的需要，作者有感而发特增编第十四章"提升自愈力、病能自己愈"作为本书收尾篇。由中国领导人发起倡导的共同构建人类卫生健康共同体的理念必将引导全球各国人民的抗疫战役走向正确有序的道路。2020年又是中国决胜全面小康、决战脱贫攻坚的关键节点，举国上下正朝着"健康中国 2030"规划纲要目标迈出更坚实的一步。《元素营养与健康》书稿历经三年多的辛勤劳作，近日终审校毕，即将付梓之际，谨此感恩感谢诸位同仁的协力合作与支持！

　　生命至上，健康优先。初心如磐，使命在肩。立志民族复兴伟业，人活百岁不是梦，百年恰是风华正茂。

田　舍

记于 2020 年仲夏